SER MUJER

ALEXANDRA HENRÍQUEZ

SER MUJER

ESPASA

La lectura abre horizontes, iguala oportunidades y construye una sociedad mejor. La propiedad intelectual es clave en la creación de contenidos culturales porque sostiene el ecosistema de quienes escriben y de nuestras librerías. Al comprar este libro estarás contribuyendo a mantener dicho ecosistema vivo y en crecimiento.

Espasa, en su deseo de mejorar sus publicaciones, agradecerá cualquier sugerencia que los lectores hagan al departamento editorial por correo electrónico: sugerencias@espasa.es

Espasa, sello editorial de Editorial Planeta, S. A.
Avda. Diagonal, 662-664, 08034 Barcelona (España)
www.planetadelibros.com
www.espasa.com

Diseño de la cubierta: Planeta Arte & Diseño
Ilustración de la cubierta: María Diamantes
Ilustraciones del interior: M.ª Luisa Sánchez-Ocaña Fdz.

Primera edición: octubre de 2025

ISBN: 978-84-670-7827-5
Depósito Legal: B. 15.506-2025
Preimpresión: Safekat, S. L.
Impresión: Gómez Aparicio
Printed in Spain - Impreso en España

PEFC Certificado
Este libro procede de bosques gestionados de forma sostenible
PEFC
PEFC/14-38-00305 www.pefc.es

A mi familia.
A mi marido, Rafael, y a mis dos hijos,
Alejandro y Carlos, mi inspiración y mi fuerza.
Sois el motor de mi vida.

Índice

EDAD FÉRTIL

PERIMENOPAUSIA Y MENOPAUSIA

CÁNCER DE MAMA

PRÓLOGO

Querida lectora:

Cuando abrimos un libro, nos abrimos un poco nosotras. Dejamos que alguien nos acompañe, que nos ponga una mano en el hombro y nos diga con calma que hay camino. Ojalá estas páginas sean un lugar seguro donde respirar hondo y volver a ti.

Soy la doctora Odile Fernández, médica de familia y especialista en medicina integrativa. Trabajo desde una idea sencilla y potente: la mujer en el centro, con su biología, su historia y su manera de estar en el mundo. La vida me ha enseñado que el cuerpo habla bajito antes de gritar, y que escuchar a tiempo cambia el rumbo.

Mi vínculo con Alexandra nació en redes al compartir contenidos de medicina integrativa y se hizo más cercano tras mi paso por su pódcast. Desde entonces, no necesitamos hablar para entendernos, con solo mirarnos conectamos, estamos en la misma sintonía. Compartimos la certeza de que escuchar es parte de curar. Esa sintonía se nota. Hablamos el mismo idioma: ciencia con humanidad, criterio sin dogmas, acompañamiento real.

La cuestión es esta: tu salud no es una lista infinita de tareas ni una carrera por la perfección. Es un tejido. Cada hilo cuenta. Lo que comes, cómo duermes, lo que respiras en casa, el movimiento que sí haces, lo que te dices por dentro, las relaciones que te sostienen. Lo que esto realmente significa es que tienes margen de maniobra. No todo depende de ti, pero muchas cosas sí. Y se empiezan con pasos pequeños que sostienes en el tiempo.

Ser mujer tiene ritmos. Hay ciclos, hay cambios, hay días en que el cuerpo pide paso y otros en que la mente va por delante. Hay reglas que duelen, perimenopausias que desordenan, diagnósticos que asustan, noches largas. También hay reencuentros, energía que vuelve, deseo que despierta, fuerza que sorprende. No estás sola en ninguna de esas orillas. Aquí vas a sentir compañía y dirección.

No esperes recetas mágicas. Espera claridad. Espera una mirada que te trata como adulta, que explica sin infantilizar y que propone sin imponer. Frente al ruido, calma y método. Frente a la culpa, opciones. Frente al cansancio, prioridades. Si hoy todo te parece mucho, afloja. Elige una palanca sencilla y empieza por ahí. Adelantar un poco la cena. Caminar después de comer. Cuidar tu primera hora de la mañana sin pantallas. Preparar un plato más real y menos procesado. Acostar tus preocupaciones por escrito antes de dormir. Pedir ayuda cuando toca. Lo pequeño, bien elegido, mueve montañas.

Me gusta una medicina que mira a los ojos y pregunta qué necesitas de verdad. Que integra lo mejor de cada disciplina. Que entiende que el laboratorio ayuda, pero la persona manda. Que cuida el suelo para que la planta florezca. Alexandra y yo compartimos esa brújula. Por eso me alegra tanto presentarte este trabajo. Está hecho con rigor, con respeto y con cariño. Se nota la experiencia. Se nota el deseo de ayudarte a tomar el timón sin miedo.

Si llegas a este libro en un momento frágil, si vienes cansada, si te cuesta reconocerte, te digo algo importante: hay margen. Tu cuerpo es más sabio de lo que crees. Con un poco de luz, orden y paciencia, responde. No necesitas hacerlo perfecto. Necesitas hacerlo posible. Hoy una cosa. Mañana otra. Y celebrar cada avance, por pequeño que sea.

Gracias, Alexandra, por invitarme a escribir estas líneas y por tu forma honesta de cuidar. Gracias a ti, lectora, por darte esta oportunidad. Que estas páginas te acompañen como una amiga que sabe y que entiende. Y que al cerrarlas te sientas un poco más cerca de tu casa interior.

Nos tenemos. Empecemos.

DRA. ODILE FERNÁNDEZ
Médica de familia · Medicina integrativa
Granada, septiembre de 2025

Quizás los genes sí tengan la culpa

Mi historia

La vida del médico es realmente dura. Si intentara explicarlo con palabras, me quedaría corta. Transmitir esas guardias eternas sin dormir, de momentos de vida o muerte en un paritorio o en la mesa de un quirófano… Doy fe que ese vuelco al corazón que te dice que estás al límite de soportar tanta tensión lo tuve a los veintinueve años durante una guardia cuando intentaba sacar adelante a una mamá y a su bebé que poco a poco enlentecía su ritmo cardiaco porque estaba más cerca ya de otro lugar que del mundo terrenal. De alguna manera, todas estas situaciones te dan forma, te hacen tener una cabeza más fría para poder tomar decisiones durante las horas interminables de quirófano y soportar el sufrimiento humano en mujeres oncológicas en su última fase, viendo cómo se van sin poder hace nada, en instantes complicados que debes resolver con tus conocimientos y experiencia. Y también te dan un saber estar, es decir, sabes que no debes implicarte emocionalmente con todas tus pacientes, aunque a veces sea inevitable. A mí me pasa a menudo, pero no puedo llevar esas emociones conmigo. Mi familia se merece que me desligue un poco de mi profesión, aunque si soy sincera, hay momentos que eso es imposible. Sé que mis hijos siempre tendrán esa incertidumbre de si esta noche dormiré en casa, de si mamá no vendrá hoy porque está atendiendo un parto o no acudirá a mi actuación de final de curso o Navidad porque está trabajando. Esa es la parte que nadie ve y que a mí me desgarra el alma.

Yo soy hija de médico. Por tanto, sé de lo que hablo cuando digo que no me hubiera gustado repetir el patrón en esta profesión que vi en mi padre, pero se dice que repetimos patrones y creo que en mi caso lo he hecho con creces. Mi madre esperaba a un marido que nunca llegaba a su hora y yo a un padre que casi no veía entre semana, por eso, al final, la única manera de rescatar algo de ese tiempo perdido era acompañarlo a su lugar de trabajo y poco a poco me adentré desde pequeña en la vida del hospital, donde mi padre era el jefe de servicio y yo era la hija del jefe, adorada por todos sus pacientes cuando me veían y entretenida durante horas de espera por las enfermeras de planta, secretaria o por los otros compañeros de mi padre. Se podría decir que lo llevo en la sangre, que soy nieta, hija, sobrina y prima de médicos. En verdad, igual esta vez le tendré que dar la razón a los genes y debe haber algún patrón heredado... —luego entenderás por qué digo esto— ¡quién sabe!

Soy la pequeña de tres hermanos. El mayor, Carlos, tranquilo y leal hasta el infinito, lo definiría como un hombre noble, que no entiende de mentiras ni de engaños. Su filosofía, la lealtad; su pasión, la odontología y el deporte, que llamaría de riesgo. Se lanza en una bici por caminos intransitables, con protecciones, a toda velocidad, desde lo alto de una montaña con sus amigos, siempre viviendo al límite.

Marta, la mediana, vive la vida, disfruta de su familia y habla tres idiomas. Le gusta viajar y conocer otros países. La viajera, de alguna manera marcó nuestra infancia profundamente al tener una experiencia cercana a la muerte a los seis años mientras disfrutábamos de la playa en pleno centro de la cuidad, en Lanzarote, donde vivimos nuestra infancia y adolescencia. Estar seis días en coma, que fuera su padre el que la reanimara en la sala de urgencias y la sacara de esa otra vida a la que llegó a estar largos minutos para devolverla con nosotros, fue algo que nos marcó a todos como familia. Eso hizo que mi hermano y yo forjáramos una armadura invisible de defensa y nos uniéramos más en una familia quebrada y volcada en sacar adelante a una niña que volvió a nacer por segunda vez. Siendo pequeña no entendía muchas cosas, ahora he comprendido a mis padres porque no hay mayor dolor que el sufrimiento o la pérdida de un hijo, que es lo más sagrado.

La vida es un conjunto de patrones adquiridos que vamos repitiendo según nuestro aprendizaje y educación. Por eso, son tan importantes los valores que aprendemos en la familia, las relaciones con nuestros hermanos y padres. No hace falta decir que en esta sociedad los niños hoy en día están cada vez más desconectados de esos valores, porque muchas veces se fían más de lo que las redes sociales les repiten sin cesar que de su propio instinto.

Hay una circunstancia de mi vida que no puedo dejar de contar, forma parte de lo más profundo de mi ser, probablemente el motivo fundamental por el cual en algún momento de mi adolescencia pensé en ser médica, y no es otra que la figura de mi padre y mi relación con él.

Mi padre nos dejó a la edad temprana de setenta y dos años, un 24 de noviembre de 2014. Él fue una figura que marcó mi destino. Me gustaría pensar y que fuera cierto el pensamiento budista sobre que las almas vuelven a la misma familia o a su círculo de personas cercanas durante la reencarnación, porque quisiera volver a estar con él. No superé su pérdida y no lo haré, vivo con ello día tras día. No aceptaré jamás que ya no está a mi lado porque para mí sería alejarme de él. El paso del tiempo diluye solo mi dolor, pero no lo alejaré nunca de mí, de mis pensamientos. He consultado con muchas personas sobre esto, acudí a una psicóloga, a una médium incluso, pero no he bloqueado mis sentimientos, no me he quedado estancada en mi pasado, he aprendido de él, pienso que mi padre, no solo me acompañó en mi pasado, también es mi presente y me acompañará en mi futuro, y como médica muchas veces creo que guía mis pasos y mis manos en las cirugías, en lo más profundo de mi ser encuentro su sabiduría y su consuelo.

Como cabeza de familia, era una persona estricta, rígida, con unos valores muy claros y a la vez cariñoso, bondadoso y atento.

—Debes esforzarte para poder conseguir algo en esta vida.

Estas palabras se me quedaron grabadas desde muy pequeña, por eso considero que nadie regala nada, que el esfuerzo debe ser un valor importante que hemos de inculcar a nuestros hijos. Las cosas fáciles jamás tienen una gran recompensa. El esfuerzo nos llevará al éxito —no quiero decir con ello económico—.

—No te fíes ni de tu padre —me repetía también como otro pilar importe.

Claro, este concepto no fui capaz de entenderlo siendo niña, pero luego me di cuenta de que cuando convives en sociedad, siempre tienes dos tipos de personas a tu alrededor: las que te intentan ayudar sin pedir nada a cambio y las que van a procurar poner el pie para que te caigas, y de ambas tienes que aprender. Las primeras serán esas amistades que pase el tiempo que pase siempre estarán a tu lado —contadas con los dedos de la mano— y las otras harán que cada caída te sepa a derrota. Te harán llorar, sufrir, pero te volverás a levantar cada mañana para luchar y hacer las cosas mejor. Eso es un aprendizaje y forjará tu destino.

Mi pasión por la responsabilidad y la medicina me la transmitió mi padre. Acudir al hospital los fines de semana era mi particular ilusión. Le despertaba muy pronto y le acompañaba para poder escuchar a los pacientes. Me encantaba cómo le hablaban y divinizaban, esto hacía que mi orgullo por él creciera cada vez más. Mi padre era un cirujano excepcional, ver sus cirugías cuando todavía tenía doce años o lavarme en alguna de ellas cuando ya era un poco más mayor, colmaba de alegría y satisfacción mi corazón. Prefería ir a ver alguna urgencia o algún accidente de tráfico un viernes por la noche que quedar con las amigas o hacer algún plan con ellas.

Su pérdida fue para mí un golpe demasiado duro en una época muy tierna de mi vida, ya que mi segundo hijo, Carlos, que lleva su nombre, nació el mismo año que él me dejó. Tenía un niño de dos años y un bebé de siete meses en ese momento fatídico. Unos minutos imposibles de olvidar, una llamada que no esperas, pero que destroza tu presente en un instante. Una llamada que hace que no te sostengas ni en pie, esa horrible sensación de desgarro en lo más profundo de tu ser, ese momento de abandono, sin una despedida; así, de repente. Un infarto masivo sin aviso, con nocturnidad y alevosía. Me dejó en la más absoluta soledad —aún teniendo una familia preciosa—, en el más absoluto vacío, solo la desesperanza te invade y la mente se hunde en la más completa tristeza. Nunca tal pérdida podrá ser superada, nunca nadie podrá devolvérmelo.

En su funeral no sabía bien dónde estaba y qué hacía allí. Las primeras semanas pasé por unos días de letargo, sin creérmelo todavía, intenté continuar con mi vida, pero esta vez sin él y cada día notaba su pérdida. Solo me quedaba el consuelo de sentir que mi 50 %, la mitad de mi ser, era suya. Mis decisiones, acertadas o erróneas, y mis pensamientos son parte de esa educación que recibí, y de esa genética de mis padres que yo he ido adaptando a mis circunstancias. No hace falta irme muy lejos para saber qué es lo que él estaría pensando o qué consejo me daría, solo tengo que mirar en lo más profundo de mi ser para encontrarle, dándome indicaciones o ayudándome a ser mejor, animándome en los malos momentos y siempre estando a mi lado. Esa calidez, esa sensación es la que sigo sintiendo por mucho que físicamente no esté. Él vive en mí, y yo soy su legado más preciado.

Dedicar estas palabras a mi padre y dejarlas por escrito, revivir aquello, me ayuda a ir sanando mi alma. Sé que mi consuelo está dentro de mí, que yo soy parte de él y él soy yo, que mis células han transcrito su información a lo largo de los siglos, y que si quiero encontrarme con él, solo tengo que mirar dentro de mí. Yo he dejado sus enseñanzas y valores en mis hijos y como me dijo una vez una mujer sabia, que veía algo no terrenal, mi hijo Alejandro acabará el legado de mi padre en esta vida.

También fue duro vivir el divorcio de mis padres cuando tenía dieciocho años. Ver como cada uno se iba por su lado, y nosotros en medio sin saber qué hacer. Es difícil para los hijos vivir esas circunstancias, te marcan, te hacen desconfiar del matrimonio. Igual la unión entre dos personas no necesita un papel por medio que diga que están casados, igual solo es necesaria la confianza el uno en el otro y la libertad para poder decidir y educar bajo el mismo prisma a los hijos y poco a poco forjar una preciosa familia. Una vez escuche en una película —y mi hermano sabe bien cuál es— que si deseas algo con mucha fuerza, hay que dejarlo en libertad. Si no vuelve a ti, es que desde el principio no te pertenecía, si vuelve a ti, será tuyo para siempre.

No quiero olvidar a mi madre. Ella me adentró en un mundo desconocido para una médica que acababa de terminar su carrera y que solo pensaba en Hipócrates, en absorber la vida estresante de la urgencia, en vivir y sentir esos minutos de infarto cuando llegaba un paciente entre la vida y la muerte, en tomar decisiones en menos de un segundo, en sentir cómo el cerebro se exprimía hasta encontrar eso que necesitaba en ese preciso momento. ¿Por qué los médicos tenemos que notar esa adrenalina que poco a poco nos va matando? ¿Por qué necesitamos ese estrés? Mi madre era la calma, la relajación, el respirar profundamente. Mis amigas la llamaban cariñosamente la Hierbas o doña Propo —de propóleo—, porque era una madre diferente, no controladora, sino liberadora del alma, de los sentimientos, de vivir la vida y empaparse de sus maravillas.

Ella me enseñó un mundo prohibido en medicina que complementaba mis conocimientos de la carrera, ese que te hace pensar que no todo es físico, sino que la mente y las emociones también pueden tener una dolencia y hacerla física, que la alimentación es una filosofía para sanar el cuerpo, que la mente debe relajarse para encontrar la paz allá donde esté y a pensar que el enfermo igual no solo tiene una dolencia física, sino que su corazón sufre en lo más profundo porque no ha admitido una pérdida, un desamor, una emoción no aceptada que lo está debilitando cada vez más.

Mi madre me enseñó a mirar a través del paciente y a adentrarme en sus problemas reales. Y encontré la otra cara de la moneda que me faltaba, el complemento para ayudar a los pacientes. Gracias a José, o como todos lo llaman, Lozano —pareja de mi madre desde hace muchos años y un naturópata muy conocido que ha vivido y se ha forjado a sí mismo, un hombre sabio que te enseña el fondo de la vida—, entendí la conexión con la energía, cómo las emociones afectan a diferentes órganos y cómo el organismo intenta compensarlo, ya que donde están los síntomas no está el problema. Los síntomas son solo la llamada de auxilio de un organismo bloqueado y agotado, y nosotros debemos tratar de devolverle el equilibrio.

Mi vida es un sumatorio de experiencias, desde mi infancia en el paraíso con mis hermanos y mis padres hasta ahora, con mis hijos y marido, que son actualmente mi motor. Soy una mujer feliz cuando estoy con mi familia, soy una madre orgullosa de mis dos hombrecitos, pero también soy una madre que sabe que ellos deben caerse para aprender y yo siempre intentaré estar a su lado para apoyarlos hasta el infinito y más allá.

Mi carrera profesional

Podría afirmar que la mejor profesión de todas es la mía, y te aseguro que no me equivocaría. Ayudo a traer una nueva vida al mundo en cada parto y apoyo a las mujeres oncológicas a superar su enfermedad de la mejor manera posible, por eso me eligieron para un programa de televisión, presentado por Ana Rosa Quintana, *Mujeres al poder*, porque tenía la dualidad de caminar entre la vida y la muerte, intentado siempre poner la balanza a favor de la vida y cuando se acerca el momento del final, tratar de guiarlas por ese sendero, pero he de reconocer que nunca ha sido mi fuerte, nunca he aceptado que el final llegue. Me es difícil admitir tal hecho, abandonar este regalo que es la vida. Para una médica que lucha por mantenerla es muy complicado, y cuando he ido a consultar a alguna persona sabia que conecta con otras energías, siempre me recuerda que mis mochilas están llenas de energías de muchas mujeres que se han ido, pero que yo sigo acordándome de ellas. No fue su final entones, porque siguen viviendo en mis recuerdos. Es imposible borrar todas esas conversaciones, esas miradas, esas sensaciones, esa certeza desgraciada que me dice que se les va la vida y no puedo hacer nada. A veces, la impotencia de aceptar ese momento me hiere en lo más profundo.

He de leer más al doctor Manuel Sans Segarra, compañero de mi padre en Barcelona, sabe bien ese final y ha estudiado mucho sobre las experiencias cercanas a la muerte. Es un tema que siempre me ha interesado desde que leí *La rueda de la vida*, de la psiquiatra Elisabeth Kübler-Ross. Él dice no tenerle miedo a la muerte, que no es el final, que está preparado y que existe algo mejor, que nuestra energía continúa, aunque nuestro físico ya no exista, pero también es fácil decirlo cuando has vivido intensamente y tienes cierta edad, aunque nunca sea suficiente el tiempo terrenal, pero esas mujeres, que han sido profundamente desgarradas por una enfermedad como es el cáncer, duele en el alma.

Mil recuerdos vienen a mi cabeza, pero no puedo continuar sin mencionar a Penélope, una mujer joven en la flor de la vida con tres hijos pequeños que acudió a mí con un cáncer de mama muy agresivo. Te quiero contar su historia, y lo haré, pero eso será más adelante, cuando hable del cáncer de mama, que se ha convertido en una pandemia gracias a nuestro estilo de vida y a una sociedad que cada día nos enferma más.

Estudié Medina en la Universidad del País Vasco, en Bilbao, para ser cirujana general como mi padre. Qué amistades encontré allí, esas que dicen que duran toda la vida, y así es. Qué experiencia estar en un colegio mayor rodeada de estudiantes de diferentes carreras. Creo que haber salido de casa tan pronto aceleró mi madurez, justo o injusto, pero es la verdad. Hubiera preferido tener cerca a mi familia, aunque el destino no siempre favorece nuestros deseos.

Para un estudiante de Medicina, los tres primeros años son pesados y muy duros, muchas horas de estudio, deseando empezar en la unidad docente del hospital de cuarto a sexto. Cuando por fin llegó, pasé de alumna interna con un cirujano cardiovascular a estar todas las tardes en la urgencia de traumatología. Sin embargo, mi encuentro con la ginecología y obstetricia fue un flechazo, y en 2003 comencé finalmente mi especialidad en Salamanca.

Mi destino estaba escrito.

El porqué del libro

El día que decidí escribir este libro fue con la intención de que navegaras por un mundo de emociones y sensaciones al que intentaré llevarte para que descifres los misterios que se esconden detrás de muchas de las enfermedades de la mujer.

Como médica entregada a mi profesión en cuerpo y alma, deseo dejar plasmados mis conocimientos y mi experiencia para que puedas aprender de alguien que ya ha vivido muchas situaciones y pasado por ellas también. A veces con palabras certeras y a veces no tanto, explico mi manera de vivir en dualidad entre la ginecología, que aprendí durante mi residencia de cuatro años, y todo lo que he ido aprendiendo después al abrirme a la medicina integrativa, cuyo fin es facilitar ese camino por la enfermedad, intentando dar más calidad de vida al enfermo y tratar el terreno de la persona, que no es más que la condición fisiopatológica que ha supeditado ese ambiente de enfermedad, ir al principio, al origen del problema.

Nuestros padres nos han transmitido su información genética heredada generación tras generación, en ocasiones con más predisposición a la enfermedad, pero no podemos echarle siempre la culpa a los genes. El ambiente que nos rodea y nuestro estilo de vida son claves para decidir si esa predisposición se expresa o no.

No soy escritora, soy ginecóloga, y escribir este libro es una tarea ardua para alguien no entendida en las normas literarias, pero voy a intentar emocionarte y que puedas vivir mi día a día en un quirófano o en mi consulta. Quiero que puedas usar mis manos de cirujana y entiendas mis pensamientos para que sientas lo que una médica apasionada por su trabajo vive a diario. Mis manos te guiarán por mis cirugías más complejas y mi cabeza, que a veces arde dando vueltas a todo lo que mis pacientes me cuentan en consulta, te enseñará cómo consigo desglosar síntomas, sensaciones, padecimientos, para intentar llegar al punto clave o a la tecla que debo tocar para que mejoren. Parece tarea fácil, pero la mayoría de las veces llego agotada a casa, no por la cantidad de pacientes, sino por la intensidad de cada vivencia con ellas, que siempre me hace ser mejor como persona y como profesional.

Sin mis pacientes, sin vosotras, yo no sería quien soy, una mujer que os ha escuchado miles de veces, que os ha tratado, que os ha ayudado a traer una nueva vida, una mujer nueva, con un futuro apasionante y con ilusión de muchos proyectos, porque me habéis convertido en una luchadora, en una mujer diferente, cargada de vuestras historias, de vuestros sentimientos, me habéis convertido en la voz de vuestra experiencia. Mi sabiduría es vuestro éxito, cargada de verdades y de hechos con los que he aprendido y los usaré para cuidaros, porque eso es lo que debe hacer un médico. Cuidar y ayudar, y es a lo que me comprometí en el juramento hipocrático, y es lo que haré hasta el fin de mis días.

En el libro hablaré sin tapujos ni estigmas sociales, explicaré por qué enfermamos y por qué se cronifica tanto la enfermedad hoy, a pesar de que la ciencia avanza muy rápido y se descubren más medicamentos que prometen luchar cada vez mejor contra las enfermedades. Considero que debemos creer un poco más en nosotras, liberar esa fuerza vital que tenemos escondida que a veces nos asfixia con la rabia y a veces nos desinhibe cuando apartamos los prejuicios.

El primer gran error es pensar que la enfermedad es un enemigo contra el que luchar y al que debemos aniquilar. El segundo gran error es considerarla puramente como un ente físico, y el tercero, desde el punto de vista de la medicina moderna, es que se habla de enfermedad sin darle la importancia al enfermo, cuando se debería tratar personas y no enfermedades. Si nuestro sistema inmune está en orden, la enfermedad será una consecuencia de la lucha del mismo frente a un desequilibrio en el organismo o el intento de eliminar una sustancia que no reconoce. Por tanto, en la enfermedad, una vez ya manifiesta, hay dos componentes importantes: el primero es la lucha por defender la vida o la salud frente a un elemento destructor, porque se ha incumplido la fisiología o ley de la naturaleza —p. ej., la alimentación moderna con exceso de azúcar y procesados que el hígado e intestino no saben cómo asimilar— hará que el organismo se adapte, defendiendo la vida por medio de la adaptación —enfermedad—, segundo postulado —la adaptación—, en este caso, generando un síndrome metabólico —resistencia a la insulina—, que intentará defender al organismo de ese exceso de glucosa para que no entren en la célula a la vez y se vayan a formar parte de la grasa. Este mecanismo de adaptación se produce cuando la célula ya tiene saturadas sus rutas para metabolizar el azúcar porque la dieta ha ingresado de más y la desvían a la grasa, perpetuando el proceso y volviendo loco al páncreas, que va a secretar cada vez más insulina.

Deberíamos ver la enfermedad como una adaptación a una disfunción que el cuerpo intenta compensar y no como el peor de nuestros males contra el que debemos luchar a capa y espada

Como mujer, somos uno de los grandes misterios de la humanidad, las grandes olvidadas en la sociedad. La historia no nos ha dado nuestro lugar, e igual ejercemos de madres como trabajamos hasta horas indecentes, y muchas de nuestras enfermedades tienen que ver con aspectos que desconocemos, pero que llevamos impresas en la genética como parte de este gran *puzzle* que vamos construyendo con nuestra vida y que expresamos finalmente con la manera de vivir y sentir.

Yo estudié ginecología para adentrarme en los problemas de la mujer: por qué tiene dolor con la regla, por qué sangra demasiado, por qué le crecen quistes en la mama, tumores uterinos, tiene mal humor en determinadas fases del ciclo menstrual... Créeme que siempre existe un motivo, siempre hay una razón de por qué el físico nos manda señales sobre algo que no va bien en el organismo. Te empezaré diciendo que son pequeños avisos que debes escuchar para no empeorar muchas veces la situación, o pequeños sistemas de defensa para avisarte que no estás por el buen camino. Es verdad que también existe la predisposición genética, y a veces los genes no nos favorecen y nos juegan malas pasadas, pero a pesar de tener la genética en tu contra, siempre puedes ayudarte con la epigenética o, lo que es lo mismo, modificar tus condiciones y ambiente para evitar que se expresen.

Como dice un gran amigo, Felipe Hernández Ramos, la genética solo carga la pistola y el ambiente aprieta el gatillo —el responsable de que alguna condición genética heredada se exprese es el ambiente en que vivimos y cómo vivimos—. Sí, la vida es un *puzzle* que vas construyendo a diario con tus decisiones, acciones y manera de ser. Ese *puzzle* que, cuando todo encaja bien, la vida es fantástica, pero que cuando no encuentras la ficha adecuada, todo se desmorona detrás de ti. Pues eso es lo que voy a intentar con estas líneas, ayudarte a buscar la ficha correcta para que todo vaya encajando en tu vida. Pero, ¡cuidado!, a veces debes confundirte para aprender lecciones que te hagan ser más fuerte, más estable y consigas tu equilibrio.

La vida es como una balanza, todo se debate entre el bien y el mal, el blanco y el negro, la alegría y el miedo, todo en esta vida debe compensarse, todas tenemos una diablilla y una santa escondidas que van alternándose según los escenarios y nuestros sentimientos. Detrás de la tristeza verás la alegría, detrás del enfado encontrarás la reconciliación, detrás de miedo vendrá el positivismo. Debes intentar buscar el lado positivo en la vida, ya que cada día tendrás una nueva lección que aprender, porque tu vida se construye con tus experiencias, positivas y negativas y de ellas aprendes, es lo que se llama la verdad. Aquí te dejo la mía, la verdad de mi camino como ginecóloga, tantas palabras enunciadas, tantas recomendaciones dadas, tantos tratamientos administrados con un solo fin: mejorar tu salud y construir un mundo mejor para las mujeres, un mundo sin dolor de regla, sin sagrados masivos, sin tumores que crecen, sean benignos o malignos, sin altibajos constantes, sin desequilibrios o nieblas mentales, un mundo diferente, quiero un mundo equilibrado, con tranquilidad, con vitalidad suficiente, con ganas de vivir, eso es lo que nos merecemos, un mundo interior mejor para relucir como estrellas que somos en un firmamento que no nos llega a entender.

Acompáñame en este viaje que inicié hace ya veintidós años.

1

Desmontando la visión tradicional de la enfermedad

Las enfermedades no nos llegan de la nada. Se desarrollan a partir de pequeños pecados diarios contra la naturaleza. Cuando se hayan acumulado suficientes pecados, las enfermedades aparecerán de repente.

Hipócrates

Para comenzar a hablar de salud femenina, lo primero que necesito que entiendas es cómo veo yo la enfermedad, porque el sistema actual que la trata como un ente externo que nos invade o uno maligno que nos agrede desde dentro y que aparece sin motivo no se corresponde con mi idea de la misma.

La enfermedad es un sistema de adaptación del organismo ante un desequilibrio o fallo del sistema. La célula intentará sobrevivir en vez de vivir, aunque no tenga recursos suficientes. Debe adaptarse a las circunstancias adversas y este sobreesfuerzo lógicamente tendrá un precio. Primero tratará de avisarnos con unos síntomas subjetivos, llamando nuestra atención, y al bloquear estos con analgésicos, anticonceptivos, antibióticos, antipiréticos, etc. —con ello no digo que no sean necesarios en determinados momentos, solo que nos ayudan a controlar los síntomas, pero no a solucionar el origen del problema—, cronificaremos el proceso y llegará el segundo aviso, en el cual ya tendremos una enfermedad instaurada que podremos ver en pruebas de imagen o analíticas de sangre. No podemos decir que no nos advirtieron, lo único que hicimos fue tapar o no hacer caso a esos signos de alarma.

El concepto de enfermedad ha ido evolucionando a lo largo de los años. Desde Hipócrates, el padre de la medicina occidental, ya se nos intentó explicar cómo la forma y el estilo de vida pueden condicionar o predisponer a la enfermedad a través de lo que llamaba la teoría humoral o de los cuatro humores, según la cual el cuerpo está formado por cuatro elementos básicos: aire —al que llamó sangre por sus propiedades de calidez y humedad—, fuego —al cual llamó bilis amarilla por sus cualidades de calidez y sequedad—, tierra — que denominó bilis negra, relacionado con el frío y la sequedad— y agua o flema —por su frialdad y humedad—, y cuyos desequilibrios podían determinar la salud del individuo y condicionar su temperamento en sanguíneo —personas alegres y optimistas—, melancólico —tristes y con sensibilidad artística y fácil de conmover—, flemático —como son las personas frías y muy razonables— y, por último, colérico —aquellas apasionadas y de fácil enfado—. Para los hipocráticos, la armonía de los humores y el contacto con la naturaleza eran sinónimos de salud, pero el desequilibrio provocado por una vida desordenada llevaba a la enfermedad.

Posteriormente, la medicina pasó a examinar las células estropeadas o alteradas en el microscopio con Virchow y Pasteur, considerando el primero la enfermedad como un trastorno de la estructura celular, la cual debía ser tratada con medios físicos o químicos, o en el caso de Pasteur, era causada por un agente externo, microorganismo contra el que había que luchar.

Por su parte, Claude Bernard comenzó a hablar del medio interno o el terreno de esa persona. Para él, era el estado de ese medio interno el que, al perder la capacidad de luchar contra ese germen, le permitía el acceso al interior de organismo y entonces la causaba.

El terreno al que hago referencia no es más que el espacio extracelular, matriz extracelular o el sistema básico que denominó Alfred Pischinger en 1966, y que se corresponde con el líquido que recubre las células, un filtro biofísico tridimensional en el que se realizan las funciones vitales como la nutrición, el intercambio de agua, de oxígeno, de electrolitos, reguladoras de la función ácido-base y de defensa, y es ahí donde se detoxifica la célula.

El problema de disfunción de la maquinaria en este espacio comienza principalmente por dos motivos: por intoxicación —al estar rodeada de material tóxico de desecho del metabolismo celular o de tóxicos externos del ambiente contaminado en el que vivimos— o por carencia de nutrientes —ya que no puede continuar con sus funciones vitales normales porque no tiene los suficientes nutrientes esenciales para hacerlo y debe poner el sistema en función de supervivencia extrema o de emergencia—. Esta intoxicación celular, en la que la célula está nadando cada vez más en sus propios excrementos, desnutrida o carenciada, se puede asfixiar, consiguiendo la muerte celular de manera inevitable o puede hacerse más fuerte —lo que no te mata te hace más fuerte, dice el refrán—, consiguiendo una célula superviviente adaptada a situaciones de extrema dificultad, sin oxígeno, que ha mutado para adaptarse a un ambiente extremo —factor epigenético: el ambiente lo es todo— y esto ya empieza a sonar a una célula aberrante, mutada o cancerígena. Pero no es tan fácil llegar a este momento. Deben pasar muchos años con una situación adversa mantenida de intoxicación para que nuestra perfecta maquinaria sucumba a esta mutación celular, ya que la genética nos predispone al cáncer en un 5-10 % de los casos. El resto, dependerá del factor epigenético, de la manera de vivir y de la carga tóxica heredada de nuestra madre.

Con cada embarazo, las mujeres nos liberamos de una pequeña cantidad de carga tóxica: una parte heredada de la madre y otra que hemos ido acumulando por el estilo de vida. Cuanto más mayores somos, mayor carga acumulada; y cuantos más hijos tenemos, más nos liberamos, siendo el primero de los hijos el que recibe mayor cantidad de carga tóxica.

Los siete terrenos

Existen distintos tipos de terrenos, pero son siete con los que yo suelo trabajar, que son los que describe el doctor Claude Lagarde en su libro *Entender la nutrición celular activa.* Con los terrenos C.H.AN.B.I.O.® —así los llama— podemos descubrir nuestras debilidades o predisposición a enfermar. Esto dependerá de la genética, el ambiente, la alimentación y el estilo de vida, y condicionarán un metabolismo celular con diferentes tendencias hacia una enfermedad, ya sea por carencias nutricionales o por intoxicación.

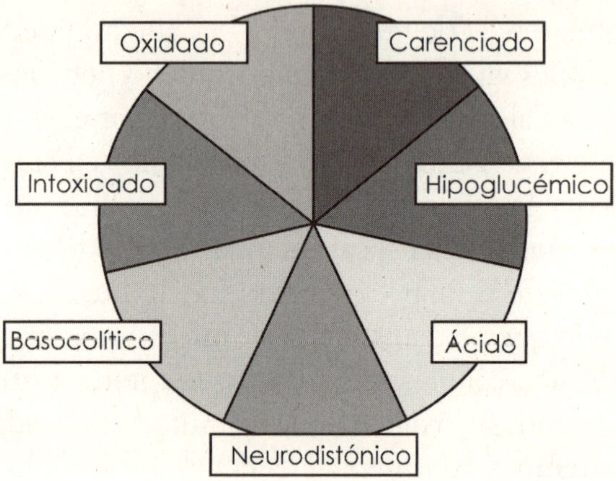

Fig. 1. Los siete terrenos del doctor Claude Lagarde.

C. Carenciado

Hace referencia a la carencia de las «grasas buenas» —también llamados ácidos grasos poliinsaturados—, muy importantes como componentes de las membranas celulares a las que aportan flexibilidad, movimiento y elasticidad, pero como el organismo es incapaz de sinterizarlos, debemos consumirlos con la dieta.

Tienen funciones esenciales en la transmisión del impulso nervioso, la respuesta inmunitaria, en la salud de la piel y las mucosas, y son importantes mediadores de la inflamación.

En este terreno tendremos tendencia a sufrir infecciones de repetición en el sistema otorrinolaringológico, al dolor de regla, dificultad para la concentración y memorización, alergias y acné o picor. Todo ello debido probablemente a un desequilibrio entre los índices omega 3 y omega 6, a favor de estos últimos por una alimentación rica en alimentos procesados o grasas animales no ecológicas y deficitaria en aceite de oliva extra virgen o pescados azules.

H. Hipoglucémico

Nos informa de un excesivo consumo de hidratos de carbono —azúcar simple—, el combustible de las células, ante el cual el páncreas reaccionará secretando insulina para intentar meter ese azúcar en la célula, pero demasiados picos de insulina durante el día y a horas indebidas, o al principio de las comidas, someterá al organismo a una mayor inflamación debido a tantos picos durante el día y a tener cada vez más ganas de comer porque se consigue energía muy rápidamente.

Es importante diferenciar entre carbohidratos simples o azúcares simples de rápida absorción, como los que se encuentran en la fruta —fructosa—, la leche —lactosa—, los azúcares procesados y refinados, las bebidas azucaradas, los almíbares o dulces, de los carbohidratos complejos o almidones, con una absorción más lenta y que contienen vitaminas, minerales y fibra —y que tienen un valor nutricional más alto que los carbohidratos simples—.

Consejo

Si quieres alimentar tu microbiota intestinal, puedes transformar el almidón en almidón resistente dejando el arroz o los cereales en la nevera, no consumiéndolos recién hechos y calientes.

La mejor manera de tomar hidratos de carbono es siempre al final de las comidas; primero hay que tomar fibra, luego proteínas y grasas y en último lugar, los hidratos. Así podremos enlentecer su absorción y que los picos de glucosa, que tanto nos inflaman, sean más en meseta y menos en picos.

Este terreno tan importante en la sociedad por la alta prevalencia de alimentos procesados y azucarados o con edulcorantes añadidos nos predispondrá al síndrome metabólico, a la diabetes tipo 2, al sobrepeso y nos hará querer picar entre horas, estar más cansados y fatigados, tener dolores de cabeza, nerviosismo y trastornos del sueño.

A. Ácido

Condicionado por la desmineralización del organismo, o el saqueo de minerales básicos a la que nos vemos expuestos por el consumo excesivo de alimentos acidificantes —azúcares, quesos, carnes— o ácidos producidos por el metabolismo ante el estrés o la actividad física intensa.

Un organismo ácido es un organismo estresado en el que domina el sistema nervioso simpático, con la adrenalina a la cabeza, que amplifica la sensación de dolor. Luego tendremos un cuerpo dolorido con tendencia a las enfermedades reumáticas.

Este terreno nos producirá molestias osteoarticulares, calambres, fatiga, hipertensión, debilidad inmunológica y baja resistencia al estrés.

Consejo

El marisco es el alimento más ácido para el organismo, le sigue la carne, el pescado, los huevos y la leche. Ten cuidado porque todos los alimentos se volverán ácidos si les añades azúcar.

Para regular la acidez es importante comer un 80 % de alimentos alcalinos —vegetales, frutas no ácidas ni maduras, cereales completos— y un 20 % de proteínas animales —ácidos—, beber agua de calidad —te recomiendo filtros de ósmosis inversa, pero con remineralización, con pH entre 7,5 y 7,8—, y deberían valorarse los suplementos de magnesio, zinc o manganeso para bloquear los ácidos.

N. Neurodistónico

Es el resultado de los trastornos emocionales mantenidos por las repetidas situaciones de estrés. Ocasiona alteraciones en la síntesis de neurotransmisores, y con ello de nuestro estado de ánimo, como, por ejemplo, de la serotonina —hormona de la felicidad— o del GABA —hormona del descanso o la calma—.

Este terreno se debe a la exposición repetida a situaciones estresantes, personales, profesionales, lesiones, enfermedades que, asociadas a factores dietéticos y fisiológicos, influyen en la producción de los tan importantes neurotransmisores, aumentando el nerviosismo, la ansiedad, la hiperemotividad, las palpitaciones, los problemas de sueño o los trastornos digestivos, ya que la primera manifestación de una persona estresada normalmente se refleja en el estómago —nudo, vuelco, acidez, o como lo queramos llamar—, que puede provocar una alteración de la mucosa, generando una úlcera gástrica o duodenal, cuyo origen viene condicionado por situaciones estresantes mantenidas en el tiempo.

En este estado, el organismo consumirá una gran cantidad de vitaminas del grupo B, lo que puede condicionar su déficit y problemas metabólicos importantes.

Consejo

El 95 % de la serotonina del organismo se produce en el intestino, lo que significa que para ser más feliz necesitas un intestino saludable. El estrés y la ansiedad te llevan a comer más comida basura y más bebidas azucaradas porque el cuerpo te pide más azúcar, ya que necesita energía rápida.

En este terreno evita los excitantes como la cafeína y el alcohol, azúcares o harinas refinadas y bebidas energéticas cargadas de azúcar.

B. Basocolítico

Se centra en el intestino y nuestros grandes aliados, la microbiota intestinal, que hace referencia al ecosistema microbiano. Este coloniza el tracto digestivo con funciones tan fundamentales como la protección frente a la invasión por agentes patógenos, el desarrollo de sistema inmune y la colaboración en la digestión y asimilación de nutrientes esenciales como las vitaminas y el desarrollo neurológico en las primeras etapas de la vida. Formado por unos cien a doscientos billones de microorganismos, unas mil especies, cada persona tendrá una comunidad microbiana diferente que va a depender de su genotipo y de la exposición temprana a los microorganismos de su entorno y a la vía del parto y lactancia materna.

Una dieta inadecuada o el propio proceso de envejecimiento pueden desencadenar una disbiosis, un desequilibrio en la microbiota, ya sea cualitativa —porque predominen especies distintas a las habituales— como cuantitativa —con menor concentración de bacterias beneficiosas, como ocurre en la candidiasis recidivante genital, que se traduce en una alteración en la flora vaginal con déficit de lactobacilos—.

Este terreno muestra el desequilibrio en el ecosistema intestinal: mucosa intestinal, microbiota y el sistema inmune asociado al intestino, producido por una mala alimentación con exceso de azúcares y, sobre todo, la falta de fibra —el gran alimento de las bacterias—, y también por los tratamientos antibióticos o aquellos que disminuyen la acidez del estómago, ya que el bolo alimenticio pasará al intestino sin la correcta digestión que los ácidos del estómago tenían que haber realizado. Por ello, es normal que, aunque los síntomas intestinales sean la manifestación, el origen esté más arriba. Las alteraciones en la flora intestinal, por ejemplo, el SIBO, del cual no paramos de hablar últimamente. Si matamos esas bacterias que están en sobrecrecimiento y luego repoblamos, puede que no solucionemos el problema, que quizás es la toma de antiácidos, y el SIBO no es más que la manera de intentar compensar un desequilibrio del organismo. Por ello, la importancia del tratamiento global y no selectivo de los síntomas.

Las principales manifestaciones en este terreno basocolítico son las alteraciones digestivas, como el dolor abdominal, la reducción de defensas, la inflamación y la distensión abdominal, sobre todo al final del día.

PÍLDORA INFORMATIVA

Quiero aclarar muchos mitos de las candidiasis vaginales, ya que el 75 % de las mujeres la padecerá por lo menos una vez a lo largo de sus vidas, y el 33 % de manera recurrente, siendo la *Candida albicans* la gran protagonista.

Llevo años intentando alzar la voz sobre la importancia de la microbiota intestinal en estos casos, ya que la vaginal no es más que un reflejo de las bacterias que viven en el intestino. Existen realmente dos motivos que pueden condicionar el sobrecrecimiento del hongo cándida: el exceso de metales pesados o el déficit de lactobacilos.

Hay unas ciento cincuenta especies de cándidas que conviven con nosotros en la piel, el intestino y el aparato genitourinario de manera comensal —sin generar ningún problema—, cuya función es absorber cierta cantidad de metales pesados, ayudar en la degradación de hidratos de carbono mal digeridos y mantener el equilibrio intestinal y nuestro pH. Por ello, podemos decir que nos ayudan y ejercen una función beneficiosa para el organismo, pero el problema surge de un estilo de vida inadecuado con una alimentación rica en hidratos de carbono y pobre en proteínas, el uso de antibióticos, o de anticonceptivos hormonales o de terapia hormonal en la menopausia, vida sedentaria, o diabetes mellitus, embarazo, sueño alterado o fragmentado y, por supuesto, de estrés desmedido agudo o crónico, y suelen dar la cara en épocas de debilidad inmunitaria y emocional como corresponde justo al momento de la menstruación, generando un infección oportunista porque, aunque dicho hongo vive con nosotros, aprovecha el mejor momento para crecer ante una situación de debilidad.

Pero la cándida vaginal no es más que la punta del iceberg, ya que nuestro tratamiento debe basarse en una higiene alimentaria, evitar los excesos de azúcares, descansar mejor para apoyar al sistema inmune, ayudar a la relajación del sistema nervioso alterado y reestablecer el equilibrio y la diversidad bacteriana intestinal.

El uso de óvulos vaginales antifúngicos solo será una buena medida como remedio fugaz y para mejorar los síntomas agudos, pero si no repoblamos la microbiota intestinal, mejoramos la inflamación crónica de bajo grado, tratamos la permeabilidad intestinal, en la que más adelante profundizaré y apoyamos al hígado para la detoxificación de metales pesados —por si hubiera exceso—, la mujer estará dando vueltas pidiendo muchas opiniones a diferentes especialistas sin encontrar una solución real a su problema.

Se dice que volver a recuperar nuestra huella de identidad en la microbiota puede durar unos seis meses, es el tiempo que necesita una mujer con candidiasis recidivantes para reestablecer de nuevo un correcto equilibrio en su vagina, y siempre con un pequeño recordatorio cada equis meses con lactobacilos y detoxificación hepática para no olvidar que el mantenimiento de un estado de baja inflamación es la clave para mantener la salud a tono.

Resumiendo brevemente la inflamación crónica, diré que es el estado de constante alerta al que sometemos al organismo, que comienza en el intestino porque es ahí donde el sistema inmune nos debe defender de lo que ingerimos del mundo exterior, gestionando y extrayendo los nutrientes de los alimentos y que terminará permeabilizando el intestino y los sistemas en general del organismo si no cuidamos lo que comemos y alimentamos la microbiota con prebióticos —fibra—, permitiendo que las uniones entre las células de la barrera intestinal se hagan cada vez un poco más grandes y puedan pasar algunas macromoléculas o sustancias que antes no podían cuando eran más estrechas las uniones, generando una alerta constante del sistema inmune que hasta puede llegar un momento que hiperreaccione, aumentando el riesgo de enfermedades autoinmunes.

Las terapias para recuperar la microbiota intestinal y vaginal comienzan con recuperar principalmente los lactobacilos, que representan el 96 % de los más de diez billones de bacterias presentes en la vagina y solo el 7 % en el intestino, y como su nombre indica *lacto,* 'leche' y *bacillum,* 'bastón', su función es convertir la lactosa en ácido láctico y así regular el pH vaginal acidificándolo.

Según un artículo publicado en la revista *Enfermedades infecciosas* y *Microbilogía Clínica,* la microbiota vaginal está dominada por *Lactobacillus crispatus, L. jensenii* y *L. gasseri,* y protege a la mucosa frente al establecimiento de microorganismos patógenos mediante tres mecanismos complementarios:

- Los lactobacilos y el epitelio vaginal forman una biopelícula aislante frente a los patógenos.
- Los lactobacilos producen ácido láctico que mantiene la vagina ácida (pH = 4), gracias a la fermentación de la glucosa almacenada en el epitelio vaginal y peróxido de hidrógeno para matar a los invasores.
- Se pegan al patógeno para luchar cuerpo a cuerpo y ser más eficaces matando al intruso.

I. Intoxicado

Se refiere a la acumulación de sustancias tóxicas por parte del organismo, por un fallo en los órganos de detoxificación o nuestros emuntorios, que son los grandes filtros —hígado, intestino, riñón— que deben eliminar todas aquellas sustancias tóxicas que ingerimos por una alimentación inadecuada con animales de cría intensiva en vez de criados en libertad y con piensos con hormonas para el engorde, aditivos, colorantes, alimentos procesados o calentados en plásticos con bisfenol A, exposición a tóxicos o químicos en la piel, en el aire, agua o suelo.

En este terreno, el organismo se encuentra agotado y los sistemas comienzan a almacenar tóxicos, que normalmente se irán acumulando en la grasa porque nuestros grandes filtros están atascados. Sus manifestaciones serán los trastornos neurológicos —fatiga nerviosa, dificultad de concentración—, problemas endocrinos, ginecológicos —fertilidad, disminución de libido, pubertad precoz—, alteraciones de tiroides con tendencia al hipotiroidismo y también problemas derivados de la mala detoxificación hepática, que al ser más lenta, tendrá peores digestiones, náuseas, etc.

O. Oxidado

Para poder funcionar de manera correcta, la célula debe encontrarse en un estado reducido —lo contrario a oxidado—.

Pero durante el metabolismo celular normal, en el cual la glucosa reaccionará con el oxígeno para producir energía en forma de ATP —adenosintrifosfato—, habitualmente en la mitocondria —nuestra gran productora de energía—, se van a producir de modo simultáneo la liberación de una serie de radicales libres cuyos efectos perjudiciales, si antes no son bloqueados por nuestros sistemas antioxidantes, tanto enzimáticos que neutralizan miles de radicales libres por segundo, como no enzimáticos —los que ingerimos con la dieta— van a provocar importantes daños en el núcleo celular, sobre todo en el ADN —modificaciones de los genes—, en las proteínas —alteración de las funciones— y en las membranas celulares —alteración de la permeabilidad y de la integridad celular—.

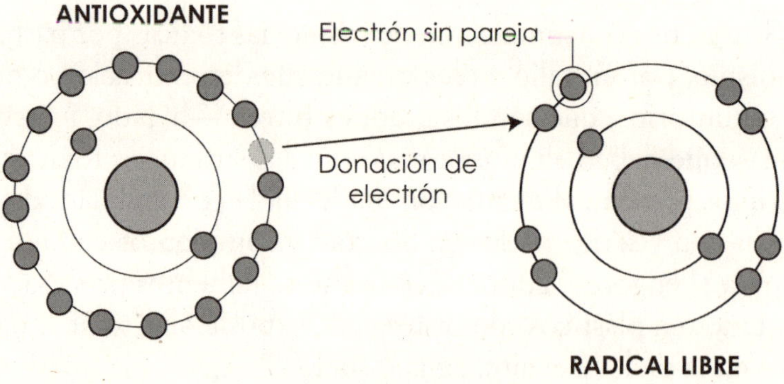

Fig. 2. El proceso de oxidación.

Los factores ambientales aumentan la producción de radicales libres, ya sean las radiaciones ionizantes, el tabaco, los metales pesados, los contaminantes o una debilidad de nuestras defensas antioxidantes por una insuficiente ingesta de antioxidantes vegetales en la dieta.

Sus manifestaciones serán el envejecimiento acelerado —arrugas, manchas, pérdida de elasticidad—, los trastornos cardiovasculares, los procesos inflamatorios crónicos —artrosis— o los trastornos neurodegenerativos.

* * *

Después de este primer capítulo introductorio, ha llegado la hora de hablar sin tabúes sobre mi visión de las principales enfermedades ginecológicas que cada vez asolan más a las mujeres y nos sumergen en un sinfín de síntomas que, aunque parezca mentira, tienen un sentido y nos avisan normalmente de algún exceso de sustancias proinflamatorias, de un defecto en determinados nutrientes necesarios para cubrir rutas metabólicas fundamentales en el organismo o de un sistema inmune debilitado que nos deja indefensas ante la invasión de gérmenes o con problemas en identificar nuestras células o las extrañas. Porque el dolor de regla viene a decirnos que debemos bajar la inflamación crónica de bajo grado, que tenemos un exceso de prostaglandinas proinflamatorias, la temperatura del organismo sube para impedir la invasión por gérmenes patógenos y todo ello se inicia mucho antes de comenzar con los síntomas.

Es la epigenética y el estilo de vida el que nos dejará más expuestas a las enfermedades. Por ello, es fundamental la educación en la infancia, hacer de nuestros hijos unos niños fuertes con unos hábitos saludables de alimentación, deporte en equipo y equilibrio de sus emociones, y si voy más allá —y te aseguro que voy a ir—, desde nuestra vida intrauterina. Demos la importancia a los mil primeros días de vida de nuestros hijos, desde la fecundación, el embarazo y los dos primeros años, que dejará una huella impresa sobre las futuras enfermedades a las que vamos a estar predispuestos, pero no indeleble. Ese es el motivo principal del libro, intentar borrar esa huella, o por lo menos pasar por la enfermedad aprendiendo lo que viene a decirnos.

El comienzo de la vida

2

EN EL VIENTRE MATERNO

La mejor vida no es la más duradera,
sino aquella que está repleta de buenas acciones.

MARIE CURIE

Para comprender muchas de las enfermedades que padecemos o muchos de los problemas de salud femenina, debemos echar la vista atrás, volver al inicio de la vida, al principio de todo. En embriología humana estudiamos el embrión esa perfecta unión entre dos células sexuales —gametos— que, manteniendo una armonía perfecta, dará lugar a una nueva vida que heredará de sus padres la información genética y que poco a poco, siguiendo un orden, irá construyendo su casa, nuestro físico, y se impregnará de su ser.

Todo comienza con un equilibrio que no debería ser perturbado, ya que cualquier modificación epigenética, o alteraciones en el ambiente que rodea el embarazo, ya sea una alimentación deficitaria en algún nutriente esencial, el contacto con disruptores endocrinos durante el embarazo —tóxicos que van a bloquear o estimular nuestro sistema endocrino—, pueden tener consecuencias en la futura vida del nuevo ser.

En la medicina antroposófica de Rudolf Steiner, el hombre es un ser de cuatro dimensiones que busca siempre el equilibrio y que no podemos separar porque entonces enfermaría:

— La dimensión física o el cuerpo que nos hace semejantes al mundo mineral. La parte más material, el mundo inorgánico según las leyes de la física y química.
— El cuerpo vital. Nos hace semejantes al mundo vegetal; el crecimiento y la creación de formas tienen su origen en él.
— El alma, o nuestra dimensión anímica. Nos acerca al mundo animal, a nuestras alegrías o sufrimientos, el instinto o el dolor, ambos propios de un ser anímico, con conciencia y sentimientos.
— Y, por último, el espíritu, nuestra presencia o cualidad de ser humano que a través de su YO se desarrolla como un individuo. Debe encontrar un sentido a la vida escribiendo su biografía. Nos da la capacidad de pensar, la formación de valores y la autoconciencia.

Deficiencias nutricionales durante el embarazo

En 1944, al final de la Segunda Guerra Mundial y durante el llamado Invierno del Hambre, la población holandesa fue asolada por las tropas alemanas que cortaron el envío de alimentos y combustible durante seis meses, y en el que fallecieron más de veinte mil personas. Este hecho fue motivo de multitud de estudios para valorar la salud de los niños que tuvieron restricciones dentro y fuera del útero materno. Según los datos recogidos, tuvo un impacto muy importante en las mujeres embarazadas por el déficit fundamental de nutrientes en un momento tan crítico de la vida.

Las investigaciones de la bióloga Tessa Roseboom, de la Universidad de Ámsterdam, que lleva estudiando el resultado a largo plazo de la desnutrición prenatal durante más de treinta años, destacan por lo tremendo de sus conclusiones: no solo afecta a la primera generación que se gestó durante la hambruna, sino que las consecuencias se verán en las venideras —según ella, las decisiones que tomamos hoy tendrán efecto durante décadas—, ya que si la fecundación de un óvulo se gestó durante un embarazo con restricciones o con impactos epigenéticos, esas vivencias pasarán a las siguientes generaciones. Es decir, que mientras los espermatozoides se forman todos los días, el óvulo del cuál nacimos se formó cuando nuestra madre estaba en el útero de la suya. Por tanto, problemas en el embarazo de mi abuela pueden tener un impacto en mi salud actual.

Roseboom ha recopilado evidencias de cómo los hijos de esas embarazadas desnutridas fueron más susceptibles al estrés y a las adicciones, y cómo su función cognitiva se alteró, lo que tuvo mayor predisposición a la depresión, la esquizofrenia y a trastornos antisociales.

Pero el metabolismo del feto en crecimiento también se vio afectado, dado que ante un estrés, en este caso por carencia de nutrientes, va a redistribuir el alimento, favoreciendo siempre la nutrición del cerebro y el corazón, restringiendo otros órganos que no considera vitales. Esto lo conocemos como crecimiento intrauterino retardado o restringuido (CIR) y consiste en un deficiente crecimiento del feto, es decir, es más pequeño para su edad gestacional y tendrá menor peso al nacer. Si valoramos el origen del fallo, podemos hablar de dos tipos de CIR: intrínseco —el problema se origina en el propio bebé— y extrínseco —el problema se origina fuera del propio bebé— y dentro de este, y resumiendo mucho, podemos diferenciar tres tipos:

— CIR simétrico o tipo I: por falta nutricional en la madre, alteraciones cromosómicas o infecciones.
— CIR asimétrico o tipo II: por fallos en placenta u otras patologías maternas.
— CIR mixto.

La descendencia de estas mujeres expuestas a la hambruna tuvo un impacto epigenético: tendencia a la obesidad y a cáncer de mama, y la explicación es sencilla. Cuando exponemos al organismo a situaciones extremas —ya sea nutricionalmente hablando, física o psíquicamente—, va a sufrir una adaptación a esa circunstancia, se intenta adaptar. Si la exposición es aguda, no debería tener secuelas muy relevantes, pero si es crónica, la adaptación será patológica, y en el caso de déficits de nutrientes intentará siempre priorizar alimentar el cerebro y el corazón, mantener las funciones vitales de alguna manera para que sigan funcionando. Ello tendrá consecuencias en otros órganos y entrará en un sistema de ahorro de energía; es decir, se consumirá lo mínimo para funcionar y todo lo que tengamos de más se llevará a formar grasa para almacenar. Es un mecanismo de supervivencia.

Esos niños expresaron sus genes de ahorro de energía para sobrevivir. Por eso, cuando volvieron a una alimentación normal, su tendencia fue reservar la energía por si acaso tenían carencia de alimentos; es decir, acumularla en la grasa es un fenómeno nutrigenético.

Parece ser que la conocida actriz Audrey Hepburn pasó su adolescencia en Países Bajos durante esos meses y esto le acarreó durante su vida adulta problemas como anemia, enfermedades respiratorias y su posterior depresión.

3

DISRUPTORES ENDOCRINOS: TÓXICOS EXTERNOS

Todas las sustancias son venenos,
no existe ninguna que no lo sea.
Solo la dosis hace el veneno.

PARACELSO

En 2013, el Programa de las Naciones Unidas para el Medio Ambiente (PNUMA), de la Organización Mundial de la Salud (OMS), publicó el informe «State of the Science of Endocrine Disrupting Chemical-EDSs», donde se actualizaba el conocimiento científico sobre los compuestos químicos conocidos como disruptores endocrinos. Su definición no deja indiferente a nadie, ya que son sustancias químicas que alteran el equilibrio hormonal y la regulación del desarrollo embrionario y fetal, y, por tanto, con potencial de provocar efectos adversos sobre la salud de un organismo y su descendencia.

Ya en la década de 1960, la bióloga estadounidense Rachel Carson, escribió un libro titulado *La primavera silenciosa,* intentando alertar a los gobiernos y a la población sobre los grandes riesgos que el desarrollo industrial con la formación cada día de nuevas sustancias químicas, a un ritmo sin precedentes, podía afectar a la salud humana y la salud del planeta en general.

Sus advertencias no fueron suficientes para llamar la atención de los políticos y la sociedad, y así cambiar el ritmo frenético de la industria. Sesenta años después de este aviso, estamos rodeados por unos ochenta mil productos químicos agrícolas e industriales, de los cuales alrededor de un 90 % no está del todo comprobada su seguridad para la salud humana, y numerosos residuos farmacéuticos contaminan nuestros suelos, aguas y hogares.

Existen datos escalofriantes que jamás hubiéramos pensado que pudiera ser una realidad:

— Hay más de mil quinientos aditivos que se usan para mejorar el sabor, conservación y apariencia de los alimentos.
— El río Segura, en un informe de la Universidad de Elche, ha revelado que los últimos treinta y cinco kilómetros contienen un nivel de cadmio que triplica el máximo autorizado por la OMS. El cadmio es un metal pesado que bloquea el zinc, el selenio, al magnesio y al sulfuro, aumentado el riesgo de neuropatía periférica.
— En Estados Unidos se ha encontrado que uno de cada ocho componentes de los más de ochenta mil productos de cuidado personal resultan tóxicos y cancerígenos.
— Cada día se introducen tres compuestos químicos nuevos, cerca de setecientos se añaden al agua potable.
— Se ha producido un incremento del 0,8 % anual de cáncer infantil.
— Uno de cada siete europeos es asmático.
— Está aumentado la infertilidad de las parejas y los espermatozoides de los varones están viéndose afectados de manera muy problemática en la actualidad, aumentando todos los nacidos bajo técnicas de reproducción asistida.

El gran problema, sin embargo, no es la enorme producción incontrolada de estas sustancias, sino la gran problemática surge cuando deben eliminarse; pongamos el ejemplo del plástico. Somos conocedores de islas en medio del océano formadas solo de botellas de este material, lo que ha llevado al reciclaje en nuestra ropa —poliéster y poliamidas—. Son plásticos reciclados, podríamos decir que nos encontramos en el siglo del plástico, esta en todos lados, miremos donde miremos.

Muchas publicaciones al respecto intentan mostrar este presente. No puedo dejar de mencionar a Barbara Demeneix y su libro, *Cóctel tóxico.* En él habla de cómo la exposición a estos disruptores endocrinos altera nuestra función endocrina, siendo los más sensibles a dicha exposición la glándula tiroides y los órganos reproductores. En el último medio siglo hemos visto cómo se ha acelerado la aparición de nuevos químicos para la agricultura, la industria y la higiene personal, y cómo cada vez estamos más rodeados de plásticos.

Los microplásticos son considerados ya un elemento más en la sangre. En España, más del 90 % de los niños orinan todos los días microplásticos y las placentas están cada vez más contaminadas por sustancias tóxicas, pero ¿nos hemos parado a pensar en algún momento las consecuencias futuras o el impacto real que toda esa contaminación ambiental y orgánica puede ocasionar?

Leer el libro de Barbara es muy abrumador. Explica también cómo durante años se han organizado multitud de reuniones con los gobiernos y autoridades para intentar concienciar sobre el daño presente y futuro de muchas sustancias que se generan todos los días, pero siempre acaban tomándose acciones tardías, a pesar de los constantes avisos. Nos deberíamos preguntar por qué cada vez tenemos más hipotiroidismo, más enfermedades autoinmunes, más cáncer infantil, alergias, enfermedades respiratorias, cáncer hormonodependiente en las mujeres y también en los varones —de cada cien mujeres con cáncer de mama, hay un hombre con esta patología—, más autismo y por qué el coeficiente intelectual de las nuevas generaciones es cada vez más bajo. Hay muchas preguntas, pero solo una respuesta, y esa quiero que la pienses con detalle y que por lo menos investigues o mires las etiquetas de los productos que utilizas o los alimentos que consumes. No te dejes engañar más con todo este sinfín de sustancias que han llegado supuestamente para hacerte la vida más cómoda, para poder comer más rápido o para oler mejor, o verte más guapa. Cuidado porque al final siempre habrá un peaje que deberás pagar cuando se abusa de la exposición a sustancias tóxicas.

Existen dos factores muy importantes cuando hablamos de disruptores endocrinos y el impacto que tienen en la salud. Me daré por satisfecha si los recuerdas e intentas aplicar en tu día a día. El primero es el principio de precaución; es decir, aunque no exista todavía una evidencia científica sobre una sustancia que puede sentarte mal, pero sí se conocen sus posibles efectos, trata de evitarla o por lo menos piensa dos veces si merece la pena consumirla.

El segundo es el efecto cóctel. Quizás el uso de una sola sustancia por separado no sea perjudicial para tu salud si la utilizas en cantidades pequeñas, pero el sumatorio de sustancias durante el día puede que sí lo sea, porque sumas todas las exposiciones a esos disruptores endocrinos, con el maquillaje que puede contener ftalatos, algunas cremas solares, los productos de higiene personal, la ropa que cada vez contiene más plásticos, el café de máquina que consumes al llegar al trabajo, la fruta o verdura que contiene pesticidas o insecticidas, el tampón o las compresas, los pañales de los niños, las toallitas de bebé... Podría seguir con una lista interminable de sustancias que contienen disruptores y a la que todos estamos expuestos diariamente.

Los disruptores endocrinos pueden acumularse en los tejidos, fundamentalmente en la grasa —estos no se eliminan por la orina y se llaman compuestos orgánicos persistentes— o pueden acceder al organismo y ser rápidamente eliminados —siendo pseudopersistentes—, formando parte de nuestra exposición tóxica interna diaria. El gran problema radica sobre todo en los bioacumulables en el tejido adiposo, ya que según la edad y el tamaño su exposición será mayor.

Existe otro problema llamado biomagnificación. No tenemos más que mirar cómo en el mundo animal las presas tendrán siempre menor concentración que los depredadores —más bajas concentraciones en organismos al principio de la cadena trófica y según se asciende en la línea jerárquica, mayores—. Por ello, no es difícil imaginar que el animal más contaminado del mundo será el más grande y el que más grasa tenga como la ballena.

Vivimos en una sociedad con tendencia al sobrepeso o la obesidad, cada vez más sedentaria y rodeada de alimentos procesados hipercalóricos y con sustancias que el hígado no puede eliminar —colorantes, aditivos, conservantes, fertilizantes, insecticidas—, y todo lo que nuestro gran laboratorio no pueda excretar por la orina o heces —como determinados disruptores endocrinos—, lo llevará a la grasa para intentar aislar el problema.

En la grasa se acumula mucha cantidad de endotoxinas —productos del metabolismo celular—, como hormonas, sobre todo estrona —un tipo de estrógeno— en la mujer, residuos bacterianos, nitrosaminas y exotoxinas —sustancias que ingerimos por aire, boca o piel—, como medicamentos, aditivos alimentarios, pesticidas, disolventes, metales pesados, xenobióticos y carcinógenos.

Detoxificación

Este término hace referencia al conjunto de procesos fisiológicos y psicológicos a través de los cuales el cuerpo identifica, neutraliza y elimina sustancias tóxicas, subproductos metabólicos y hábitos nocivos. Viviendo en un mundo más contaminado y estresante, los sistemas corporales se pueden ver sobrecargados por diversos contaminantes que podrían alterar nuestro estado de salud, por ejemplo:

- Antinutrientes, como los alimentos procesados, la fructosa de los siropes de maíz, agave, las grasas trans, la cafeína y el alcohol.
- Toxinas producidas por el metabolismo, como el nitrógeno, el dióxido de carbono, la bilis, la urea y los radicales libres.
- Medicamentos y fármacos.
- Metales pesados, como el mercurio, el arsénico y el plomo.
- Productos químicos, como pesticidas, herbicidas, plásticos, productos de limpieza, disolventes y pegamentos.
- Alérgenos, como determinados alimentos, moho como en los cacahuetes (la aflatoxina un potente carcinógeno conocido ya), polvo y polen.
- Bacterias patológicas, virus, hongos y parásitos.

No olvides que el estrés, la falta de tiempo personal y el descanso, las preocupaciones, el exceso de pantallas, la desconexión de la naturaleza y las emociones rumiantes negativas —ira, odio o desesperanza— también afectan a la salud y el bienestar. Como comentaba en líneas anteriores, el cuerpo y la mente tienen la capacidad de autorregularse para intentar mantener el equilibrio fisiológico, también llamado homeostasis. Se realiza a través de los principales sistemas que deben trabajar en sinergia: hígado y vesícula biliar, riñones, sistema digestivo, piel, pulmones, sistema linfático y circulatorio y la mente/cerebro.

Estos tóxicos se mantienen aislados en la grasa. Para poder ser eliminados, han de pasar antes por el hígado, que es el principal órgano de detoxificación y el responsable de eliminar los tóxicos en dos fases.

La primera, llamada de activación, debe transformar los tóxicos en sustancias hidrosolubles —solubles en agua—. Para ello, necesita un sistema enzimático —citocromo P450 o CYP450— y múltiples cofactores para funcionar correctamente, como son las vitaminas del grupo B (B2, B3, B6, B9, B12), magnesio, zinc, manganeso, molibdeno, cobre, cobalto, cromo, selenio, vitaminas C y E, carotenos, y demás. Se producirán sustancias oxidadas intermediarias que pueden ser más tóxicas y reactivas que sus precursoras, por eso es fundamental que la segunda fase comience rápido. Este sistema enzimático también puede ser regulado al alza o a la baja por diversos fármacos o factores estresantes —p. ej., alcohol, humo de cigarrillo, humo de carne carbonizada— y algunas plantas.

La segunda fase —llamada de conjugación— debe añadir un grupo funcional a esos metabolitos reactivos resultantes de la primera antes de que nos perjudiquen, inactivándolos al unirse con aminoácidos y péptidos como el ácido glucurónico, el glutatión y la glicina, o experimentar procesos de conjugación como la metilación, la sulfatación, la acetilación y la sulfoxidación. Esto formará complejos hidrosolubles, facilitando su excreción a través de la orina o las heces, el sudor o como vapor de agua por medio de los pulmones. Una buena y correcta hidratación es fundamental para apoyar la función. Esta conjugación consiste básicamente en la adición de un radical que modifica la molécula de cara a facilitar su excreción.

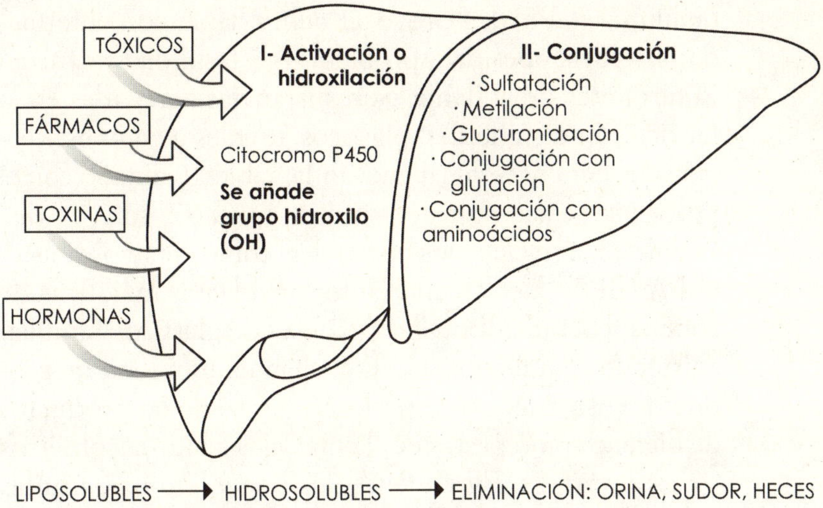

Fig. 3. Fases de la destoxificación hepática.

Estructura molecular y fuentes de exposición

Los disruptores endocrinos se pueden dividir tanto por su estructura molecular como por las fuentes de exposición:

- Metales pesados (mercurio, cadmio, plomo o arsénico). Están en el medio ambiente y se pueden acumular en los animales, sobre todo en pescados como el atún, el pez espada, el tiburón o los crustáceos.
- Plaguicidas. Por ejemplo, el DDT (diclorodifeniltricloroetano), prohibido desde los años setenta. Se bioacumula en la grasa de los animales. Fue usado como insecticida en las cosechas agrícolas. Los más utilizados en la actualidad son los organofosforados.
- Sustancias perfluoroalquiladas y polifluoroalquiladas (PFAS). Existen más de cuatro mil setecientos agentes químicos sintéticos, conocidos como químicos eternos

por su larga duración en el medio ambiente y en los seres humanos. Se encuentran en materiales de envasado de comida, en sartenes y ollas antiadherentes y en productos de limpieza. Pueden provocar daños hepáticos, enfermedad tiroidea, obesidad, problemas de fertilidad y cáncer.

— Retardantes de la llama. Son sustancias agregadas en la fabricación de muebles, plásticos, textiles o equipos electrónicos para hacerlos menos inflamables. Cuidado con el polvo que se acumula debajo de la cama o el sofá.

— Fenoles. Entre ellos, los bisfenoles, como el famoso bisfenol A (BPA), oculto en el interior de latas metálicas de comida y bebidas, botellas y táperes de plástico. También existen los parabenos, que se hallan en infinidad de productos cosméticos; y el triclosán, utilizado en productos de higiene como pastas de dientes, geles hidroalcohólicos y desodorantes. Finalmente, las benzofenonas, usadas como filtros de rayos ultravioleta en la mayoría de las cremas solares y en maquillajes.

— Ftalatos, ampliamente empleados en cosmética, perfumes, pinturas, y en la fabricación de envases de plástico. Se ha comprobado que calentar los envases de plástico hace migrar los ftalatos a la comida y comer en sitios de comida rápida también los aumenta.

4

Conexión de los disruptores endocrinos y el sistema hormonal

Convertid un árbol en leña y arderá para vosotros,
pero no producirá flores ni frutos para vuestros hijos.

Rabindranath Tagore

Los disruptores endocrinos no solo van a interferir en las hormonas sexuales, como los xenoestrógenos —estrógenos extraños—, lo que puede incrementar el riesgo de cáncer de mama, cambios en la menstruación en las niñas y adelantar la pubertad, también interferir en el metabolismo —afectando a la función del tiroides—, aumentar el riesgo de diabetes —y con ello nuestra predisposición a engordar— e incluso alterar la microbiota, generando disbiosis intestinal, afectando la digestión y la absorción de nutrientes.

No podemos decir ahora que no entendemos cómo las mujeres en los últimos quince o veinte años tenemos tantos trastornos hormonales cuando la evidencia científica —con miles de estudios al respecto— ha intentado avisarnos. La carga tóxica que sufrimos es importante y es uno de los factores que condicionará nuestra salud hormonal a través de diversas patologías.

Vida cotidiana alterada

Cambios en la menstruación

Muchos de estos disruptores simulan la actividad estrogénica, aumentando la capa mucosa dentro del útero —llamada endometrio—, que es la que se descama todos los meses de manera cíclica. Si tenemos mayor estímulo estrogénico, tendremos una mayor cantidad de regla y más dolor debido a la mayor contractilidad uterina y a la cantidad de coágulos.

Una revisión bibliográfica en 2024 sobre quince artículos publicados en los últimos diez años para determinar la exposición a sustancias químicas ambientales presentes en los productos menstruales —tampones y compresas—, asumiendo que una mujer desde la menarquia hasta la menopausia puede llegar a utilizar unos once mil productos menstruales, y que tanto la vagina como la vulva son tejidos altamente permeables —y que estas sustancias llegan a la sangre saltándose el primer paso hepático; es decir, pueden tener acción sin haber pasado previamente por el hígado—, encontró en estos multitud de sustancias como ftalatos, compuestos orgánicos volátiles, parabenos, dioxinas, fenoles ambientales, fragancias químicas y compuestos similares a las dioxinas. Y concluyó que contenían niveles mensurables de diversos disruptores endocrinos, reflejo de una vía de exposición potencialmente importante a sustancias que podrían afectar la salud reproductiva de las mujeres. Harían falta, además, otros estudios sobre las copas menstruales y la ropa interior o braga menstrual, no incluidas en estas investigaciones.

Hago una aclaración sobre las copas menstruales también —inventada en 1937 por Leona Chalmers—. Son más respetuosas con el medio ambiente y reutilizables porque pueden durar varios años, pero todo lo que tenga color tendrá un aditivo adicional. Intenta que sean transparentes, pueden ser de silicona o TPE —elastómero termoplástico—. Una revisión del Consejo Danés del Consumidor THINK Chemicals aconsejó a las usuarias que siguieran cuidadosamente las pautas de los fabricantes y que hirvieran los productos antes de su primer uso, y siempre antes de volver a utilizar el producto. Durante el calentamiento, se liberará una gran parte de los compuestos volátiles que pueden contener los productos de silicona.

Pubertad precoz

Hay dos factores importantes identificados como causantes de la pubertad precoz y son la obesidad infantil y la exposición a disruptores endocrinos, ambos relacionados entre sí.

En la última década se han publicado artículos que valoran la relación entre los ftalatos, los PCB —pesticidas—, el plomo y el bisfenol A y la pubertad precoz en las niñas.

Endometriosis

Las mujeres con mayor carga de ftalatos tienen el doble de probabilidades de sufrir endometriosis, igual que con la exposición al BPA. También se ha demostrado que no solo es más frecuente, sino más grave en aquellas con mayor depósito corporal de DDT —productos organoclorados— y de dioxinas.

Fertilidad

Se ha demostrado la asociación de los disruptores endocrinos, como los ftalatos o los retardantes de la llama, con la infertilidad no solo femenina, también masculina, aumentando la probabilidad por tres en las personas expuestas a tóxicos ambientales.

El bisfenol A se ha relacionado también con los abortos, una disminución de la calidad de los óvulos y el impacto en la salud embrionaria.

Existe una vinculación entre la exposición a los pesticidas y la disminución de los parámetros espermáticos, en particular la motilidad espermática y la integridad del ADN espermático. Tras treinta años de creciente evidencia, es necesario tomar medidas para reducir los riesgos de los pesticidas para la función testicular y la fertilidad masculina.

Síndrome del ovario poliquístico (SOP)

Se cree que los disruptores son estimulantes de la testosterona, crean desequilibrios entre los estrógenos, la progesterona y la testosterona, aumentando el riesgo de resistencia a la insulina.

Entre enero de 2007 y octubre de 2022 se llevaron a cabo investigaciones sobre disruptores endocrinos relacionados con este síndrome, y evaluaron su asociación con bisfenoles, parabenos y triclosán. La mayoría de los estudios revelaron niveles plasmáticos, urinarios o de líquido folicular significativamente más altos de bisfenol A (BPA) en mujeres con SOP, y algunos mostraron una correlación positiva de BPA con resistencia a la insulina, morfología poliquística en la ecografía, esteatosis hepática, niveles de bilirrubina, así como índice de andrógenos libres, niveles séricos de androstenediona y testosterona, y marcadores de inflamación crónica de bajo grado. Por tanto, se comprobó la vinculación del bisfenol A con el SOP y sus efectos negativos en los ovarios.

Problemas de tiroides

Existen disruptores que compiten con el yodo, impidiendo su entrada en la célula tiroidea —donde es necesario para la formación de estas hormonas—, alteran la forma y la función de la glándula, inhiben la capacidad de convertir la hormona T4 menos activa en T3 activa, impiden el transporte y bloquean la unión de la hormona tiroidea activa con su receptor. Ello deriva en problemas de hipotiroidismo, una gran epidemia que asola nuestro mundo moderno, pero tratamos solo con hormona tiroidea a quien lo padece y no damos recomendaciones para evitar estos tóxicos.

En 2011, la Universidad de Michigan llevó a cabo uno de los estudios más grandes sobre el impacto del bisfenol A y los compuestos polibromados (PBB) con la función tiroidea, y se demostró que una exposición de un 20 % más alta de ellos disminuía un 10 % las hormonas tiroideas. Para entender esto, debemos saber que la hormona tiroidea activa es la T3 y para eso una enzima llamada desyodasa debe quitar un átomo de yodo a la T4 y así activarla, pasando a T3.

Las hormonas tiroideas contienen yodo mientras que los compuestos polibromados contienen bromo, y se añaden a los plásticos para hacerlos menos inflamables. La estructura de los polibromados y la hormona tiroidea es muy similar, por lo que estas enzimas, en presencia de estas sustancias, se confundirán y en vez de quitar un átomo de yodo a la T4, se van a distraer quitando bromos a los PBB y así no se activará la hormona tiroidea, produciendo un hipotiroidismo.

En España, cada año más de setecientas mil personas son diagnosticadas de hipotiroidismo, lo que representa un 2 % de la población, al que hay que añadir un 1,3 % adicional que aún no ha sido diagnosticada. La hormona tiroidea ya es el medicamento más prescrito en el mundo. Esto nos tendría que hacer pensar que realmente algo está pasando. El hipotiroidismo no es una lotería.

Pero las hormonas tiroideas no solo tienen una función metabólica importante, sino que durante el embarazo su déficit podría generar problemas de bajo coeficiente intelectual en los recién nacidos. Por tanto, es fundamental para el desarrollo cerebral en los animales vertebrados, ya que su deficiencia puede provocar cretinismo —una condición caracterizada por retraso mental y enanismo—.

MITO

La sal marina no es una fuente de yodo. Esto es totalmente erróneo. El yodo es una molécula volátil que durante el proceso de desalinización se evapora junto con el agua, por eso la sal marina no contiene yodo, se debe aportar de otra manera, con sal yodada o con agua de mar.

Al pensar en sal, he recordado a un amigo, Sergio Mejías, cardiólogo. La última vez que lo vi éramos ponentes de un congreso y nos comentó cómo la restricción de la sal en la personas hipertensas genera disminución del ácido clorhídrico del estómago; es decir, disminución de acidez por déficit de la ingesta de cloro, ya que la sal es cloruro sódico y al restringir su uso, también disminuimos el consumo de cloro.

Miomas

Los disruptores endocrinos, al alterar el metabolismo, se acumulan en la grasa y pueden favorecer la tendencia a engordar —obesogénicos—. Por eso, las mujeres con mayor depósito graso tenemos más cantidad de estrógenos, porque en la grasa se genera la estrona, hormona que puede hacer crecer los miomas.

Los miomas crecen sobre todo en perimenopausia. El gluten —o proteína activa en el trigo, centeno y la cebada— reduce la actividad de la isoenzima 3A4 del citocromo P450, disminuyendo el metabolismo de los estrógenos y devolviéndolos así a la circulación sistémica para que continúen realizando su efecto.

Síndrome metabólico

Los disruptores desencadenan cambios en las células que incrementan la grasa, la resistencia a la insulina y la diabetes, además de alterar las mitocondrias, que son las encargadas de la producción energética por parte de la célula. La presencia de estas sustancias puede aumentar el riesgo de síndrome metabólico cinco veces y el de diabetes, hasta treinta y ocho veces.

Menopausia precoz

Las mujeres con exposición a disruptores tienen seis veces más probabilidades de que se adelante su menopausia. Aunque no parezca importante que se adelante, hay que tener en cuenta que con cada año de menopausia aumenta el riesgo cardiovascular, y se puede asociar a demencia y osteoporosis. Por ello, en estos casos se recomienda la terapia hormonal para sustituir a esas hormonas que deberían estar en edades jóvenes por debajo de los cuarenta años.

Para concluir el capítulo, te dejo un metanálisis más amplio sobre los efectos de la exposición a sustancias químicas asociadas a los plásticos para las siguientes categorías de resultados de salud en humanos: al nacer, reproductivo infantil y adulto, endocrino, neurodesarrollo infantil, nutricional, circulatorio, respiratorio, relacionado con la piel y cánceres.

— El bisfenol A se asocia con una disminución de la distancia anogenital en bebés, diabetes tipo 2 (DT2) en adultos, resistencia a la insulina en niños y adultos, síndrome de ovario poliquístico, obesidad e hipertensión en niños y adultos.
— Los ftalatos están relacionados con la pérdida espontánea del embarazo, la disminución de la distancia anogenital en los niños, la resistencia a la insulina en niños y adultos, la disminución del peso al nacer, la diabetes tipo 2 en adultos, la pubertad precoz en las niñas, la reducción de la calidad del esperma, la endometriosis, el desarrollo cognitivo adverso y la pérdida del coeficiente intelectual (CI), el desarrollo psicomotor y motor fino adverso y la presión arterial elevada en los niños y el asma en los niños y los adultos.
— Bifenilos policlorados (PCB), éteres de difenilo polibromados (PBDE), se relacionan con diabetes tipo 2 en adultos, endometriosis, bronquitis en lactantes, enfermedades cardiovasculares (ECV), linfoma no Hodgkin (LNH) y cáncer de mama. En poblaciones intoxicadas con PCB, la exposición se vincula con mortalidad general, mortalidad por enfermedad hepática (hombres), ECV (hombres y mujeres) y varios tipos de cáncer.
— PFAS. Se asocian con cambios en la función tiroidea. Existe una clara relación entre la exposición a PFAS con un aumento del índice de masa corporal (IMC) y sobrepeso en niños, trastorno por déficit de atención e hiperactividad (TDAH) en niñas y rinitis alérgica.

5

Vías de detoxificación hepática de estrógenos

El deseo de sanarse
ha sido siempre la mitad de la salud.

Séneca

La genética influye

Hablemos de la palabra «detoxificar», un término muy peculiar y muy de moda que ha sustituido a nuestros «desintoxicar» o «deshabituar», y que no es más que la acción del cuerpo cuando intenta liberarse de toda la suciedad o restos del metabolismo o sustancias que ingerimos —tóxicos, medicamentos— mediante los sistemas de eliminación: respiración, heces, orina y sudor. Estos sistemas son procesos fisiológicos que realizamos cada segundo para eliminar los desechos. El problema se produce cuando ingresamos demasiada toxicidad y los sistemas se saturan. Si esto ocurre, aumentamos nuestra carga tóxica —se acumula en la grasa—, y el organismo trabajará más agotado por la alta carga tóxica o se atascará porque no puede gestionar tanta suciedad. Aquí es cuando empiezan a aparecer los síntomas de atasco, ya sea con reglas abundantes o dolorosas, eccemas cutáneos, picores, cefaleas/ migrañas, cansancio, etc.

El hígado es el órgano responsable que se encarga de eliminar tanto las sustancias extrañas —xenobióticos, tóxicos, medicamentos— como los derivados del metabolismo celular —toxinas, hormonas— en productos menos dañinos y solubles en agua para ser excretados por la bilis, la orina y las heces. Es vital para nuestra salud que la función hepática esté preservada y podamos convertir esas sustancias en productos menos perjudiciales y así expulsarlos correctamente. Podemos pensar en él como una planta de gestión de residuos orgánicos; ahí es donde se decide lo que absorbemos y lo que vamos a desechar.

Quiero centrarme ahora en la manera que metabolizamos las hormonas sexuales, sobre todo los estrógenos, porque son los grandes responsables de la mayoría de las enfermedades ginecológicas o de tumores hormonodependientes, y en esta parte la genética influye y tiene mucho que aportar, porque podemos heredar lo que llamamos polimorfismos de un solo nucleótido —SNP, por sus siglas en inglés—, que van a afectar la forma de detoxificar en el hígado al modificar la acción del sistema enzimático, haciendo el proceso más rápido o más lento o directamente bloqueando una vía saludable por una más lesiva; es decir, si se altera el metabolismo, se tenderá a acumular más basura. Por ejemplo, si todo se acelera, determinados medicamentos no podrán ejercer la función requerida porque serán eliminados más rápidamente.

Se estima que hasta un 30-50 % de las embarazadas pueden tener la mutación C677T del gen MTHFR, lo que hace que la vitamina B9 o ácido fólico no se pueda transformar en su forma activa y cumplir con su acción beneficiosa. Este polimorfismo suele ser asintomático hasta que la mujer se queda embarazada.

Se sabe de la importancia de tomar cuatrocientos microgramos de ácido fólico dos meses antes del embarazo y durante el mismo para evitar problemas en el sistema nervioso del bebé, como la espina bífida. Si la mujer presenta esta mutación, el ácido fólico no podrá pasar al folato activo o metilfolato, no ejercerá su acción protectora y se acumulará la homocisteína, vinculada a defectos en el desarrollo embrionario —labio leporino, paladar hendido, malformaciones cardiacas, defectos del tubo neural y abortos— y a problemas serios como desprendimientos de la placenta, crecimientos intrauterinos restringidos, preeclampsia o muerte intrauterina, entre otros.

El ácido fólico ha de activarse en el llamado ciclo de la metilación, y tiene una gran importancia como vía bioquímica responsable de influir en procesos biológicos críticos, incluyendo el sistema inmune, la síntesis de ADN, la producción de energía y la desintoxicación. Para que esta metilación funcione de forma correcta, se necesitan las vitaminas B6, B9 y B12 y magnesio, y para ello el ácido fólico, si presenta el polimorfismo, se debe ingerir como folato activo y no solo como ácido fólico.

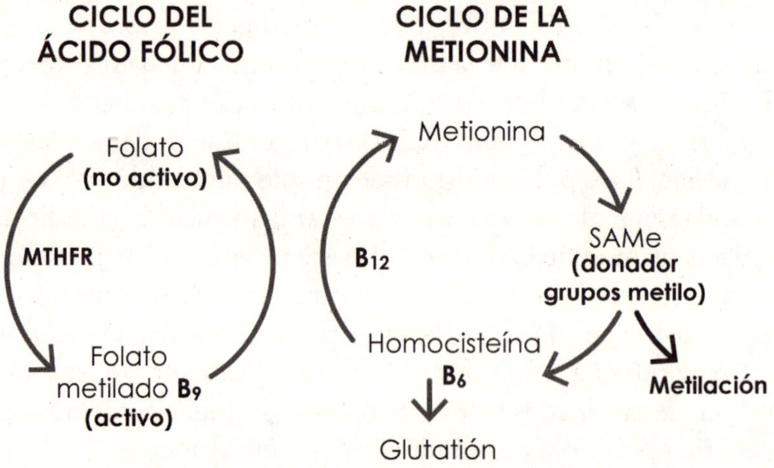

Fig. 4. El ciclo de la metilación.

> **Consejo**
>
> Si estás embarazada, recuerda que tu ácido fólico debe estar metilado. Es la forma de asegurarte de obtener todos los beneficios de esta vitamina tan importante si tuvieras esta mutación.

Quiero hablar ahora de la importancia de eliminar los estrógenos después de haber cumplido su función y evaluar, a continuación, el riesgo de patologías asociadas —cáncer de mama, trombosis—. Así podremos dar pautas individualizadas de prevención, ya que es muy importante para poder prescribir terapias hormonales, incluyendo anticonceptivos y terapia hormonal en la mujer menopáusica.

El metabolismo de los estrógenos se realiza en dos fases:

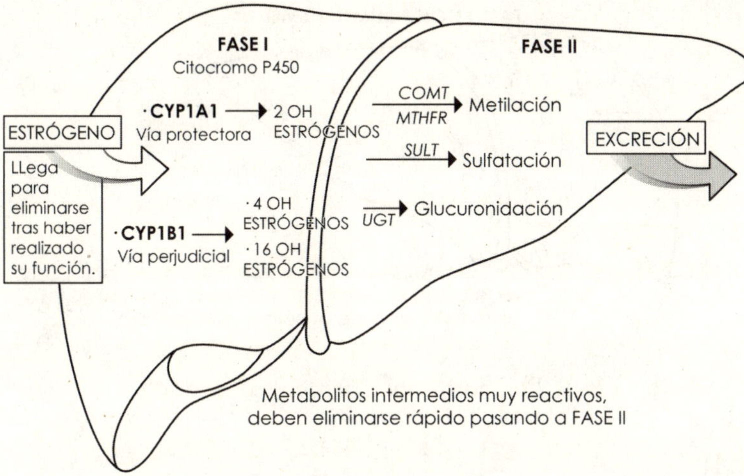

Fig. 5. Las fases de detoxificación de estrógenos.

Fase I

Como comenté en páginas anteriores, durante la primera fase de detoxificación hepática se convierte la sustancia que debe desecharse en soluble en agua —hidrosoluble—, generando unos metabolitos intermedios. Para ello, al llegar los estrógenos se hidroxilan en tres posibles metabolitos a través de dos citocromos P450 (CYP1A1 y CYP1B1) en 2-hidroxiestrógeno (2-OH-E), 4-hidroxiestrógeno (4-OH-E) y 16-hidroxiestrógeno (16-OH-E). Pero de estos, solo uno de ellos (2-OH-E) es protector; los otros dos son peligrosos y deben eliminarse rápidamente.

Aquí los problemas pueden surgir cuando estos metabolitos estrogénicos se acumulan en esta primera fase, bien porque no pueden pasar a la segunda —porque existe algún bloqueo—, bien porque hay un exceso de los perjudiciales 4-OH o 16-OH estrógenos, porque el CYP1A1 o el CYP1B1 presentan un polimorfismo que aumenta la producción de 4-OH o 16-OH estrógenos —normalmente se bloquea el CYP1A1 y se acelera el CYP1B1—.

Así es como su acumulación puede tener consecuencias como exceso de sangrados, endometriosis, fibromas en las mamas, miomas en el útero, carcinomas de mama o de endometrio y un sinfín más de problemas derivados del exceso de estímulo estrogénico.

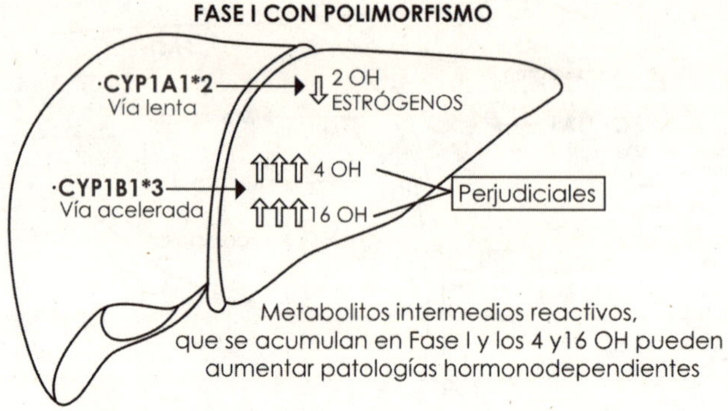

Fig. 6. Polimorfismos genéticos en la Fase I.

Fase II

Una vez producidos los metabolitos, seguirán su camino para ser eliminados a través de la orina o las heces por los siguientes procesos:

Metilación

Existen dos enzimas fundamentales para realizar esta función: la COMT y la MTHFR. A través de esta vía se eliminan los 2-OH y 4-OH estrógenos, la histamina y las hormonas del estrés. Como ya he comentado, para una correcta metilación debe asegurarse un aporte suficiente de vitaminas B6, B9 y B12. Los 2-OH y 4-OH son eliminados, como vía principal, por metilación mediante la enzima COMT. La función de esta es añadir un grupo metilo a los estrógenos, en este caso convirtiéndolos en metoxiestrógenos.

Para que pueda realizar correctamente su función, necesita de grupos metilo, y en este proceso la enzima MTHFR es una de las principales implicadas en generarlos. En caso de no metilar bien, se producirán quinonas, que provocan daño al ADN.

Sulfatación y glucuronidación

El último paso fundamental en el catabolismo de los estrógenos es la conjugación con sulfato —sulfatación— o ácido glucurónico —glucuronidación—. La enzima implicada en la sulfatación es la SULT1A1 mientras que la glucuronidación se da, sobre todo, por la UGT2B7. Estas enzimas pueden conjugar los estrógenos, generando unos compuestos fácilmente eliminables por la orina y las heces.

Conjugación con glutatión

Se encarga la enzima glutatión S-transferasa (GST), muy importante para eliminar metales pesados, tóxicos y carcinógenos.

Las analíticas convencionales de sangre —pruebas AST y ALT—, a pesar de que son excelentes indicadores del daño celular del hígado, no permiten evaluar los errores en la detoxificación hepática de la fase I y la fase II. En cambio, con los metabolitos estrogénicos en la orina, sí podemos comprobar cómo está funcionando este órgano, si está acumulando muchos productos tóxicos o metabolitos más reactivos que pueden incrementar los problemas.

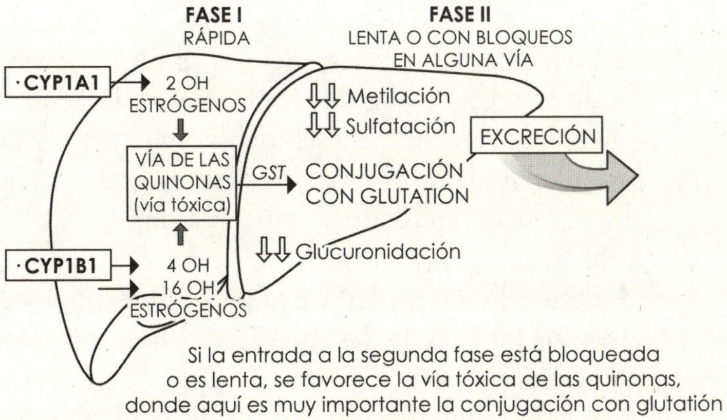

Fig. 7. Fase II de la detoxificación de estrógenos.

Microbiota intestinal

Es importante también cuidar la microbiota intestinal, ya que contiene lo que llamamos estroboloma, conjunto de bacterias intestinales con capacidad de metabolizar y descomponer los estrógenos.

Los estrógenos que ya han pasado por el hígado y están conjugados llegan al intestino para eliminarse por las heces. Si esa microbiota está en disbiosis, aumentará una enzima llamada B-glucuronidasa, que va a romper esa conjugación y dejará los estrógenos libres, que pueden volver a la circulación sanguínea y así realizar de nuevo su función. De esta forma tendremos más estrógenos, siendo aquellos que deberían haberse eliminado por las heces devueltos a estimular otra vez los receptores de estrógenos.

Aunque es un tema difícil de entender, es de vital importancia en mi práctica clínica saber cómo están hidroxilando o conjugando las pacientes antes de administrarles tratamientos hormonales, sobre todo en la menopausia o en mujeres con cáncer de mama, endometriosis o miomas.

Las siguientes medidas son las recomendadas para aumentar los metabolitos saludables (2-OH estrógenos) y disminuir los perjudiciales (4-OH y 16-OH estrógenos):

- Reducir la inflamación y mejorar el estilo de vida, realizando ejercicio, evitando el sobrepeso y la obesidad.
- Llevar una alimentación saludable, evitando los alimentos proinflamatorios (procesados ricos en grasas trans, fritos, chips, *snacks,* margarinas, azúcares simples, bollería, lácteos, maíz, soja), y el exceso de estrés.
- Mantener la integridad de la pared intestinal y evitar la disbiosis intestinal y las infecciones fúngicas intestinales tipo cándidas.
- Seguir una alimentación rica en antioxidantes: vitaminas A, C y E, carotenoides, selenio, licopeno, flavonoides o suplementos que neutralicen las quinonas producidas por esta vía como resveratrol o selenio.

También puede ser necesario ingerir sustancias que reduzcan la actividad de CYP1B1 y potencien la detoxificación, por ejemplo:

Resveratrol

Es un polifenol, un potente antioxidante que se encuentra en la piel de las uvas, las bayas y algunos frutos secos. Neutraliza los radicales libres, moléculas inestables que pueden dañar las células del cuerpo.

Existe la teoría de la paradoja francesa, propuesta por Serge Renaud en la década de 1990, que sugiere que los franceses, a pesar de sus dietas ricas en grasas, tienen una menor incidencia de enfermedades del corazón debido a la ingesta moderada de vinos rojos ricos en resveratrol y otros polifenoles. Su forma activa es el trans resveratrol, y en un estudio llevado a cabo en 2008 se desvelaba la gran capacidad anticancerígena del mismo por su acción inhibidora del CYP1B1. Hay que tener cuidado en pacientes con anticoagulantes.

Diindolilmetano (DIM)

Derivado del indol-3-carbinol (I3C), sulforafano —extractos del brócoli—, inhibe la vía de formación de los 16-OH-E y 4-OH-E, por lo que va a favorecer la vía protectora de 2-OH-E.

El I3C debe transformarse en el medio ácido del estómago a su metabolito activo DIM, y su principal función será aumentar la vía de producción de metabolitos de estrógenos saludables (2-OH estrógenos). Así, cualquier tratamiento que disminuya la acidez del estómago podrá disminuir la activación de esta molécula. Se utiliza en las patologías con exceso de estrógenos como la endometriosis, el dolor de mamas, el síndrome premenstrual o los miomas.

Vitaminas del grupo B

Especialmente, el folato (B9) y la cobalamina (B12), importantes para el ciclo de la metilación, con la vitamina B6, necesaria para la producción de glutatión y para mejorar la ovulación y la fertilidad.

Vitamina C

Una suplementación de unos quinientos miligramos al día es capaz de incrementar los niveles de glutatión —tripéptido compuesto por glutamato, cisteína y glicina—, en los glóbulos rojos hasta en un 50 %.

Glicina

Aminoácido fundamental en la producción de glutatión. Mejora el sueño, el cansancio, es importante para la síntesis de colágeno y regula el azúcar en sangre.

Raíz de regaliz (*Glycyrrhiza glabra*)

Ayuda a la detoxificación hepática; sin embargo, su consumo está contraindicado en embarazadas, hipertensos, diabéticos y pacientes con problemas renales.

Lignanos (semillas de lino)

Se ha evidenciado su acción protectora de 30-70 nanomoles por litro de lignanos frente al cáncer de mama. También se ha visto que pueden contribuir a reducir la reactivación de los estrógenos de las bacterias del estroboloma gracias a su contenido en fibra insoluble.

Ácidos grasos poliinsaturados omega 3

No quiero extenderme mucho aquí porque volveré sobre ellos más adelante, pero en resumen: alivian el dolor —ya sea menstrual o del síndrome premenstrual—, mejoran la salud hormonal durante la menstruación y menopausia, contribuyen positivamente al estado de ánimo, a la salud cardiovascular y a la ocular. Además, tienen potentes efectos antiinflamatorios, pueden regular el colesterol, los triglicéridos e incluso mejorar la tensión arterial. Y también son beneficiosos para el hígado graso no alcohólico y la detoxificación hepática.

POLIFENOLES DEL TÉ VERDE

El Cancer Center de Minnesota realizó un metanálisis de trece publicaciones de ocho países y concluyó que el consumo de té verde se podía relacionar con un menor riesgo de cáncer de mama.

De los polifenoles del té verde, el más activo es la epigalocatequina-galato, que se metaboliza por la enzima COMT. Dentro de los efectos beneficiosos de tomar té verde puede ser mejorar la función de la enzima COMT, fundamental para la metilación hepática. No obstante, se recomienda la suplementación en cápsulas porque necesitaríamos ocho tazas de té para llegar a este efecto beneficioso.

CARDO MARIANO

Protege y cura las células hepáticas, aumenta el glutatión y apoya las fases I y II de la desintoxicación del hígado.

CÚRCUMA

Favorece la actividad de las enzimas de la fase II hepática como la GST, con efecto protector contra el cáncer. Es un buen remedio para la permeabilidad intestinal, un gran antiinflamatorio y se utiliza para ayudar a reducir la ansiedad. No se recomienda su uso en mujeres que toman tamoxifeno, ya que el tratamiento conjunto con curcumina podría reducir las concentraciones de endoxifeno —metabolito activo del tamoxifeno por debajo del umbral de eficacia (potencialmente entre el 20 % y el 40 % de los pacientes)—.

N-ACETILCISTEÍNA (NAC)

Como precursora del glutatión, contribuye a fortalecer el sistema de defensa antioxidante del organismo. El glutatión, principal antioxidante intracelular, neutraliza los radicales libres y, por tanto, protege las células frente al estrés oxidativo.

Ácido alfa lipoico

Es un potente antioxidante. Puede neutralizar los radicales libres en diferentes partes del cuerpo y contrarrestar el estrés oxidativo en las células. Su forma más activa, el R-lipoico, juega un papel importante en el metabolismo energético en la mitocondria. Ayuda a eliminar metales pesados y a mejorar la función de detoxificación. Tiene una acción protectora nerviosa, sobre todo para reducir los síntomas de neuropatías y regular la glucemia en personas diabéticas.

Extracto de corteza de pino marítimo francés

Reduce la inflamación, mejora la sensibilidad a la insulina, protege las células del estrés oxidativo y fortalece la integridad de las membranas celulares. Contiene procianidinas y se encuentra en el cacao, el té, los frutos secos y las bayas.

Pruebas para personalizar la salud hormonal

Test de metabolitos estrogénicos en orina

Es una prueba muy sencilla que se realiza con una muestra de orina. Se valoran los 2-OH, 4-OH y 16-OH, los hidroxi —primera fase— y los metoxiderivados —segunda fase—. De esta forma se puede evaluar la probabilidad de desarrollar un cáncer hormonodependiente, osteoporosis y también para personalizar los tratamientos hormonales en la menopausia o incluso poder entender mejor los síntomas de la menopausia.

Antes de administrar cualquier tratamiento hormonal, sobre todo en la menopausia, conviene valorarlo, ya que lógicamente existen riesgos. A esta edad quizás no tengamos tantos beneficios como pensamos por la mayor carga tóxica —el sistema inmune está más debilitado que en nuestra juventud y los sistemas antioxidantes son más lentos—. Aunque, en general, el 70 % de las mujeres lo podrán recibir sin complicación alguna; un 20 % solo lo podrán hacer si instauran modificaciones en su estilo de vida y apoyamos la detoxificación hepática; y un 10 % no lo podrán recibir porque el semáforo va a estar en rojo.

Test genético (estudia los polimorfismos en el metabolismo de estrógenos)

Es importante para conocer el efecto y metabolismo de los estrógenos y predecir patologías asociadas como tumores hormonodependientes o trombosis, y así instaurar pautas de prevención específicas de manera individualizada. Los test de metabolitos en orina reflejan un efecto puntual del momento, en tanto que los estudios genéticos reflejan el estado permanente de la mujer sobre el metabolismo de estrógenos ligado a su genética.

Son una gran ayuda antes de utilizar terapias hormonales de la menopausia, anticonceptivos o antes de la estimulación ovárica. El único objetivo es prevenir un problema mayor en un futuro cercano, averiguando los riesgos y anticipándonos con tratamientos o medidas previas para desbloquear o estimular las vías más protectoras como la del CYP1A1, que genera los metabolitos 2-OH-E.

Te quiero contar el caso de Daniela, que llegó a mi consulta para el seguimiento de sus tres embarazos y continuó viniendo para sus revisiones anuales. Su abuela materna tuvo cáncer de mama; su padre, infarto cerebral y su madre, diabetes mellitus.

> Daniela, de cuarenta y cinco años, sufría constantemente de sangrados abundantes, dolor con la regla, cefaleas y cansancio. Además, de intolerancias alimenticias, alergias varias y determinados tratamientos le sentaban mal. En las revisiones, su endometrio siempre estaba cerca del límite de los quince milímetros para mujeres premenopaúsicas. Realizamos varios tratamientos de apoyo a la detoxificación hepática, pero al dejarlos, el sangrado continuaba siendo abundante, hasta que le propuse realizar un test de metabolitos estrogénicos en orina. Y el resultado fue el siguiente: los metabolitos saludables 2-OH-E eran bajos y los 4-OH y 16-OH, altos, con un cociente 2-OH/16-OH menor de 2, esto significaba un mayor riesgo de tumores hormonodependientes, como el de mama.

Ante esta información, le recomendé un test genético para estudiar los polimorfismos hepáticos, ver exactamente dónde estaba el fallo y valorar si con la suplementación adecuada, podíamos mejorar ese metabolismo estrogénico. Lo que me encontré fue realmente sorprendente: riesgo muy aumentado de padecer eventos trombóticos. No debía recibir anticonceptivos hormonales, ni terapia hormonal en la menopausia ni diu hormonal. Además, había que valorar la anticoagulación profiláctica en cirugías o en situaciones de reposo, embarazos o viajes largos. Daniela presentaba una segunda fase hepática completamente deficiente; no podía metilar, ni sulfatar ni conjugar con glutatión de manera correcta, por ello, aun con una primera fase normal, no tenía suficiente capacidad para terminar de conjugar los estrógenos para poder eliminarlos del organismo. Así que se acumulaban en la primera fase y en una vía intermedia muy tóxica llamada vía de las quinonas, aumentando el riesgo de tumores hormonodependientes, los riesgos de endometriosis, miomas, fibromas en mama, sangrados abundantes y dolor de regla.

Insisto: no todas las mujeres pueden recibir hormonas sintéticas o bioidénticas, y este es un claro ejemplo de ello. Tras el tratamiento con la suplementación adecuada, entre la que destacaría el resveratrol, el sulforafano, omega 3, magnesio, vitamina D y vitaminas del grupo B ya metiladas, conseguimos disminuir el dolor y, por supuesto, controlar el sangrado excesivo durante sus ciclos, no solo mejorando la eliminación correcta de los estrógenos, sino eliminando mejor también los tóxicos, la histamina y otros metabolitos o medicamentos que pasan por las mismas vías que epigenéticamente controlamos con el estilo de vida —alimentación antiinflamatoria y ejercicio— y la suplementación.

Los mil primeros días

En 2017, el director ejecutivo de UNICEF, Anthony Lake, presentó un nuevo programa llamado «One thousand days» en el que explicaba que esos primeros mil días del ser humano —desde la concepción hasta que el niño cumple los dos años de vida— es un momento lo suficientemente crítico como para tener un impacto en el futuro de esa persona y condicionar no solo su vida, también la de toda la población.

Según Lake, los estímulos positivos, la nutrición adecuada, la protección frente a la violencia y a la contaminación ambiental modulan el cerebro del niño, condicionan su futuro y a su vez determinan el de su país y el de todo el planeta.

Parece que no importa que año tras año el coeficiente intelectual de nuestros hijos sea cada vez más bajo, y que los trastornos del espectro autista y los problemas de déficit de atención llenen las consultas de los pediatras. Algo ha cambiado en la población que nos concierne a todos, por eso estos mil primeros días de vida son especialmente sensibles, pues el cerebro de ese niño puede activar y desactivar mil conexiones neuronales cada segundo. Al cumplir los tres años, su cerebro tiene el doble de actividad que el de un adulto y sus conexiones neuronales ya han construido su futuro, y por mucho que intentemos subsanar el problema con psicólogos o neuropediatras, ya se habrá instaurado y nosotros no seremos conscientes porque lógicamente nadie nos lo habrá explicado antes.

Según un estudio de The Autism Community in Action, los diagnósticos de autismo han aumentado un 317 % en veinticuatro años, afectando a uno de cada cincuenta y nueve niños en el mundo. Se estima, además, que en 2032, uno de cada dos sea autista, sobre todo niños.

Barbara Demeneix, comenta que existen tres factores que podrían incrementar el riesgo de autismo y son los partos prematuros, el bajo peso al nacer y las infecciones durante el embarazo, y añade que dado que nuestro ADN no ha cambiado, y no se ha encontrado ninguna alteración genética relacionada con el autismo, deben ser los factores ambientales los que mediante la expresión o no de determinados genes —epigenética, el impacto del ambiente en nuestra genética—, modifiquen esa susceptibilidad en los niños, pero se necesitan más estudios al respecto.

Una publicación de 2014, que relacionaba los trastornos del espectro autista con la contaminación ambiental, encontró una fuerte evidencia con la polución del tráfico, con algún metal pesado como el mercurio, algunos pesticidas, los ftalatos y los retardantes de la llama. Y el estudio CHARGE —«Childhood Autism Risk from Genetics and Environment»—, que incluyó a novecientas setenta mujeres embarazadas en California y que registró dónde vivían y las granjas cercanas que habían usados pesticidas, demostró que aquellas que habitaban más cerca de las granjas donde se había fumigado con pesticidas, mayor era el riesgo de sus hijos de padecer autismo; y si vivían a menos de kilómetro y medio, el riesgo aumentaba un 60 %, mostrando una fuerte evidencia de la conexión del medio ambiente y el autismo.

Desde estás páginas quiero que llegue el mensaje a todas esas familias que tienen hijos menores de dos años, que ya es hora de tomar las riendas del futuro de nuestros hijos. Es ahora cuando se debe actuar.

CONSEJO

Por favor, sé cariñosa con tu hijo, dale protección, nada de violencia, cuida su alimentación y evítale al máximo las exposiciones a los contaminantes.

Hace años, el Ministerio de Medio Ambiente de Dinamarca publicó en su web una guía para evitar el contacto con todo tipo de tóxicos durante el embarazo, que yo tengo traducida en mi página web: https://doctorahenriquez.com, con información adicional desde mi experiencia. Te recomiendo leerla para tomar medidas. Protejamos a los niños, son los títeres inocentes de una sociedad que solo piensa en la comodidad, en la economía y en vivir eternamente, pero al final todo tiene consecuencias, descuidamos lo más preciado de la vida: nuestros hijos.

EDAD FÉRTIL

6

Las tres Gracias

No se puede encontrar la paz evitando la vida.

Virginia Woolf

Las tres Gracias, cuadro de Rubens basado en la mitología griega, representan a tres de las hijas de Zeus, Áglae, Eufrósine y Talía, y personifican la belleza, la alegría y la fertilidad, respectivamente, cualidades innatas de las mujeres que me hacen recordar a Venus, diosa también romana del amor, la belleza y la fertilidad. Pero no tenemos que pensar mucho en estas diosas para descubrir las cualidades de la mujer. Cada una es ya una diosa en sí misma, con estos y muchísimos más valores, así que yo te animo a buscar en ti esa luz que llevas dentro para brillar con el valor que más te represente.

En conjunto, *Las tres Gracias* simbolizan la armonía y la generosidad, y se asocian con la diversión y la elocuencia, atributos muchas veces perdidos en aquellas mujeres que padecen endometriosis o síndrome premenstrual (SPM) o el síndrome del ovario poliquístico (SOP), mujeres que sufren, lloran por unos cuerpos que no reconocen. La alegría, una emoción que parece esconderse detrás de una máscara de tristeza y desilusión, pero ¿cómo hemos llegado hasta aquí?, ¿por qué los cuerpos se desfiguran, los dolores nos arrasan y las emociones nos confunden?

El 80 % de nosotras sufriremos un trastorno hormonal a lo largo de la vida, pero la cuestión no es que se produzca, sino por qué cada vez hay más mujeres aquejadas de estos problemas a edades más tempranas, en niñas de apenas doce o catorce años. Las estadísticas asustan, pero todos miramos a otro lado.

Los anticonceptivos, convertidos en los tratamientos estrella de las patologías hormonales, lo único que consiguen es mejorar esos síntomas tan incómodos, regulando de manera falsa la menstruación. Sin embargo, no son la solución que esperamos. Son un parche que ponemos los ginecólogos para que estas mujeres puedan llevar un día a día medianamente normal. Sí, mejoran mucho la calidad de vida, eso es cierto, dejando paso a una vida sin dolor, sin alteraciones del ánimo, sin problemas derivados del exceso de estrógenos, pero en verdad, ¿es lo que queremos? ¿Ponernos un poco de maquillaje para poder salir a la calle sin saber el motivo real que hace que suframos desde hace tiempo?

Hablamos de cifras espeluznantes en las mujeres en edad fértil que te recuerdo. Tres de cada cuatro padecerá algún síntoma premenstrual, cerca del 10 % de esta población en el mundo —ciento noventa millones— sufre de endometriosis, y el ovario poliquístico, con el 13 %, ya es considerado como el problema endocrino más frecuente. Diría que demasiadas mujeres llevan soportando alteraciones hormonales durante demasiado tiempo. No deberíamos pasar como normal el hecho de que una de cada tres tenga que padecer un problema relacionado con las hormonas. Esto no es admisible, tenemos que decir ¡basta ya de normalizar que nuestras hormonas se estén volviendo locas! No continuemos engañando al cuerpo con falsos señuelos sintéticos que cronifiquen la enfermedad, tapando únicamente los síntomas sin dar solución al origen que la condicionó.

CONSEJO

Tu cuerpo no es tu enemigo, es tu hogar perfecto para vivir. Los desequilibrios hormonales no son normales y tampoco eres defectuosa porque te duela la regla ni estás loca porque estés con un ánimo ansioso, deprimido o porque tengas más acné y tendencia a engordar. Lo único que pasa es que tus hormonas han perdido el control en una sociedad que cada vez nos exige más.

Habitamos en un mundo que nos está desquiciando y obliga a vivir de una manera opuesta a nuestro diseño hormonal innato. Las hormonas son simples mensajeras que transmiten una información. En el caso de los estrógenos y la progesterona deben mantener un equilibrio en el ciclo menstrual, pero, claro, creemos que solo regulan nuestro ciclo, y no es verdad. Tenemos receptores de estrógenos distribuidos prácticamente por todo el organismo. Sabemos que estimulan la proliferación celular, el desarrollo de los órganos sexuales y la maduración sexual, son primordiales para el control del ciclo menstrual, ayudan al mantenimiento de los huesos, protegen el corazón, influyen en el estado de ánimo, la memoria y su estímulo juega un papel importante también en el desarrollo de determinados cánceres como el de mama y endometrio.

7

La mujer estresada: endometriosis

No hay encanto que se pueda
comparar a la ternura del corazón.

Jane Austen

Hay muchas versiones sobre cómo Tiresias, uno de los más famosos adivinos de la ciudad griega de Tebas, perdió la visión. Unas dicen que fue castigo de la diosa Atenea tras descubrirlo mientras ella se bañaba, pero cuenta la leyenda, y así lo narra Ovidio en sus escritos, que Tiresias sorprendió a dos serpientes apareándose, las separó y mató a la hembra. Así fue como se transformó en mujer.

Siete años después volvió a ver las mismas serpientes en igual situación y con su bastón, al intentar separarlas, mató al macho, y al hacerlo se transformó en hombre. Este hecho llamó la atención de Zeus y de su mujer, Hera, figuras centrales del Olimpo, que mantenían una discusión sobre quién era capaz de experimentar más placer sexual, si hombres o mujeres. Pero al afirmar Tiresias que el hombre solo era capaz de experimentar una décima parte del placer de la mujer, Hera vio revelado su secreto y lo castigó, condenándolo a vivir en un mundo oscuro y sin visión, pero Zeus le recompensó otorgándole el don de la profecía con una larga vida.

Los relatos hablan que una vez Afrodita, diosa del amor, la belleza y la lujuria, quiso competir con las tres Gracias a ver quién de las cuatro era la más bella. Esto se ha visto a lo largo de la historia y sin ir más lejos todas recordamos a la bruja malvada del cuento de *Blancanieves* preguntándole a su espejo mágico: «Espejito espejito, ¿quién es la más bella del reino?».

Pero volviendo a la mitología griega, Tiresias, el visionario ciego, elegido como juez de esta disputa, otorgó el premio a la más bella a la menor de las hermanas, Áglae, siendo transformado por la rabia de Afrodita en una anciana. Pero la pequeña y más bella hija de Zeus se apiadó y lo llevó a la isla más grande de Grecia, Creta, y le recompensó con una hermosa cabellera.

La belleza, esa cualidad tan superficial con la que la historia ha intentado adornar a la mujer, no es más que un atributo físico. Debemos buscar otro tipo de belleza más interior, la bondad. Miremos al corazón, que en un mundo como el nuestro, está cada vez más frío y distante y más preocupado por la apariencia exterior, por el trabajo y por cuánto tenemos o cuánto podemos conseguir.

La mujer necesita el hogar, la familia, la unidad, la seguridad, representa el calor, la unión, pero desde la Antigüedad, la figura de la mujer ha sufrido injusticias y desigualdades, quedando relegada a un segundo plano, detrás de una figura masculina, ya fuera su marido, padre o hermano. Hemos tenido que luchar para poder entrar en la universidad, tener acceso a la educación o al poder socioeconómico, trabajando más y más duro que los hombres para demostrar nuestro valor. En una sociedad injusta, hemos tenido también que realizar un sobreesfuerzo, y por ello, pagado un peaje, pero con nuestra salud y una gran parte hormonal.

Te estarás preguntando por qué todavía no he hablado sobre el tema que atañe a este capítulo, pero lo que he explicado en líneas previas no es más que el reflejo o la descripción de esa mujer estresada, con endometriosis, angustiada, con un descontrol hormonal, con un sistema inmune distraído y con emociones sin resolver enquistadas. Es un reflejo de una mujer desfondada, agotada e imposible de frenar, esforzándose cada vez más para llegar más alto, pero cada vez más débil, ¿te la imaginas?

«Los ratos de ocio son la mejor de todas las adquisiciones», dijo Sócrates, uno de los mayores pensadores de la Antigua Grecia. Pero ¿cuándo podemos tomarnos un rato para nosotras mismas? Las mujeres somos unas atletas de fondo, no como los hombres, que resisten más el esfuerzo agudo, son más velocistas. Nosotras aguantamos todo, estamos entrenadas para seguir adelante ante viento y marea, a pesar del agotamiento, de las noches sin dormir cuando somos madres, y tiramos de nosotras mismas, de la familia, no nos doblegamos ante nada, somos valientes y atrevidas y tenemos una gran virtud: la voluntad. Como dijo Mahatma Gandhi, «la fuerza no proviene de la capacidad física, sino de la voluntad indomable». Por ello, cuando se da la tormenta perfecta, esa serie de eventos desafortunados que, al ocurrir juntos, crean un efecto mucho mayor y más peligroso de lo que cada uno podría haber causado por separado es cuando hablamos de endometriosis.

Una enfermedad oculta

La endometriosis es una enfermedad inflamatoria progresiva, dependiente de estrógenos, que afecta fundamentalmente a las mujeres que tienen la menstruación. Aparece desde la primera regla hasta la menopausia con diferentes niveles de gravedad en la que el tejido endometrial migra y se implanta fuera de la cavidad uterina. Este tejido se puede encontrar de forma ectópica entre la capa muscular del útero, en los ovarios y fuera del sistema reproductor, como en el peritoneo, el sistema urinario, afectando al intestino, incluso en los pulmones o en cicatrices de cesárea. El tejido ectópico responderá a los estímulos hormonales de igual manera que el tejido endometrial dentro del útero.

La Organización Mundial de la Salud describe la endometriosis como una enfermedad compleja que afecta al 10 % de las mujeres en edad reproductiva, pero parece que la cifra podría ser mayor y alcanzar el 15 %, según algunos estudios. Juega con nosotros como un camaleón, lo hace con sus colores, pudiendo ser una enfermedad silente, sin síntomas, pero cuando da síntomas, puede llegar a causar mucho dolor y situaciones muy complicadas en muchas mujeres que se desesperan ante un ginecólogo, muchas veces confundido por este abanico tan amplio.

Se dice que está presente en el 70 % de las mujeres que sufren de menstruaciones dolorosas o con dolor durante las relaciones sexuales —dispareunia—, en el 80 % de las tienen dolor pélvico y en el 50 % de las que terminan acudiendo a centros de reproducción asistida ante la ausencia de gestación durante un tiempo prudencial y con todos los estudios normales. En los casos de infertilidad en el que el responsable sea la endometriosis, si esa mujer consigue quedarse embarazada, aumentarán los riesgos de embarazo ectópico. Es decir, que el embarazo aparecerá fuera de la cavidad endometrial —útero—, se incrementará el riesgo de aborto, de parto prematuro y de hemorragias antes o después del parto. Como vemos, es una enfermedad que nunca va sola, sino acompañada por algún problema adicional.

Sus principales síntomas son el dolor pélvico, dolor durante la ovulación, lumbalgia, reglas abundantes, disquecia —dolor al defecar—, disuria —dolor con la micción—, dolor de regla y molestias gastrointestinales. Pero de estos, el síntoma que destaca por encima de todos y el que debe hacernos pensar desde la juventud en este proceso es el dolor durante la menstruación, pues esta enfermedad afectará a la salud física, sexual, psicológica y social de la mujer. Se caracteriza por ser muy impredecible, pues a veces los síntomas son completamente imposibles de manejar o calmar y otras ni aparecen. Existe una clasificación desde el estadio I —más leve— hasta el IV —que es el más invalidante con afectación multiorgánica—. También puede venir acompañada o estar condicionada por la aparición de otras enfermedades, como las cardiovasculares, las autoinmunes y las mentales, y aumentar el riesgo de cáncer de ovario y endometrio.

Teorías sobre su origen

Actualmente, y a pesar de las investigaciones, la endometriosis sigue siendo de causa desconocida, sin una etiología exacta, y con muchas teorías sobre su origen, lo que sí se sabe es que es multifactorial. Como tormenta perfecta que es, precisa de la conjunción de múltiples factores que se unen para poder hacer su aparición, con la participación de la parte genética, epigenética, inmune, hormonal y también hay que destacar la influencia de la microbiota, tanto intestinal como endometrial.

Para que nos hagamos una idea, parece ser que lo que conocemos hoy en día es solo la punta del iceberg, pero lo que con toda seguridad parece estar alterado de alguna manera es nuestra parte hormonal y el sistema inmune. Pero ¿qué es lo que provoca todo esto?

Veamos las principales teorías que podrían estar involucradas en el origen de la endometriosis:

Menstruación retrógrada (teoría de Sampson)

Es la más aceptada, pero desde mi punto de vista la más desacertada, porque el 90 % de las mujeres tendremos esta menstruación retrógrada y la mayoría no desarrollará una endometriosis. Diría que puede ser el primer factor causal que debe existir para que los demás sobreañadidos actúen.

Se conoce como teoría de Sampson y se fundamenta en cómo, durante la menstruación, el tejido endometrial pasa también a través de las trompas de Falopio debido a las contracciones uterinas y se acumula en la cavidad pélvica. Es decir, existe una salida de sangre al exterior a la vez que también las trompas permiten el sangrado hacia nuestro interior. Pero esto explica solo la aparición del tejido endometrial en la cavidad abdominal. La pregunta que debemos hacernos es por qué solo el 15 % de las mujeres presentan endometriosis si el 90 % tiene menstruación retrógrada. No salen las cuentas, ya que esta teoría no explica el origen, tan solo un hecho fisiológico puntual. Por tanto, deben coexistir otros factores cuyo impacto haga que ese tejido endometrial pueda crecer fuera de su sitio, y uno de los principales es la incompetencia de nuestro sistema inmune de reconocimiento —macrófagos y las células asesinas naturales (NK)—, que están distraídas y no reconocen que ese tejido está fuera de su sitio y no lo eliminan.

Metaplasia celómica

Esta teoría sugiere que las células fuera del útero pueden transformarse en endometriales. Se basa en que durante el desarrollo embrionario, en el útero de la madre, algunas células embrionarias se desprenden y pueden quedar atrapadas en lugares fuera del útero, como el peritoneo, y no es hasta que empieza la actividad hormonal en la pubertad cómo con el estímulo estrogénico pueden diferenciarse como tejido endometrial, causando la enfermedad. Esto no podría explicar cómo mujeres que nacen sin útero —síndrome de Mayer-Rokitansky-Küster-Hauser— padecen la enfermedad, luego es otra teoría incompleta. Pero insisto, es la interacción de los factores inmunes desregulados y una alteración hormonal con un estado proinflamatorio los que deben coexistir para que la tormenta perfecta aparezca, no es solo un hecho aislado.

diseminación por vasos sanguíneos o linfáticos

Las células endometriales podrían viajar a través de los vasos sanguíneos o el sistema linfático a otras partes del cuerpo. Esto explicaría la aparición de focos en localizaciones como la renal o pulmonar.

Factores genéticos

Existe una predisposición genética, ya que se ha observado que es más común en mujeres con antecedentes familiares. Tienen un riesgo entre cinco y diez veces mayor de desarrollar la enfermedad.

Factores inmunológicos

Un sistema inmune deficiente podría no ser capaz de eliminar el tejido endometrial que crece fuera del útero. Este es un hecho muy importante para su aparición, porque si el sistema inmune fuera competente, tendría que eliminar las células fuera de su sitio rápidamente. Hay varios estudios que certifican este descontrol inmunitario con una base inflamatoria y posteriormente precursora de fibrosis y futuras adherencias de los tejidos.

— En los implantes endometriósicos se ha visto la presencia de un sistema inmune alterado (macrófagos, neutrófilos, células asesinas naturales y linfocitos T) y un aumento de los mediadores proinflamatorios como la interleucina 6 (IL-6). Así podemos decir que la clave para su desarrollo es la conjunción de ambos: factor inmune y factor inflamatorio.
— Los macrófagos deben eliminar el tejido menstrual normal en mujeres sanas cuando está fuera de su sitio; sin embargo, en pacientes con endometriosis, muestran una acción reducida y se genera una inflamación crónica a través de la secreción de citocinas.
— En los focos endometriósicos existe una resistencia a la progesterona, lo que permite su supervivencia y proliferación, reduciendo la eficacia de los tratamientos que usan progestina (progesterona sintética).
— La acción reducida de las células T permite la evasión inmunológica del tejido endometriósico.

Factores hormonales

El estrógeno parece promover el crecimiento del tejido endometrial, y podría considerarse como precursor del cáncer de ovario por su elevada cantidad de receptores de estrógeno en estas lesiones. La mayoría de las mujeres con esta enfermedad no desarrollará cáncer de ovario, pero se cree que la inflamación crónica, el estrés oxidativo y las alteraciones genéticas en el tejido endometrial contribuirían a esta relación, favoreciendo el cáncer de ovario de células claras y el de tipo endometrioide.

¿Qué desencadena su aparición?

Es difícil diferenciar entre los factores etiológicos —causas primarias que conducen a su desarrollo— y los factores desencadenantes —se enfocan en las circunstancias que activan la aparición de los síntomas y sus consecuencias—, pero te pondré un ejemplo para aclararlo mejor, porque esto puede llevar a error y desde mi experiencia no todas las mujeres que presentan etiología compatible tienen endometriosis, necesitan un factor detonante que haga que todo comience. Por ejemplo, en el caso de una niña con alergia al polen, solo desencadenará ataques de asma cuando tenga contacto con el polen, pero no cuando tenga contacto con los ácaros del polvo, como los pacientes que han sobrevivido a un accidente aéreo, pueden generar ansiedad o terror cuando tienen que subirse a un avión, pero no lo harán si viajan en coche. Aquí los factores que desencadenan el problema son el polen y el avión. En el primer caso, los etiológicos son una alteración en la manera de reaccionar del sistema inmune y en el segundo caso, el accidente en sí, que luego desencadena un estrés. Por ello, en la endometriosis, podemos tener un terreno favorable para que aparezca, pero si no hay un factor detonante que revolucione todo, no se manifestará.

Estrés crónico

A mi parecer, el gran factor desencadenante es el estrés crónico. Existen más, pero este se encarga de mermar todos nuestros sistemas. Es capaz de debilitar el inmune y el hormonal, aumentar la permeabilidad intestinal, alterar la microbiota y debilitar nuestro estado nutricional.

Desde mi experiencia, la mujer con endometriosis —da igual la edad—, ha sufrido estrés, no importa si físico o psíquico, o lo que su cerebro ha interpretado como estresante.

El estrés crónico no es una causa directa de endometriosis, pero puede ser un detonante para su aparición, aumentar los síntomas y exacerbar la enfermedad. Los niveles altos de cortisol y el estrés crónico afectan de manera negativa a nuestro sistema inmune de defensa, desgastándolo y permitiendo no reconocer como extrañas células que no deberían estar fuera de su sitio, incrementando la inflamación crónica, el estrés oxidativo y, por tanto, el dolor.

La endometriosis es como una bomba a punto de estallar, pero alguien debe apretar el botón. Tiene todos los ingredientes preparados, la acumulación de varios eventos tóxicos, y el estrés puede ser el detonante perfecto para que todo se ponga en marcha.

Cuando nos encontramos ante una situación de estrés, el organismo activa el eje hipotalámico-hipofisario-adrenal secretando cortisol —mal llamada hormona del estrés, pues debería llamarse hormona de la supervivencia— y adrenalina. Las glándulas suprarrenales controlan la producción de cortisol y adrenalina, y son fundamentales para la respuesta al estrés. Estas se liberan en momentos de tensión, movilizando azúcar, grasas y aminoácidos a la sangre para su consumo rápido. Además, también regulan el sueño y la inflamación.

Robert Sapolsky nos explica en su libro, *¿Por qué las cebras no tienen úlcera?,* cómo el sistema de respuesta al estrés está perfectamente coordinado ante una amenaza, pero siempre que sea agudo. En estado de alerta, el organismo tiene que priorizar sobrevivir y para ello reclutará todos los nutrientes suficientes, subirá el azúcar, intentará de manera rápida incorporar toda la ayuda y para ello requerirá focalizar todo en esta huida, dejando los demás sistemas desatendidos. Es puro instinto de supervivencia, solo necesita escapar. Es por eso que en este estado se inhibirán las funciones del aparato digestivo, del sistema inmune, del reproductor y los procesos de crecimiento. También se comunica con la región del cerebro que controla nuestro estado de ánimo, la motivación y el miedo. Es decir, deja de lado todo para poder salir corriendo. Pero para lo que no está preparado el organismo es para que se cronifique, porque entonces se reducen las capacidades de los sistemas necesarios para la prevención de enfermedades crónicas. Si estamos constantemente en alerta, agotaremos los nutrientes, necesitaremos comer más azúcar, el sistema inmune no nos defenderá bien porque ya estará agotado y no tendrá orden ni mando que seguir, y hasta podrá atacar células propias porque el cansancio le confundirá. Nuestro aparato reproductor se quedará apagado y no podremos dormir con un cortisol alto y nuestro ánimo será irritable.

Pues bien, las cebras no tienen úlcera puesto que solo utilizan este sistema para huir del león, pero cuando el rey de la selva desaparece, vuelven al estado de relajación y regresan a la función normal de todos sus sistemas, al contrario que los seres humanos, que desarrollarán una úlcera porque el descontrol provocado por el factor estresante persiste y se cronifica. Si el cerebro nos dice constantemente que hay que seguir en modo estresado, aunque no esté ese estresor, todo seguirá alterado. Por eso también influye nuestra propia percepción mental del estrés.

Quiero dejar claro dos conceptos que se utilizan cuando el organismo está estresado, que son la resiliencia y la carga alostática, porque tendrán implicaciones en el tratamiento de una persona con estrés. La carga alostática se refiere a los efectos acumulativos o desgaste del organismo ante el estrés crónico sobre la salud mental y física, mientras que la resiliencia fisiológica describe la capacidad de adaptación de un ser vivo para resistir un nuevo factor estresante o situación adversa.

En 2018 se publicó un artículo sobre un estudio en el que se analizaron los niveles de cortisol en el pelo para ver la relación que existía entre el dolor crónico y la calidad de vida en las mujeres que sufrían de endometriosis y se vio que eran mayores en aquellas con esta enfermedad. Quedaban confirmados así que los niveles altos de cortisol por estrés emocional y físico no solo podían ser una consecuencia, sino también el detonante.

Disbiosis intestinal

Es el segundo detonante.

Píldora informativa

Desde la Antigüedad, la mayoría de las culturas han dado gran importancia a la salud intestinal y ahora la ciencia lo ha confirmado. Se ha reconocido como fundamental la conversación bidireccional entre el sistema endocrino y el poderoso papel de la salud intestinal.

Cuando hablamos de salud intestinal, tenemos que diferenciar dos aspectos importantes: la barrera física semipermeable del intestino y la microbiota intestinal, que son los microorganismos que interactúan con nosotros, protegiéndonos día tras día.

La barrera intestinal está formada de dentro a fuera por un moco protector —la mucosa—, los enterocitos —unidos por unas uniones estrechas que actúan como un filtro selectivo entre el exterior y el interior, seleccionando lo que puede y lo que no puede entrar— y por debajo de estos se encuentra el sistema linfático de defensa GALT —que representa el 70 % del sistema inmune del organismo—. ¡Fíjate en la importancia de esta barrera capa por capa!

Si el sistema inmune de la mucosa del intestino es la mayor masa de tejido inmunitario en el cuerpo, entenderás por qué está ahí, ¿no? Imagina el intestino con una superficie de unos doscientos metros cuadrados, equivalente a una pista de tenis, que tiene que interceptar el acceso de sustancias del exterior para que no nos perjudiquen. Si el organismo lo ha elegido nuestro segundo cerebro, como el gran regulador inmunitario del cuerpo, ¡piensa qué podría pasar si se empezaran a filtrar sustancias que no deberían, sobrecargando al sistema inmune de estímulos innecesarios!

Esta barrera tan importante puede dañarse e inflamarse ante ciertos medicamentos, estrés o alimentos que provoquen una fuga, generando lo que se conoce como intestino permeable o hiperpermeabilidad intestinal. Esto provocará que aumenten las reacciones inflamatorias, estresando nuestras defensas y produciendo una inflamación crónica de bajo grado y una sobreestimulación del sistema inmune.

El intestino permeable permitirá que fragmentos de bacterias y otros organismos, partículas de alimentos, así como productos de desecho accedan al sistema inmune del intestino, desencadenando una reacción inflamatoria, y algunos de ellos puedan llegar a la sangre. Si esto ocurre, la inflamación se disparará, pero si son fragmentos específicos de bacterias los que acceden —de su membrana externa (lipopolisacáridos)—, se generará un fenómeno llamado endotoxemia de mayor gravedad, produciendo un comportamiento anormal del sistema inmune en diferentes localizaciones como vagina, sangre y en la cavidad peritoneal. Estos niveles anómalos de productos inflamatorios y del sistema inmune dentro del abdomen son las principales características del inicio de la endometriosis —también pueden aumentar las enfermedades autoinmunes como la tiroiditis de Hashimoto—.

La microbiota es el otro elemento importante del binomio, y está compuesta por bacterias, virus, hongos y otros microorganismos, siendo las bacterias las más abundantes. Existen dos aspectos claves en la salud de la microbiota: la diversidad microbiana y el equilibrio con nosotros o también llamado simbiosis, que es la convivencia tranquila en beneficio mutuo. Cuando estos aspectos se ven alterados, ya sea por cambios en el tipo o en el número de bacterias, el intestino no será capaz de realizar sus funciones y hablaremos de disbiosis. Entonces aumentará el riesgo de enfermedades como la autoinmunidad, el cáncer y diversos problemas en la salud mental.

El intestino alberga millones de neuronas que se comunican con más de treinta y cinco neurotransmisores, como el ácido gamma aminobutírico (GABA), la noradrenalina y la dopamina, y de ellos uno de los más importantes, la serotonina, pues cerca del 90 % de su producción ocurre aquí.

Estudios recientes muestran una relación entre la microbiota y la endometriosis, así como una correlación de esta con los trastornos depresivos y la ansiedad.

Se piensa que la disbiosis intestinal puede contribuir al desarrollo y la progresión de la endometriosis por tres factores:

Inflamación

Por un lado, podría desencadenar una respuesta inflamatoria en el organismo, incluyendo la cavidad peritoneal, donde si existe tejido endometrial que no debería, puede estimularlo y exacerbar los síntomas.

Metabolismo de estrógenos

Recordemos qué ocurre con los estrógenos que ha secretado el ovario y que ya han realizado su función. Sé que insisto mucho en este tema, pero es importante porque una dificultad en su eliminación agravaría los problemas, como es el caso.

El estrógeno ya usado llegará al hígado, donde se inactiva y se empaqueta. Una parte se irá con la bilis al intestino para eliminarse por las heces y una vez allí lo recibirá el estroboloma —recuerda que eran las bacterias específicas encargadas de regular los estrógenos a través de una enzima llamada beta glucuronidasa que podía deshacer el paquete y dejar que los estrógenos volvieran a la sangre a realizar su función—. Pero ¿que pasa si el intestino está en disbiosis y todo es un caos? Pues que estas bacterias producirán más enzimas y tendremos más estrógenos en la sangre, y las consecuencias podrán ser más sangrado, más riesgo de estímulos estrogénicos y más progresión y crecimiento en los focos endometriósicos.

Para valorar cómo está metabolizando el hígado las hormonas hay una prueba muy fácil de realizar que son los metabolitos estrogénicos en orina. Esta es la que le hice a mi amiga Virginia.

Virginia acudió a mi consulta remitida por una amiga médica, con un dolor abdominal invalidante que irradiaba hacía el lado izquierdo, y el cual todavía no tenía una causa concreta.

Durante el tacto vaginal me di cuenta de una retracción que cuando yo presionaba, el dolor ascendía hacia arriba como ella comentaba. Era como un punto gatillo. Fue entonces cuando comencé a sospechar que podría ser una endometriosis profunda que traccionaba en el lado izquierdo un ligamento llamado útero-sacro, uno de los encargados de sostener el útero en la pelvis y cuya retracción le ocasionaba dolores abdominales que ascendían sin explicación alguna

Le habían realizado estudios de abdomen pensando que podría ser un problema intestinal o renal, pero no encontraron nada. Le completé el estudio con una resonancia y confirmó esa retracción, sin embargo, al no tener los resultados de anatomía patológica, solo podía hablar de sospecha.

Empezamos con un tratamiento de osteopatía y con antioxidantes específicos para bajar la inflamación y el estrés oxidativo, y le solicité una prueba en orina de metabolitos de estrógenos pensando que una mujer que cuidaba tanto su alimentación y realizaba deporte, que se preocupaba por su salud y la de su familia, debía tener algo más. Y en efecto, en el análisis se confirmó un metabolito estrogénico muy elevado, 16-OH estrógeno muy por encima de lo normal, así comencé a sospechar que existía un problema en alguna vía de detoxificación hepática, porque no era capaz de metabolizar correctamente los estrógenos.

El segundo dato que observé fue la relación 2OH/16OH, que era menor de 1, con ello, tenía una predisposición a cualquier tipo de patología hormonal. En este caso parecía que era endometriosis. Y el tercer dato importante era su metilación casi inexistente; es decir, tenía en la primera fase unos estrógenos «malos» altos, y encima no los podía pasar a la segunda fase para eliminarlos porque era una metiladora lenta, se acumulaban y seguían ejerciendo su función.

Alteración de la barrera intestinal

Si existe permeabilidad intestinal que permite el paso de microorganismos o toxinas a la sangre, desencadena una respuesta del sistema inmune y consecuentemente una inflamación crónica que puede favorecer la progresión de la endometriosis.

Existe evidencia de una reducción en la abundancia de lactobacilos en mujeres con endometriosis. Esta bacteria sí te debe sonar, porque su déficit es frecuente cuando padecemos candidiasis vaginal o vaginosis bacteriana. Es la principal especie bacteriana en una vagina saludable. Suele acidificar el medio produciendo ácido láctico y así compite con las bacterias patógenas e inhibe su crecimiento. Si en el intestino están bajas, también lo estarán en la vagina. Recuerda, ¡lo que hay arriba, hay abajo!

Los estudios hablan sobre la importancia de la microbiota y la disbiosis en las mujeres con endometriosis, pero la mayoría se han realizado en modelos animales. Se necesitan más ensayos clínicos para valorar su estado en estas pacientes como futura diana terapéutica, aunque quienes trabajamos con la salud intestinal en consulta sabemos de esta relación tan fundamental.

En mi práctica habitual recomiendo tratamientos de ozono tanto intravenosos, para regular la inflamación general, como locales —los rectales pueden mejorar la disbiosis intestinal y los intrauterinos son útiles para reducir la inflamación más localizada—.

Tóxicos ambientales

En 1962, Rachel Carson, con su libro *Primavera silenciosa,* ya nos intentó avisar de los peligros de los tóxicos ambientales para la salud de todo el planeta. Esta científica provocó un cambio en la conciencia pública y abrió los ojos a la mayor parte del mundo que no pensaba que los químicos —cada vez más frecuentes en nuestras rutinas— nos estaban intoxicando y matando poco a poco.

Bueno, pues lógicamente las enfermedades ginecológicas no iban a ser menos, puesto que las mujeres acumulamos más tóxicos en el organismo al tener más proporción de grasa global —no olvides que se acumulan ahí— y porque estamos muchísimo más expuestas a una lista interminable de sustancias que contienen tóxicos como son los cosméticos, los productos de limpieza, de belleza, de higiene femenina, los tintes, los protectores solares, los esmaltes de uñas, los productos de bronceado…, y podría seguir, pero vamos a centrarnos en cómo estos afectan a la endometriosis.

Disruptores endocrinos

Los ftalatos y el bisfenol A (BPA) son dos disruptores endocrinos que se han asociado con un mayor riesgo de aparición de endometriosis. Los pesticidas y parabenos también muestran tener impacto, pero lo hacen en menor proporción. Estos tóxicos imitan la acción de los estrógenos, estimulando su efecto. Es por ello su relación con esta enfermedad. Por ejemplo, un estudio en Italia encontró que las mujeres con altos niveles de dioxinas en su sangre tenían un riesgo significativamente superior de endometriosis.

Enfermedad transgeneracional

La exposición a los tóxicos antes mencionados durante el embarazo puede tener repercusiones en las enfermedades futuras de nuestros hijos.

ESTADO NUTRICIONAL

Este es otro aspecto esencial. Existen patrones alimentarios considerados antiinflamatorios que podrían prevenir la endometriosis.

CONSEJO

Una dieta adecuada, como la mediterránea, puede ayudar a reducir la inflamación y a modular los niveles hormonales, mejorando los síntomas o evitando la aparición de la endometriosis. Por eso, fomenta una que incluya alimentos antiinflamatorios y antioxidantes y lleva un estilo de vida saludable.

DESCIFRANDO LOS SÍNTOMAS

Llevo muchos años en urgencias y en todas las guardias siempre acude una chica joven con un dolor insoportable de regla. Es una patología lo suficientemente importante y no debemos mirar hacia otro lado ni solo calmar el dolor. Una mujer con dolor se traduce en un exceso de inflamación que el organismo no puede contener y empieza a elevarse el estrés oxidativo o, lo que es lo mismo, los radicales libres.

Imagínate a los radicales libres como una gran colmena de abejas que se siente amenazada porque alguien la ha golpeado.

Las abejas nos picarán sacrificándose a una muerte segura, pero no todas podrán hacerlo, ya que si tenemos mecanismos de defensa como una ropa suficientemente gruesa evitaremos su picadura. Pues los radicales libres son como esas abejas rabiosas, quieren picarnos a toda costa para defender a su reina, sin embargo, en el caso de ellos, es para compensar su estado desequilibrado. Tienen en su superficie un exceso de energía negativa que les obliga a buscar células con carga positiva, volviendo a su equilibrio, pero dañando otras células.

Normalmente, las células suelen necesitar estar en estado reducido para funcionar de manera adecuada, sin embargo, durante el metabolismo celular en la mitocondria, la glucosa reacciona con el oxígeno para producir energía. Esto conlleva la liberación simultánea de una serie de compuestos llamados radicales libres o reactivos de oxígeno. El oxígeno puede ser un arma de doble filo, pero nosotros tenemos suficientes mecanismos que los bloquearán sin hacernos daño —glutatión, catalasa...—. Cuando se producen muchos radicales o estos mecanismos de compensación se están agotando, aparece el problema, aumentando la inflamación y demasiadas células inestables o dañadas que no encuentran nada con qué equilibrarse y comienza el estrés oxidativo. Este será el responsable de muchas patologías ginecológicas como la endometriosis, el síndrome de ovario poliquístico o la reducción de la reserva ovárica, porque aumentará el envejecimiento y las alteraciones en el ciclo hormonal.

Pero tenemos que hablar de síntomas y sin lugar a dudas el dolor es el más importante, aunque aquí te dejo algunos otros que también pueden estar presentes:

- Infertilidad. El 50 % de las mujeres con endometriosis tendrán dificultad para quedarse embarazadas, por los problemas físicos que comprometan el movimiento de las trompas por cicatrices o adherencias o por el ambiente tóxico por el estrés oxidativo en el ovario o en el endometrio o en la cavidad peritoneal.
- Calambres menstruales dolorosos.
- Dispareunia o dolor con las relaciones sexuales.

— Sangrado entre periodos o sangrados abundantes con la menstruación.
— Dolor en la parte baja del abdomen, distensión abdominal o movimientos intestinales dolorosos o molestias al orinar o defecar.
— Fatiga o falta de energía.

Como te comentaba, el dolor es el más importante, y se debe a la inflamación que se produce en estos focos, con un aumento de las prostaglandinas proinflamatorias —unas sustancias que envía el organismo cuando necesita inflamar una zona del cuerpo—. Sabemos que este tejido fuera de su sitio se va a estimular por las hormonas, luego en la primera fase del ciclo menstrual crecerá; en la segunda, madurará, y posteriormente se descamará, o lo que es lo mismo sangrará dentro del ovario si tenemos un quiste o hacia el abdomen si son implantes sueltos en peritoneo.

Esto será una parte del dolor, pero cuando progresa y esas zonas inflamadas se convierten en cicatrices y más tarde se pegan a los órganos vecinos formando adherencias, te puedes imaginar cómo aumenta ese dolor, sobre todo con la regla y las relaciones sexuales ante este bloqueo en los genitales internos, que, además de reducir su movilidad, se pegarán a cualquier estructura que esté cerca —como el intestino o la vejiga—. Las trompas se pueden retorcer sobre sí mismas, formando todo un bloque compacto como si de hormigón se tratara. Es por ello que al administrar progesterona bloqueamos el ciclo hormonal, sobre todo al disminuir los niveles de estrógenos, lo que puede ayudar a moderar el crecimiento de estas zonas autónomas que quieren crecer sin control y alivia el dolor, pero no del todo, porque para que mejore tendremos que bajar también esa inflamación y dar un poco de movilidad a lo que lleva tiempo sin movimiento. Luego si el origen es multifactorial, precisará también de un tratamiento multidisciplinar. Podríamos pensar entonces que todos los síntomas se calmarán con la menopausia y suele ser así, a no ser que tengamos a una mujer con un aparato genital interno muy bloqueado con adherencias importantes que limiten su calidad de vida.

También debemos tener cuidado en estas pacientes y evitar las terapias hormonales anticonceptivas o de la menopausia que contengan estrógenos puesto que pueden reactivar el proceso silenciado. Por eso se suelen utilizar progestágenos —progesterona sintética—.

¿Cómo se diagnostica?

Habitualmente, hay un retraso en la valoración de entre cuatro y once años desde la aparición de los síntomas hasta la ratificación mediante laparoscopia y su examen por el patólogo, que es el único que lo puede corroborar. Nunca podremos determinar su presencia sin una muestra —biopsia o cirugía— del tejido endometrial, estudiado y validado por el anatomopatólogo. Fíjate que utilizo el adverbio «nunca» que, valga la redundancia, nunca debe usarse en medicina, porque nada es exacto, el 100 % no existe, siempre hay alguna probabilidad de que algo ocurra, por pequeña que sea, pero aquí soy categóricamente radical.

Las pruebas de imagen son tan solo una ayuda para evaluar el diagnóstico, pero no para confirmarlo, este solo se realiza mediante el estudio del tejido. Insisto, porque cada día recibo pacientes a las que les han dicho tener endometriosis sin haberles tomado ninguna muestra para analizar. Esto es un error, lo correcto sería decirles que presentan sospecha de la enfermedad. No es lo mismo sospechar —significa que no se ha confirmado todavía el diagnóstico— que tener un informe del patólogo. Será entonces cuando realmente podremos tratarlas, con todas las medidas terapéuticas disponibles.

El problema surge cuando llega a consulta una mujer joven con dolor intenso de regla y pruebas de imagen dudosas. La mayoría de las veces saldrá del especialista con un anticonceptivo pautado o un tratamiento con una progestina. Creo que es un error meter en un cajón de sastre a todas las mujeres con dolor de regla sin diferenciar muchas veces su origen. Tampoco digo que tengamos que hacer una laparoscopia a cada una de ellas. Yo abogo por intentar identificar la causa, valorar con pruebas de imagen la sintomatología, estudiar los factores de riesgo, la microbiota intestinal, los marcadores de inflamación en sangre, los metabolitos estrogénicos en orina, pero lo que más complica el manejo de la enfermedad es la falta de biomarcadores, métodos no invasivos específicos y sensibles que nos ayuden. A menudo, no se llega a una confirmación de la enfermedad, sobre todo en países en desarrollo con recursos limitados.

Entre las pruebas diagnósticas se incluyen, además de una buena historia clínica y la exploración ginecológica, otras como:

— La ecografía transvaginal. Para ver el útero, los ovarios y otras estructuras pélvicas. Sirve para descartar patologías como quistes en los ovarios o miomas en el útero, o adherencias, valorando la movilidad uterina. Existen centros especializados en este tipo de ecografías de muy alta resolución.
— La resonancia magnética (RM). Útil para valorar la extensión y valorar mejor el estadio.
— La laparoscopia. Es una cirugía mínimamente invasiva para visualizar los focos o las lesiones por endometriosis y tomar biopsias para confirmar el diagnóstico y limpiar bien la zona. Puede ser diagnóstica y terapéutica a la vez.
— Los marcadores tumorales. Niveles medianamente elevados de CA 125 (marcador de inflamación) y de CA 19.9, aunque no son específicos y se utilizan más bien para el seguimiento de tumores en las consultas de oncología. No son pruebas diagnósticas, solo nos ayudan para orientarnos un poco.

No quiero acabar el capítulo sin hablar del diagnóstico diferencial. Este proceso nos ayuda a los médicos a identificar una enfermedad determinada entre varias condiciones posibles que presentan síntomas similares y que pueden confundirse con otras enfermedades ginecológicas: con una apendicitis aguda, una enfermedad inflamatoria pélvica —infección de los genitales internos por una bacteria que asciende desde la vagina—, un intestino irritable, una intolerancia alimenticia, miomas que generen sangrado y dolor o quistes ováricos difíciles de diferenciar por ecografía. Los dolores abdominales de diversas causas pueden engañarnos, pero el dolor invalidante justo en el momento de la menstruación suele ser su sello de identidad, aunque también juega al despiste de vez en cuando.

8

Un enfoque integral de la endometriosis

Intenté ahogar mis dolores,
pero ellos aprendieron a nadar.

Frida Kahlo

Existe una necesidad urgente de mejorar los protocolos de diagnóstico y tratamiento, ya que los enfoques médicos actuales siguen siendo muy deficientes e ineficaces. Incluso tras una intervención quirúrgica que extirpe las lesiones endometriósicas, la tasa de reaparición alcanza hasta el 50 %. Por ello, siempre recomiendo comenzar con un cambio en el estilo de vida, sentando primero las bases, y después intentar bajar esa inflamación por exceso de estrés oxidativo, y recuperar la salud intestinal.

Como ya he dicho, desde luego no estoy a favor de la prescripción de anticonceptivos como primera opción, solo mientras conseguimos calmar el dolor y tratar el terreno problemático, ya que de esta manera únicamente conseguiremos ocultar el problema. Debemos atender poco a poco ese ambiente tóxico y valorar los factores desencadenantes para intentar reequilibrarnos y que estos no se perpetúen en el tiempo. Hemos de tener claro que hoy ningún tratamiento médico ha sido capaz de eliminar por completo esta enfermedad, así que es conveniente cambiar el prisma, porque igual el enfoque no está siendo el adecuado. Por eso yo propongo terapias más personalizadas que tengan que ver con el estilo de vida, la suplementación y los tratamientos para devolver la movilidad a los genitales internos.

Nuevo estilo de vida

No solo para la endometriosis, sino para la salud en general, es preciso modificar nuestro estilo de vida y enfocarnos en tres áreas clave, como son la alimentación, el ejercicio y la salud mental y el estrés. También hay otros puntos que debemos tener en cuenta como son, por ejemplo, los disruptores endocrinos.

Alimentos recomendados

Es conveniente llevar una dieta rica en antioxidantes naturales —frutas y verduras—, en grasas saludables —omega 3— y en fibra.

Frutas y verduras

Son fundamentales debido a su contenido en vitaminas, minerales, antioxidantes, fitoquímicos y fibra que pueden ayudar a reducir la inflamación y el dolor.

Consejo

Prioriza los frutos rojos, fuente de resveratrol —antioxidante— y las verduras de hoja verde. Consume también cítricos. Se ha observado que son protectores y reducen la aparición de endometriosis en un 22 %.

Pescados azules

Ricos en omega 3. Recomendablemente los de pequeño tamaño, como sardinas, boquerones, y anchoas. Tienen propiedades antiinflamatorias.

Consejo

Ten cuidado con los pescados de piscifactorías, que se alimentan con piensos, por lo que tienen menor cantidad de omega 3.

Grasas saludables

El aceite de oliva virgen extra (AOVE), los frutos secos, las semillas y los aguacates son fuente de grasas saludables y ayudan a bajar la inflamación.

Las semillas tienen fitoestrógenos —compuestos con una estructura química similar a los estrógenos—, ácidos grasos —omega 3 y omega 6—, vitamina E y micronutrientes —zinc y selenio— que pueden proporcionarnos un apoyo nutricional.

Las semillas de lino y sésamo, por ejemplo, son ricas en lignanos, que en presencia de una microbiota saludable ayudan a mantener los niveles de estrógenos. Las de lino mejoran la duración de la fase lútea cuando la progesterona está baja. Pueden proteger frente al cáncer de mama, el riesgo cardiovascular y han sido asociadas con la mejora del perfil de glucosa en mujeres con ovario poliquístico. Por su parte, las de sésamo, son una excelente fuente de calcio y magnesio, lo que contribuye a la salud ósea. Ayudan a regular los estrógenos en la menopausia o el ciclo menstrual, equilibrando las hormonas. También se ha visto que mejoran el perfil cardiovascular.

Las semillas de calabaza y girasol son más ricas en zinc, y favorecen los niveles de progesterona en la segunda fase del ciclo menstrual.

Consejo

Reduce el consumo de carne roja a favor del pescado rico en omega 3.

Parece ser que el consumo de grasas trans puede aumentar el riesgo de endometriosis. Estas grasas se encuentran en alimentos procesados como la bollería industrial, las galletas o las *pizzas.*

Alimentos ricos en fibra

Aquí se incluyen los cereales integrales, las frutas, las verduras y las legumbres.

Especias

Nos pueden a ayudar a controlar la inflamación. Algunas son la cúrcuma, el jengibre, la canela, el romero y el clavo.

Alimentos no recomendados

Se desaconsejan los procesados, los azúcares refinados, el alcohol y la cafeína en exceso.

Procesados

Embutidos, preparados de comida rápida, productos de panadería, frutas enlatadas, pescado congelado y cereales azucarados para el desayuno.

Azúcar

Es otro de los grandes enemigos si queremos realizar una dieta antiinflamatoria. Aquí están incluidos los refrescos, los zumos de frutas, los edulcorantes y una lista interminable de sustancias ricas en azúcares refinados.

Alcohol

Su consumo tiene muchos efectos negativos en el organismo, ya que incrementa la concentración de estrógenos en sangre, disminuye las vitaminas del grupo B y aumenta la liberación de histamina, una sustancia que genera el cuerpo y que puede agravar el dolor en algunas mujeres.

Carnes rojas y procesadas

Existe una asociación entre el consumo de carnes rojas —tanto procesadas como no, de res y de cerdo— y un mayor riesgo. Por lo que se debe optar preferiblemente por pescado, huevo y carne blanca.

Gluten

Se ha observado que la incidencia de celiaquía es mayor entre aquellas mujeres con endometriosis en comparación con la población en general, y viceversa. Una dieta sin gluten podría mejorar los síntomas en el 75 % de los casos.

Alimentos con histamina

Alcohol, vinagres de vino y balsámicos, quesos curados, atún, pepinillos, pescados ahumados, tés negros, tomates, embutidos, mostaza, mariscos, berenjenas, jamón serrano y boquerones en vinagre.

Lácteos

Como la leche entera y la condensada, la manteca de cerdo, la mantequilla y la nata. El queso, excepto el fresco y la yema de huevo, son productos más inflamatorios.

Consejo

No olvides que tanto la carne como los derivados lácteos pueden contener los estrógenos propios del animal del cual proceden.

Ejercicio

El ejercicio moderado es beneficioso por tres motivos fundamentales: mejora el estado de ánimo al liberar endorfinas —sustancias que nos hacen sentir bien y nos ayudan a controlar el dolor—, también la oxigenación de los tejidos al aumentar la circulación de la sangre y, por último, reduce los niveles de estrógenos en sangre si se realiza de manera regular.

Salud mental, el estrés

Uno de los estados emocionales más frecuentes en las mujeres con endometriosis son los altos niveles de ansiedad, por lo que se les recomienda apoyo para mejorar su estado de ánimo, dormir lo suficiente y si es necesario, utilizar técnicas de relajación.

No había visto a Silvia desde 2023. Tenía entonces veinticuatro años y vino a consulta con fuertes dolores de regla y acné. Al llegar, solo me dijo que los dolores habían ido en aumento y que no estaba tomando anticonceptivos, pero al realizar la exploración, me di cuenta de un dolor más pronunciado en el lado izquierdo y unos genitales internos poco móviles.

Durante la ecografía, observé dos imágenes que sugerían quistes endometriósicos, por lo que le solicité unos metabolitos estrogénicos en orina. Con los resultados en la mano confirmé alteraciones.

Me senté a hablar con la intención de averiguar si existían motivos que no le estaban dejando vivir, qué le estaban asfixiando, qué no había solucionado y a lo que no dejaba de darle vueltas. Me contó entonces que estaba opositando desde hacía más de medio año y lo que era más importante, que sufría por dentro porque no podía afrontar una situación muy complicada con su pareja actual con la que llevaba cinco años.

Todavía no había mantenido relaciones con ella. La quería, pero más como amiga, y para complicarlo incluso más, acababan de abrir un negocio juntas. No sabía cómo afrontar esta situación en la cual no se veía capaz de tomar decisiones. De lo que no se daba cuenta era que, todas esas emociones no resueltas estaban, de alguna manera haciendo mella en su cuerpo.

La mayoría de las pacientes me suelen contar no solo sus padecimientos físicos, también la parte emocional que les atormenta. En general, las mujeres con endometriosis tienen un detonante detrás como el estrés, y cuando solucionan ese proceso emocional, con apoyo de suplementación antiinflamatoria, suelen mejorar.

Tengo muchos casos con regresión de los quistes endometriósicos gracias a desbloquear emociones, realizar un apoyo del sistema inmune, bajar la inflamación con la dieta y antioxidantes y seguir un tratamiento con osteopatía, fundamental para darle movilidad y oxigenación a esos tejidos bloqueados y fibrosos.

Disruptores endocrinos

Debemos evitar los productos de higiene o belleza que contengan ftalatos, parabenos u otros disruptores, y llevar una alimentación más ecológica, con menos pesticidas o herbicidas en las frutas y verduras.

Consejo

Elimina los envases de plástico de tu alimentación, y más si debes calentarlos.

Productos que alivian

Para que el sistema inmune mejore, se reduzca el estrés oxidativo, vuelva la salud al intestino, se devuelva el equilibrio hormonal y el dolor se calme, podemos consideran incluir en la dieta algunos suplementos.

> **Consejo**
>
> No olvides consultar a tu médico para determinar las opciones que son más adecuadas para ti.

Para el sistema inmune

Micoterapia

Los hongos son inmunomoduladores —ayudan a restablecer el microambiente celular y refuerzan el sistema inmune para luchar contra las infecciones, las alergias, la autoinmunidad y el cáncer—, adaptógenos —ayudan a regular el organismo en situaciones de estrés— y prebióticos —alimentan la microbiota—.

Uno de ellos, el reishi, es conocido por su efecto antiinflamatorio y por ser un gran regulador hormonal. Llamada la seta del emperador o el hongo de la inmortalidad, las investigaciones han demostrado que reduce la inflamación pélvica, por ello es útil en endometriosis, fibromas uterinos y dismenorrea. Es antidepresivo y ansiolítico.

El maitake y el shiitake también son hongos importantes, pero la sinergia entre estos y el reishi demostró una mayor acción inmunoestimuladora sobre los macrófagos que por separado.

La melena de león es un gran regenerador de la mucosa intestinal y se ha asociado con los efectos neuroprotectores y regenerativos neuronales.

El *Cordyceps* es el único que yo usaría con más cuidado, puesto que puede tener un estímulo estrogénico.

Multivitamínico

Para compensar los niveles bajos de zinc, selenio y vitaminas C y E, comunes en mujeres con endometriosis, y porque las vitaminas del grupo B ayudan en el proceso de metilación hepática que, como hemos visto, elimina los estrógenos ya utilizados.

La vitamina D tiene un papel importante en la regulación del sistema inmune, lo que podría ser clave para controlar la respuesta inflamatoria. Se ha observado que las mujeres que tienen niveles más altos de esta vitamina presentan un menor riesgo de desarrollar la enfermedad y los síntomas se podrían atenuar.

Uña de gato (uncaria tomentosa)

El nombre se debe al parecido de los tallos de las hojas con las garras de los gatos, así como de su facilidad para trepar como si fuera uno de ellos. Tiene propiedades antioxidantes, antiinflamatorias, fortalece el sistema inmune y mejora la presión sanguínea.

Estudios con animales han demostrado que puede reducir el crecimiento de los implantes endometriósicos, lo que podría ser un tratamiento muy prometedor.

PARA EL ESTRÉS OXIDATIVO

Omega 3

Los ácidos grasos omega 3 del aceite de pescado contienen ácido docosahexaenoico (DHA) y ácido eicosapentaenoico (EPA). También están presentes en el aceite de krill y en algunos vegetales.

PÍLDORA INFORMATIVA

Para darnos una idea del riesgo cardiovascular y del grado de inflamación del organismo, se puede realizar el llamado test del índice de omega 3 y omega 6, que mide la proporción de estos ácidos grasos en la membrana de los glóbulos rojos.

Un estudio japonés demostró cómo la mayor incidencia de endometriosis se relacionaba con una ingesta incorrecta de lípidos en la dieta y observó cómo la suplementación con omega 3 mejoraba el engrosamiento del tejido inflamado. Otras investigaciones han hablado del efecto protector para prevenir su aparición.

Los omega 3 reducen los síntomas de la dismenorrea —dolor menstrual—, al disminuir las prostaglandinas inflamatorias, que son los mediadores que aumentan la inflamación.

Se recomienda una suplementación de ácido eicosapentanoico (EPA) y ácido decosahexaenoico (DHA) de unos mil miligramos al día y según envejecemos aumentar a mil quinientos-dos mil miligramos. El mejor momento para tomar el EPA —efecto más antiinflamatorio— es justo unas cinco horas después de despertarnos o con el almuerzo tras la ingesta de grasas y el DHA, por la noche para la regeneración neuronal.

También se ha demostrado la importancia del ácido gamma linolénico (GLA) omega 6, que se encuentra en aceites como el de onagra y se usa para potenciar en estas mujeres el efecto antiinflamatorio.

N-acetilcisteína

En estudios, ha demostrado que alivia el dolor, reduce el tamaño de los quistes endometriósicos y mejora la inflamación, disminuyendo el marcador CA 125.

Coencima Q10

Protege las células del daño causado por los radicales libres, lo que puede ser beneficioso para reducir la inflamación.

Ácido alfa lipoico

Es beneficioso para tratar las enfermedades inflamatorias.

Cúrcuma

Entre sus propiedades está la protección contra el daño celular y el envejecimiento prematuro, así como su potencial efecto regulador hormonal. Las investigaciones para el tratamiento de la endometriosis son limitadas, sin embargo, al disminuir la producción excesiva de estrógenos, podrían mejorar los síntomas y aliviar la inflamación.

Para la salud digestiva

Probióticos

Modulan la microbiota y favorecen un entorno intestinal equilibrado. Sería interesante disponer previamente de un test de microbiota intestinal, de esta manera se puede personalizar el tratamiento.

El *Lactobacillus gasseri* es el que ha mostrado tener mayores efectos protectores al inhibir la inflamación y el desarrollo de células endometriales fuera de su sitio.

Prebióticos

Para una microbiota saludable es conveniente mantener una dieta rica en semillas y fibra.

Para el equilibrio hormonal

La actividad de la enzima aromatasa —convierte la testosterona en estrógeno— está aumentada en el tejido endometriósico, lo que lleva a un incremento de estrógenos, favoreciendo la progresión de la enfermedad.

Consejo

Para valorar si tienes elevados algunos de los estrógenos más problemáticos, como son los 16-hidroxiestrógeno y los 4-hidroxiestrógeno, te recomendaría un estudio de metabolitos estrogénicos en orina. Este análisis te proporcionará una información más pormenorizada.

Resveratrol

Disminuye la producción de estrógenos más perjudiciales en el hígado y favorece el metabolismo saludable de los mismos, pero yo lo empleo menos que el indol-3-carbinol (I3C) o el diindolilmetano (DIM).

Indol-3-carbinol

Puede reducir el crecimiento de los focos de endometriosis y aliviar sus síntomas. Se encuentra en las verduras crucíferas, es antiinflamatorio y se metaboliza de forma similar al estrógeno.

En estudios recientes, el DIM asociado a un anticonceptivo de progestina ha demostrado mejores resultados que tomar el anticonceptivo solo.

Cardo mariano

La silimarina del cardo mariano reduce la inflamación y favorece la salud hepática. El hígado es fundamental para la detoxificación, tanto de tóxicos como de hormonas, entre ellas los estrógenos. Por ello, el buen funcionamiento hepático influirá en una buena eliminación de los estrógenos, reduciendo los problemas derivados de la endometriosis.

Consejo

No lo utilices con tratamientos para la depresión, anticoagulantes o para reducir el colesterol como las estatinas.

Para el dolor

Melatonina

Su suplementación mejora el dolor pélvico y la progresión de la enfermedad por sus propiedades antioxidantes y antiinflamatorias.

Magnesio

Una ingesta baja en magnesio se relaciona con mayores calambres musculares asociados a la endometriosis, así como de cólicos menstruales y una mayor inflamación por el aumento de estrés oxidativo. Sabemos que el papel del magnesio es ser antagonista —bloquea— fisiológico del calcio, y todos conocemos que para la contracción muscular necesitamos introducir calcio dentro de la célula. Por ello, si aumentamos el magnesio, estaremos favoreciendo la relajación muscular o evitando las contracciones uterinas dolorosas.

El magnesio también ayuda a bajar el cortisol, inactivándolo y favoreciendo su eliminación.

Dosis de doscientos a seiscientos miligramos diarios de formas de magnesio con menos probabilidades de causar heces blandas: bisglicinato de magnesio o gluconato de magnesio, ya que existen otros magnesios como el citrato o carbonato que tienen un efecto más laxante.

Extracto de corteza de pino marítimo francés

Es un antioxidante con propiedades antiinflamatorias frente al dolor de la regla, sobre todo en endometriosis.

Palmitoiletanolamida (PEA)

Compuesto natural que encontramos en el organismo con propiedades antiinflamatorias y analgésicas. Es más conocido por reducir el dolor crónico neuropático —nervioso— y modular la respuesta inflamatoria.

Algunas investigaciones muestran sus beneficios en el dolor de regla, pero precisa de estudios más rigurosos para ser un buen candidato contra el tratamiento del dolor en un futuro cercano.

Boswellia

Tiene propiedades antiinflamatorias, por lo que podría reducir el dolor asociado con la endometriosis.

Fisioterapia y osteopatía

La fisioterapia y la osteopatía pueden ser beneficiosas para tratar el dolor, reducir la inflamación y mejorar la movilidad de los tejidos en la zona pélvica. Igualmente, busca restaurar la movilidad de las estructuras internas —como el útero, los ovarios y los ligamentos circundantes— y es fundamental después de una cirugía de endometriosis para prevenir las adherencias y facilitar la recuperación.

Paloma tenía cuarenta años y había sido intervenida tres veces por laparoscopia de una endometriosis. Me solicitó dos horas de consulta porque venía de fuera y tenía una historia muy larga y complicada que contarme. Además, quería saber si podía darle otra respuesta que no fueran solo anticonceptivos, porque le causaban malestar, y el diu, que no lo había querido probar. Me habló de menstruaciones abundantes y dolorosas, de una tiroiditis autoinmune, de que toleraba mal los alimentos con histamina —quesos curados, alcohol, aguacate, embutidos…— y que le sentaba mal la leche de vaca.

Comenzamos desde el principio y me empezó a contar con lágrimas en los ojos que a los siete años sufrió abusos de un familiar y que su cuerpo reaccionó con un eccema vulvar muy extenso, y que a los doce, al salir de una clase de piano, intentaron violarla. Mientras escuchaba su relato y veía su sufrimiento al recordar esos momentos, callada, detrás de la mesa que nos separaba, no podía articular palabra y solo pensaba en cuánto dolor acumulaba esa mujer, cuánto había sufrido siendo tan joven. ¿Quién podía querer hacerle daño a una niña tan pequeña e indefensa? Por desgracia, esto es una realidad que se repite más veces de las que quisiéramos y tenemos que afrontar estas penosas situaciones.

Me vino a la mente aquella niña de apenas doce años que fue violada por varios vecinos mientras yo trabajaba en una ONG en un pueblo llamado Santiago Atitlán, en Guatemala, que acudió al hospital y que nadie, ni su propia familia, quiso denunciar. Eso me desgarró el alma. Terrible situación en la que una ginecóloga en un país extraño tuvo que callar y sufrir en silencio.

Paloma tuvo una infancia dura, con unos traumas que trataba de sanar, pero al contármelo, su sufrimiento surgía de lo más profundo. Su sistema nervioso seguía alerta y el inmune, debilitado. Estaba siendo tratada en la Unidad del Dolor porque su menstruación y las adherencias de las cirugías le habían dejado huella y también en tratamiento psicológico.

A los treinta años tuvo su primera cirugía de endometriosis con un quiste de diez centímetros. Y así entró y salió de quirófano dos veces más hasta la última, a los treinta y seis años.

Empezó a investigar por su cuenta y su mejoría vino doce meses después cuando comenzó a tratarse con una nutricionista e inició un cambio radical en su estilo de vida y tratamiento psicológico.

Recordemos la relación de la disbiosis intestinal y la alteración de la barrera que hace que las bacterias devuelvan los estrógenos a la sangre para que sigan ejerciendo su acción. Paloma tenía una tiroiditis autoinmune, por eso comprobé si su barrera intestinal estaba permeable, ya que como decía Hipócrates, «la enfermedad empieza en el intestino». También el estrés oxidativo y el exceso de radicales libres, que seguían haciendo mella en su cuerpo.

Cuando una mujer comienza con reglas abundantes y dismenorrea, hemos de investigar las causas y buscar si ese exceso de estrógenos se debe a un problema en la eliminación —intestino o en el metabolismo hepático— o tiene un polimorfismo en la producción. Esas son las dos posibilidades. Los especialistas no debemos recetar un anticonceptivo sin averiguar su origen, porque cronificaremos el problema y volverá cuando sean retirados. Fijémonos en el bloqueo emocional que tiene Paloma en este caso desde su más tierna infancia. Los traumas no solucionados pueden volver de alguna manera en la adultez como un espejo que refleja los asuntos no solventados y nos los recordará a lo largo de nuestra biografía. Así que, por favor, investiguemos las emociones de las pacientes y busquemos la ayuda necesaria.

Consejo

La primera opción de tratamiento son los anticonceptivos, sobre todo de progestágenos. Estos no debes retirarlos sin la supervisión de un especialista, y no olvides que si quieres instaurar un tratamiento integrativo, debes hacerlo paulatinamente.

9

EL SÍNDROME DE OVARIO POLIQUÍSTICO Y SUS IMPLICACIONES METABÓLICAS

El médico del futuro ya no tratará el cuerpo humano con medicamentos, sino que curará y prevendrá enfermedades con nutrición.

THOMAS EDISON

Vuelvo a hablar de Talía, una de las *Gracias* de Rubens. Además de la fertilidad, también se asocia con la abundancia y la celebración. Me encantaría tener un gran relato que contar sobre esta reina de los banquetes y festivales, pero al no tener mucha información, voy a hablar de la historia de las estaciones y Deméter, hermana de Zeus y padre este de Talía.

Deméter, diosa de la naturaleza y la agricultura, tuvo una hija muy bella llamada Perséfone. Debía tener tal belleza que el dios del inframundo, Hades, cayó rendido a sus pies, pidiendo a Zeus su mano, pero ante la tardanza de su respuesta, decidió raptarla. Su madre la buscó desesperada por todos los lados y, deprimida, prohibió a los árboles dar sus frutos y secó los campos. Pero al noveno día, Zeus, viendo el hambre y las quejas de los hombres, tuvo que interceder y reclamó a Hades que la devolviera. Lógicamente, este se negó, y Deméter, furiosa, lanzó una maldición para que no crecieran más alimentos. Ante este enfrentamiento tuvo que interceder la madre de todos, Rea, y se llegó a un acuerdo: Perséfone debería estar seis meses al año con Hades y el resto regresaría con su madre. Es por ello que mientras Perséfone está con Hades en el inframundo, Deméter está triste y la tierra deja de dar sus frutos; es entonces cuando estamos en el otoño-invierno; pero cuando la hija vuelve a los brazos de su madre, los campos florecen y hay cosechas hasta que llega el otoño.

¿Qué es el SOP?

Es agradable leer una bonita historia como esta, pero en relación con la alimentación y los excesos es donde quiero detenerme para hablar de las mujeres afectadas con el síndrome del ovario poliquístico (SOP), mal llamado así porque le da el nombre una imagen ecográfica en la que aparecen múltiples quistes menores de diez milímetros en rueda de carro por su distribución periférica alrededor del ovario, y no hace mención al síndrome metabólico que realmente hay detrás.

Como suelo decir, este síndrome es una enfermedad más bien metabólica con síntomas ginecológicos. Es el resultado de una interacción de factores hormonales e inflamatorios —no sabemos en verdad cuáles son primero—, que llevan a la resistencia a la insulina, y que en nuestros días, con la mala alimentación, se puede cronificar, empeorando los problemas asociados.

En España, se estima que el síndrome de ovario poliquístico afecta a entre el 6,5 % y el 13 % de las mujeres en edad reproductiva. En el mundo, la incidencia varía, oscilando entre el 6 % y el 20 %. Es la enfermedad endocrina más prevalente y si bien la genética también puede influir, parece que el estilo de vida es el factor que tiene un mayor impacto en esta enfermedad.

Normalmente, es más común en mujeres jóvenes y los síntomas más habituales son:

- Problemas de fertilidad.
- Oligomenorrea: ciclos irregulares y poco frecuentes, con intervalos de más de treinta y cinco días entre periodos o

menos de nueve ciclos al año. El 75 % de estas mujeres acuden a consulta con esta problemática.

— Signos de hiperandrogenismo (exceso de hormonas masculinas: andrógenos), que aumenta el acné o el hirsutismo es decir, el exceso de vello en zonas donde normalmente no suelen tener).
— Al realizar una ecografía vaginal podremos ver alteraciones ováricas con morfología poliquística, aunque no siempre se presentan.

Si esta enfermedad no se trata de manera correcta, puede tener secuelas metabólicas importantes a largo plazo, que incluyen un mayor riesgo de diabetes, de enfermedad cardiovascular y de cáncer de endometrio. Todo esto conlleva una morbilidad mayor y una disminución de la esperanza de vida. Por ello, es necesario un diagnóstico temprano, para intentar modificar el estilo de vida en las chicas jóvenes y solventar el problema metabólico oculto.

Ana, que hoy tiene cuarenta años y dos hijas por parto natural, tuvo que pasar por un verdadero calvario para llegar a este desenlace feliz.

A los treinta y tres, acudió a urgencias debido a los sangrados. Había sido diagnosticada hacía tiempo de síndrome de ovario poliquístico y presentaba irregularidad menstrual como principal síntoma, pero llevaba mucho con unas menstruaciones muy abundantes. Normalmente, esto significa un exceso de estrógenos, y en esta enfermedad es uno de los problemas que acontecen.

Le tomamos una biopsia del interior del útero y vi que había unas células alteradas. Luego, le realicé una histeroscopia —consiste en introducir una cámara en el útero desde la vagina para ver el interior y poder tomar biopsias del endometrio si hace falta—. El resultado fue un tumor maligno de endometrio, pero en estadio muy inicial. Fue por ello que optamos por un tratamiento conservador; es decir, no quitar el útero, sino poner tratamiento oral e intrauterino con progestágenos y diferir la cirugía hasta que tuviera hijos y más tarde operar.

Es un caso que, emocionalmente, me afectó mucho, pero después de dos niñas, en este momento solo estamos pendientes de quitar el útero para completar el tratamiento y poder decir que está curada.

Con la historia de Ana quiero mostrarte cómo el exceso de estrógenos, aun en mujeres jóvenes, puede conllevar un problema. Al no ovular, no podemos producir progesterona —solo se produce en el ovario que ha ovulado y da inicio a la segunda fase del ciclo—, así con estrógenos tan altos tendremos un estímulo excesivo.

¿Por qué se produce?

Es una enfermedad de los excesos, diría yo. Como Talía, la diosa de la abundancia y los banquetes, vamos a tener en los análisis una insulina alta, un estradiol elevado, unas hormonas masculinas altas y, normalmente, un índice de masa corporal (IMC) en sobrepeso o mayor. Por eso yo le llamo el síndrome de la abundancia, aunque también puede tener un fenotipo más delgado. Debemos intentar realizar el diagnóstico lo más pronto posible porque suele desarrollarse en la adolescencia y progresa con el tiempo, cronificándose.

Hay dos aspectos que quiero destacar: como he dicho, uno es que todos los valores suelen estar elevados en los análisis y otro es que subyace una inflamación crónica de bajo grado. Cuando esta aparece, hemos de pensar en la salud digestiva, la barrera intestinal y la microbiota. Es importante prestar atención a cómo está nutriéndose esa mujer y qué alimentos está tomando de más.

No se conoce en realidad cómo se inicia del todo, pero diversas evidencias sugieren que mecanismos ambientales, genéticos y epigenéticos están involucrados en esta alteración metabólica, y que el hiperandrogenismo es fundamental y tiene un efecto negativo en diferentes órganos como el cerebro, el tejido adiposo, el hígado, los músculos y el páncreas.

En estas mujeres el ovario no secretará las hormonas necesarias para ovular, hecho que va a condicionar que los folículos empiecen a crecer, pero ninguno llegará a ser lo suficientemente grande como para hacerlo. Por ello, habrá muchos pequeños quistes en la primera fase, pero sin llegar a la segunda porque la ovulación no ocurre. No tendremos entonces progesterona y muchos estrógenos se traducirán en más sangrando y complicaciones.

Fue descrito por primera vez en la década de 1930 por los médicos Irving Stein y Michael Leventhal, que pensaban que era la presencia de los quistes en los ovarios los responsables del origen del síndrome y en principio fue conocido como el síndrome de Stein-Leventhal. No fue hasta más tarde donde las investigaciones posteriores concluyeron que los quistes eran solo una expresión de lo que comienza siendo un trastorno endocrino.

En una ecografía pélvica, el 90 % de las mujeres con alteraciones hormonales en la analítica compatible con esta enfermedad presentarán cambios característicos en los ovarios. Sin embargo, entre el 20 % y el 30 % de las que no tienen alteraciones hormonales de ovario poliquístico también presentarán características similares, lo que quiere decir que la imagen ecográfica con quistes en los ovarios no es patognomónica —síntoma específico— de esta enfermedad. Por ello, la confusión que dicho nombre supone en las pacientes que llegan a consulta pensando que sus ovarios tienen solo quistes, pero desconocen el trasfondo metabólico que esto conlleva.

Posibles hipótesis sobre su origen

Podemos hablar de teorías probables sobre el origen del SOP, pero su causa todavía hoy no ha sido confirmada:

- Durante el embarazo. Cuando hay una restricción del crecimiento en el embarazo, el feto entra en modo supervivencia y en la edad adulta tendrá más predisposición a la obesidad y a la acumulación de grasa.
- En la edad adulta. Las condiciones que puede hacer que aparezca es la genética, la epigenética, el exceso de andrógenos, programación del desarrollo, la resistencia a la insulina y los disruptores endocrinos...

La genética influye

Los estudios han identificado varios genes implicados que codifican receptores de LH y FSH —hormona luteinizante y hormona foliculoestimulante— del metabolismo de la glucosa y se ha visto la predisposición familiar en gemelos idénticos, donde se confirmaron la similitud de síntomas.

Factores epigenéticos

Aunque genéticamente no tengan la predisposición, la exposición temprana a factores ambientales puede generar el desarrollo de este síndrome en la edad adulta.

Exceso de andrógenos

La alteración bioquímica más común de este síndrome, con niveles elevados de testosterona y androstenediona, es el hiperandrogenismo. Se presenta en el 80 % de los casos con síntomas como hirsutismo, acné y alopecia. Los andrógenos se producen en el ovario y en las glándulas suprarrenales a partir del colesterol, pero en estás mujeres la principal sobreproducción es en su mayoría ovárica.

Existe una enzima, la citocromo P450c17, que es la encargada de la formación de andrógenos a partir del colesterol. Cualquier alteración en la expresión de esta enzima puede suponer en estas pacientes una predisposición a padecer SOP.

En el ovario, la producción de andrógenos está regulada por la hormona luteinizante (LH) en unas células llamadas de la teca, mientras que la síntesis de estrógenos a partir de los andrógenos es regulada por la FSH en las células de la granulosa. Por eso, los aumentos que podemos ver en las analíticas de estas pacientes habitualmente muestran un incremento de LH frente a FSH, porque fundamentalmente es la responsable de estimular las hormonas masculinas en el ovario.

También sabemos que el único factor fuera del ovario que puede subir la producción de andrógenos es la insulina, así explicaríamos cómo mujeres con problemas de resistencia a ella —insulina alta— tienen las hormonas sexuales masculinas más elevadas, lo que las predispone a padecer este síndrome.

Programación del desarrollo

Los impactos ambientales —contaminación del aire y del agua, por ejemplo— durante el desarrollo temprano, incluyendo el embarazo y la infancia, pueden alterar los patrones de expresión genética y tener efectos profundos en la salud de mayores. Esta teoría, postulada por David Barker, ha revolucionado el paradigma que pensaba que las enfermedades crónicas solo se podían manifestar o agravar en la edad adulta, proponiendo que estas podrían tener sus bases en las edades tempranas de la vida. Así, las niñas nacidas de madres con síndrome del ovario poliquístico tienen mayor riesgo de desarrollar esta enfermedad por el ambiente hiperandrogénico durante el embarazo que, aunque las placentas tienen mecanismos para evitar el exceso de andrógenos por la enzima aromatasa placentaria, pero en estas mujeres esta actividad está más disminuida, dejando que el estímulo androgénico llegue al feto.

Otro aspecto importante del que ya he hablado es sobre las restricciones en el crecimiento intrauterino por una desnutrición materna durante el embarazo, que podría influir en las enfermedades en la adultez, ya que se ha visto que la niñas que presentan menor peso al nacer tienen mayor actividad androgénica, menstruaciones irregulares, alteración en el patrón de la insulina y más tendencia a la obesidad, pues se favorece el almacenamiento de grasa.

Consejo

Sé que parece ciencia ficción, pero como has visto, necesitas embarazos tranquilos y con una alimentación saludable para tener hijos sanos.

Resistencia a la insulina como precursor del exceso de andrógenos

La insulina es una hormona que produce el páncreas en respuesta a una subida de glucosa en sangre procedente de los alimentos, y es la encargada de introducirla en la célula —músculos, grasa, hígado— para obtener la energía necesaria. Cuando la célula se resiste a dejarla entrar, se eleva la glucosa, pero también la insulina, produciendo efectos secundarios como el daño en los vasos sanguíneos o en los nervios y aumentado el riesgo cardiovascular. La resistencia a la insulina afecta al 65-70 % de las mujeres con síndrome de ovario poliquístico y es la alteración metabólica más frecuente.

El problema real detrás de este exceso es que estimulará la producción de andrógenos desencadenado por un incremento en la hormona LH —la encargada de producir hormonas masculinas— y la activación de la enzima citocromo P450c17. No pensemos que este hecho se produce solo en las chicas más obesas, porque en las delgadas también puede ocurrir, y tendrán los mismos síntomas y riesgos. Al subir la insulina aumentará la hormona LH y, consecuentemente, las hormonas masculinas, que comenzarán con la alteración del ciclo.

Otro efecto importante que puede aumentar los efectos de la testosterona es que su exceso también disminuirá la liberación hepática de la proteína que se encarga de transportar las hormonas esteroideas en la sangre (SHBG), dejando durante más tiempo la testosterona libre para que pueda tener una acción más prolongada, porque la testosterona activa es la que no está unida a su proteína transportadora. Luego si la proteína transportadora esta baja, más testosterona libre y más efectos.

Podemos decir que el exceso de insulina en sangre también puede ser un factor que condicione el desarrollo de este síndrome, puesto que produce una subida de hormonas masculinas, todo respaldado por multitud de estudios. Se vio cómo si estas pacientes se trataban con metformina, fármaco que mejora la sensibilidad a la insulina, se consiguieron reducir los niveles de esta y de andrógenos, y aumentó la proteína transportadora de hormonas esteroideas SHBG, mejorando la función ovárica. Y cuidado, porque la obesidad es la causa más común de resistencia a la insulina, vigilemos nuestra alimentación y hagamos más ejercicio.

Disruptores endocrinos

Ya hemos hablado de los disruptores endocrinos, en concreto en el síndrome de ovario poliquístico el más estudiado es el bisfenol A, una sustancia que encontramos en muchos envases de plástico y que tiene una actividad estrogénica clara.

Criterios diagnósticos

Existen unos criterios diagnósticos llamados de Rotterdam que han sido debatidos por las principales organizaciones desde 1990, reflejando así la controversia en el origen de esta enfermedad, así como de sus manifestaciones tan heterogéneas. Los criterios actuales requieren de al menos dos de las siguientes tres características:

- Hiperandrogenismo.
- Problemas con la ovulación.
- Imagen ecográfica con múltiples quistes pequeños (menores de diez milímetros).

Sin embargo, y viendo que las directrices están cada vez más orientadas a que todo podría empezar con la resistencia a la insulina, y que se ha observado de forma consistente este hecho entre la mayoría de las mujeres con este síndrome, todavía no se ha incluido en ninguno de los criterios. Luego, esto merece una reevaluación que los especialistas reclamamos desde hace tiempo.

Si bien sabemos que sus principales manifestaciones clínicas son el exceso de hormonas masculinas —andrógenos—, la alteración del ciclo menstrual —alargando los ciclos— y la ecografía con morfología poliquística, estas mujeres suelen presentar enfermedades adicionales metabólicas también muy importantes.

Dentro de este trastorno endocrino heterogéneo se ha hablado de diferentes causas, pero parece ser que el exceso de hormonas masculinas en algún periodo del desarrollo —incluso durante el embarazo de la madre o la abuela—, es un factor que ayuda al comienzo. No obstante, el conocimiento que tenemos ahora sobre la fisiopatología —cómo empieza todo— es incompleto y las estrategias para su tratamiento todavía siguen siendo precarias. Lo que sí está claro es que este exceso de andrógenos es la chispa que enciende la llama del síndrome metabólico, aunque desde mi punto de vista es bidireccional: mujeres con síndrome metabólico con más azúcares en la dieta pueden desarrollar un SOP. Es complicado definir exactamente qué es primero, dada la diversidad de fenotipos en estas mujeres, que dependerá de la edad, el índice de masa corporal, la raza y las comorbilidades asociadas, pero parece que la característica unificadora es la inflamación crónica.

Manifestaciones clínicas

Podría decir que con el síndrome de ovario poliquístico se nace —como ya has visto por el exceso de estímulo de hormonas masculinas durante el embarazo o la niñez o por la predisposición genética y epigenética que va a condicionar en un segundo tiempo el desequilibrio metabólico— o se hace —que se va gestando poco a poco al llevar un mal estilo de vida, y será entonces el exceso de insulina el que estimulará la producción de andrógenos—. Por tanto, podemos nacer con una predisposición o desarrollarlo con nuestros malos hábitos, aquí está el quid de la cuestión.

Cuando pensamos en síndrome de ovario poliquístico, nos imaginamos a esa adolescente gordita, con acné y vello en determinadas zonas que acaba de terminar de hacerse el láser, que tiene reglas irregulares de más de treinta y cinco días y asegura creer que come bien y hace ejercicio, pero continúa engordando y le acaban de prescribir algún ansiolítico porque está muy nerviosa y no termina de aceptar esta situación. Pero debemos ver el trasfondo. Sabemos que una persona con tendencia a la obesidad tendrá un estado inflamatorio porque tiene resistencia a la insulina —probablemente subyacente— y la producción de energía en la mitocondria estará más comprometida y, por supuesto, también tendrá alterada la microbiota intestinal.

LA OVULACIÓN, UNA INFLAMACIÓN EQUILIBRADA

Recordemos brevemente el ciclo menstrual. Tenemos cuatro momentos importantes con diferentes funciones en cada una de ellas. Durante la primera fase, la folicular, crece el endometrio y se produce el crecimiento de los folículos en los ovarios, y uno de ellos, al llegar la ovulación —que se produce durante el pico de la hormona LH—, es el que se encargará de expulsar el óvulo con opciones para fecundarse. La siguiente fase, la lútea, es la encargada de producir progesterona para madurar el endometrio, y en la última, si no existe embarazo, se produce la menstruación.

Dicho esto, pensemos que para que el folículo dominante rompa su pared y consigamos ovular tiene que producirse una herida o debilitamiento de esa zona del ovario y el óvulo salga para ser fecundado. Debe generarse una cascada inflamatoria durante la primera fase en las que las prostaglandinas, las enzimas proteolíticas —disuelven proteínas— y las colagenasas —debilitan el colágeno—, por nombrar algunas, consigan debilitar la pared para que se rompa. Esto se llama inflamación fisiológica o normal.

Nos damos cuenta entonces de que la inflamación es necesaria, pero de manera controlada.

Existen estudios que han evaluado el líquido folicular en mujeres sometidas a tratamientos de reproducción asistida, y han encontrado diferencias en los niveles de citoquinas —mensajeros de la inflamación— en aquellos casos de infertilidad. En sus ovarios se va a producir un aumento de andrógenos, de hormona antimülleriana (AMH) y de otros mediadores como son la proteína C reactiva (PCR), las citoquinas y los leucocitos, lo que aumenta el estado de inflamación crónica que, a largo plazo, incrementará el riesgo cardiovascular. La duda es si realmente el exceso de andrógenos es lo que promueve el estado inflamatorio o es el de citoquinas proinflamatorias las que estimulan el aumento de andrógenos. Sea como fuere, la inflamación aguda es la consecuencia.

Las principales citocinas relacionadas con esta enfermedad son:

— La proteína C reactiva (PCR). Es un marcador de inflamación y riesgo para la enfermedad cardiovascular.
— El factor de necrosis tumoral alfa (TNF-α). Producido por los adipocitos en respuesta a la inflamación crónica. Está aumentado en pacientes con obesidad e intolerancia a los hidratos de carbono. El incremento del TNF-α podría contribuir a la obesidad y a la resistencia a la insulina, sin embargo, según algunos estudios esta asociación no está del todo clara.
— La interleucina 1 beta (IL-1β). Está elevada en mujeres con síndrome de ovario poliquístico que presentan disfunción ovárica.
— La interleucina 6 (IL-6). Se encuentra en mujeres con esta enfermedad, sobre todo en aquellas que presentan obesidad asociada a este síndrome.

Vemos la importancia de evaluar el grado de inflamación crónica, ya que se relaciona con la disfunción endotelial —se refiere a la alteración de la flexibilidad de las arterias que aumenta la hipertensión—, la enfermedad cardiovascular, la coronaria y con el síndrome de ovario poliquístico. Por ello, otra línea para valorar en un futuro el riesgo cardiovascular en estas mujeres podría ser la medición de los marcadores de inflamación como la PCR.

Alteración de la salud digestiva

Creo que es hora de reconocer al César lo que es del César y a Dios lo que es de Dios, y la salud digestiva ahora mismo es nuestro detector de invasores. Este sistema se encarga de nuestras defensas, regula el estado de ánimo, el apetito, elimina desechos, absorbe los nutrientes, sintetiza vitaminas y está confirmado el papel que juega como gran regulador del equilibrio microbiano de todo el organismo.

En las clínicas de reproducción estudian ya la microbiota vaginal y del endometrio porque se ha visto que mejora la implantación y el éxito del procedimiento y porque se ha demostrado que una buena microbiota mejora también todas las fases hasta que se consigue el embarazo, todas las etapas del parto, incluido este y la lactancia. Igualmente se ha relacionado con los niveles séricos de hormonas, siendo en las mujeres con este síndrome favorecedor del ambiente androgénico.

Disbiosis intestinal

Si bien muchos estudios han encontrado disbiosis intestinal en mujeres con síndrome de ovario poliquístico, la evidencia sugiere que más que ser una consecuencia del mismo, podría tener un papel importante en el desarrollo del síndrome.

El tracto gastrointestinal contiene un billón de bacterias, a las que llamamos microbiota, un «órgano endocrino» esencial para la salud reproductiva y metabólica y el mantenimiento de la salud general. Una alteración en el equilibrio bacteriano —disbiosis— puede afectar el equilibrio hormonal de estrógenos, andrógenos o insulina. Un incremento de los andrógenos, por ejemplo, puede dañar la barrera intestinal, haciéndola permeable y contribuyendo consecuentemente a una inflamación crónica de bajo grado. Esta inflamación empeora la resistencia a la insulina y otras alteraciones metabólicas.

Se ha observado una disminución de bacterias beneficiosas —como los lactobacilos y las bifidobacterias— en mujeres con SOP, que son las encargadas de mejorar la inmunidad y la absorción de nutrientes. Una estrategia para el tratamiento podría ser reducir la inflamación mediante el control de la microbiota.

Para saber si nuestra microbiota está en equilibro podemos realizar un análisis de heces. Esta suele estar relacionada con otros problemas de salud como alergias, trastornos autoinmunes, ansiedad, diarrea, alteraciones para perder peso, eczema, psoriasis, fatiga crónica, etc.

Consejo

Los tratamientos antibióticos o los anticonceptivos podrían alterar tu microbiota. Por ello, cuídala si precisas tomar alguno de estos tratamientos. No dejes que tus bacterias protectoras bajen y quedes expuesta a inflamaciones en determinados órganos, produciendo cistitis recurrentes, infecciones vaginales o incluso mastitis si te encuentras en periodo de lactancia.

Más allá de la ecografía

Como es lógico, deberemos tener en mente los criterios de Rotterdam —exceso de andrógenos, irregularidad menstrual e imagen ecográfica—, y el enfoque debe incluir la evaluación de marcadores primarios y de disfunción secundaria:

— Historia clínica y exploración. Para buscar síntomas y signos como acné, hirsutismo, obesidad central o ciclos irregulares.
— Pruebas de laboratorio. Para evaluar los niveles de andrógenos como la deshidroepiandrosterona (DHEA) y la testosterona total y libre, la androstendiona, la disfunción tiroidea o la hiperprolactinemia. Luego se pueden valorar otras pruebas secundarias como la vitamina D, la hormona antimülleriana, la foliculoestimulante (FSH), la luteinizante (LH), los estrógenos y la progesterona para ver si hay ovulación en la segunda fase. La prolactina se debe pedir porque si está elevada, es una de las causas importantes de ausencia de menstruación y una disfunción tiroidea también puede influir en una alteración menstrual. La proporción de testosterona total/dihidrotestosterona (TT/DT) alta ha demostrado un fenotipo adverso en mujeres con este síndrome.
— Evaluación de los factores de riesgo. La presencia de síndrome metabólico o riesgo cardiovascular ha de evaluarse en mujeres con sospecha, como la resistencia a la insulina,

el índice HOMA, las pruebas de sobrecarga oral de glucosa, la insulina y la medición del perfil lipídico y los marcadores inflamatorios como la proteína C reactiva y el fibrinógeno.

— Ecografía pélvica. Para valorar la morfología de los ovarios.

Si los especialistas no somos capaces de entender que en un futuro las mujeres sufrirán complicaciones que podrían deteriorar su calidad de vida y comprometerla, ¿realmente vamos a seguir pensando que al prescribirles un anticonceptivo les vamos a ayudar?

Para terminar el capítulo, quiero recordarte brevemente algunos síntomas que el SOP puede producir:

Síntomas de SOP en relación con el exceso de hormonas masculinas			
Hirsutismo en la cara, pecho, abdomen y muslos.	Alopecia androgénica.	Acné en la cara, pecho y espalda.	Ciclos irregulares, ausencia de menstruación o menos de nueve menstruaciones al año.
Abortos y dificultad para quedarse embarazada.	Depósito de grasa visceral.	Acumulación de grasa en el hígado.	Aumenta la resistencia del músculo a la insulina.

Síntomas de SOP en relación con los problemas metabólicos			
Incremento de peso.	Resistencia a la insulina.	Ansiedad, depresión y baja autoestima.	Trastornos con la alimentación.
Aumento de pequeñas verrugas en cuello o axilas (acrocordones).	Acantosis nigricans (afección de la piel hiperpigmentada y engrosada en cuello o ingle).	Apnea del sueño.	Somnolencia.

10

Un enfoque integral del síndrome del ovario poliquístico

La paciencia es la mejor medicina.

John Florio

El protocolo de tratamiento del síndrome del ovario poliquístico debe ser multifactorial, pues sus manifestaciones y sus causas también lo son, por tanto, ha de utilizarse una combinación de estrategias que incluyan, como hemos dicho, cambios en el estilo de vida o una reducción de los disruptores endocrinos. Veamos estas y algunas otras con más detenimiento.

Dieta y actividad física

Control del peso

Es una medida muy eficaz para gestionar los efectos y prevenir complicaciones a largo plazo, pero muchas veces es un gran desafío dada la dificultad que la resistencia a la insulina presenta para perder peso, y son mujeres que pueden frustrarse tras varios intentos sin éxito. Se estima que alrededor de la mitad tienen obesidad o sobrepeso y con una simple pérdida de un 5 % de la masa corporal ya se verían beneficios en los marcadores metabólicos y hormonales.

Existen dos tipos de grasa: la blanca —la que todas tenemos en caderas, abdomen y muslos, y que sirve para almacenar energía— y la marrón o parda —que sirve para generar calor—. En las mujeres con este síndrome, la parda esta más disminuida y es uno de los motivos por los cuales cuesta más perder peso. Ahora se está investigando cómo esta disminución puede estar relacionada con las enfermedades metabólicas y la obesidad.

Ejercicio

Es importante la práctica de ejercicio para mejorar poco a poco la masa muscular y la sensibilidad a la insulina, mecanismo que se considera fundamental para restaurar la función reproductiva y bajar el riesgo cardiovascular. Se recomiendan unos ciento cincuenta minutos a la semana de ejercicio de intensidad moderada y setenta y cinco de actividad física intensa.

El ejercicio aeróbico es fundamental para reducir el índice de masa corporal, ya que solo con aumentar los pasos diarios mejoran los parámetros de inflamación. Se ha estudiado que las mujeres que cumplen con las recomendaciones en la actividad aeróbica moderada treinta minutos, tres veces por semana, experimentan efectos favorables en la reducción de la circunferencia de la cintura, la presión arterial sistólica, los niveles de PCR, la testosterona, la glucosa y el colesterol total.

El yoga también mejora el estado de ánimo, los niveles de cortisol, la resistencia a la insulina y la testosterona.

Alimentación

Una dieta alta en grasas saturadas y carbohidratos puede incrementar los marcadores de inflamación y los andrógenos puesto que aumentan los radicales libres de oxígeno y las citoquinas proinflamatorias, que van a alterar la función mitocondrial y contribuye al mantenimiento de un estado inflamatorio crónico de baja intensidad. Por tanto, una nutrición baja en carbohidratos, con alta proporción de proteínas vegetales y animales de calidad es fundamental para reducir la resistencia a la insulina.

CONSEJO

No olvides que los carbohidratos también son necesarios, pero debes dar preferencia a los complejos —legumbres, verduras y frutas ricas en fibra— y evitar los refinados y los alimentos procesados.

Ahora está muy en auge el ayuno intermitente y se ha valorado en estas pacientes, ya que se ha visto que mejora el síndrome metabólico, la sensibilidad a la insulina, el peso, la función cognitiva y el envejecimiento, reduciendo el riesgo de enfermedades cardiovasculares. Sin embargo, debe estar supervisado por un profesional de la salud porque aún falta evidencia científica a largo plazo de sus efectos y posibles riesgos.

CONTROL DE LA INFLAMACIÓN CRÓNICA

ÁCIDOS GRASOS OMEGA 3

Las mujeres que presentan resistencia a la insulina tienen los parámetros de inflamación más altos —como la PCR—, por tanto, una intervención en la dieta que contenga aceites de pescado o de linaza que favorezca el perfil de colesterol, de triglicéridos, de glucosa, la tensión arterial, la capacidad reproductiva y controle el componente inflamatorio puede ser buena para reducir el riesgo cardiovascular. Dosis de EPA de uno a dos gramos tras la comida y de DHA de noche mejoran todos estos parámetros.

N-ACETILCISTEÍNA

Ya hemos dicho que tiene múltiples funciones, una de ellas, aumentar los niveles de glutatión —llamado el antioxidante maestro—, que ayuda a combatir el estrés oxidativo y los radicales libres. Por ello, mejora los marcadores inflamatorios y, consecuentemente, la resistencia a la insulina.

Al añadirlo en ciclos de reproducción asistida se ha observado que mejora la tasas de ovulación, la calidad de los ovocitos y aumenta la probabilidad de embarazo, con un incremento de hasta 3,6 veces más en pacientes con SOP.

Cúrcuma

Parece ser que regula el ciclo, disminuyendo la actividad androgénica y mejorando, además, la resistencia a la insulina. Sin embargo, se necesitan más evidencias, pero podría añadirse complementando a otro tratamiento.

Desregulación hormonal y metabólica

Inositol

Compuesto similar a un azúcar que juega un papel fundamental en varias funciones celulares como el metabolismo de las grasas, la sensibilidad a la insulina y la función ovárica. Aunque en ocasiones es llamada vitamina B8, técnicamente no es una vitamina. Se encuentra en algunos alimentos como las frutas, las legumbres, las nueces y los granos integrales, y puede ser sintetizado de forma natural por el organismo. Se ha observado que en mujeres con esta enfermedad suele estar disminuido.

Existen dos tipos de inositol:

- El mioinositol, involucrado en ayudar a las células a utilizar la glucosa y a regular los niveles de andrógenos.
- El D-quiroinositol, influye en la distribución de las grasas y favorece el almacenamiento de la glucosa en forma de glucógeno en mujeres con SOP.

En principio, la combinación de los dos es más beneficiosa que administrar solo uno, y las dosis de mioinositol rondan entre dos y cuatro gramos mientras que el D-quiroinositol se encuentra entre los mil y los dos mil miligramos diarios. Varios estudios muestran cómo su combinación puede mejorar la tasa de embarazos y la calidad de los ovocitos tras doce semanas de suplementación.

Parece ser que no presenta interacciones con otros medicamentos y que puede ser utilizado durante el embarazo.

Cromo

Es un oligoelemento esencial que potencia la acción de la insulina, mejorando la sensibilidad de las células a esta hormona y facilitando la entrada de la glucosa, aunque la evidencia científica no es del todo concluyente.

Berberina

Sustancia amarilla de sabor amargo que procede de varias plantas, una de ellas, como te recuerdo más adelante, la corteza de agracejo y otra, el sello de oro, también conocido como cúrcuma canadiense.

Los estudios sugieren que puede ser beneficiosa para la resistencia a la insulina y que dosis de quinientos miligramos tres veces al día mejoran los parámetros metabólicos y las tasas de embarazo.

Vitamina D

Entre un 39 % y un 79 % de las mujeres con síndrome de ovario poliquístico tiene deficiencia de vitamina D en sangre periférica —por debajo de 20 ng/ml—. La mejor manera de suplementarla es a través de la exposición solar moderada y la dieta, y si, aun así, sigue baja, pensar entonces en la suplementación.

De todas formas, ¿qué mujer no sale a la calle con protector para evitar el envejecimiento y las manchas en la cara? ¿Y cuándo tiene tiempo de tomar el sol? Si a la mejor hora —entre las diez y las tres de la tarde—, prácticamente la mayoría estamos trabajando. Necesitamos entre diez y veinte minutos diarios de exposición solar. Vivimos en una sociedad en la que parece que cada vez demonizamos más el sol y preferimos la suplementación, pero no nos damos cuenta de que el astro rey es vida. Todo animal viviente sobre la faz de la tierra precisa de su energía para sobrevivir.

Existen receptores de vitamina D en casi todas las células, ejerciendo diferentes roles en la reproducción femenina. En los ovarios, mejora la calidad de los óvulos y su formación en el útero, facilita la implantación del embrión y reduce el riesgo de enfermedades uterinas como los miomas. Además, tiene un papel relevante en las tareas que realiza en la placenta durante la gestación. No podemos olvidar tampoco otras funciones como en la inmunitaria, la salud ósea, la muscular y el impulso nervioso. Por ello, es vital que sus niveles se encuentren en rangos correctos, que serían por encima de los 50 ng/ml y no pasar de los 100 ng/ml.

De las dos opciones de suplementación, la vitamina D3 —colecalciferol— es, en principio, la manera más segura de administrarlo. Se absorbe mejor con los alimentos más grasos, a diferencia del calcifediol, que al ser un metabolito intermedio —se forma en el hígado a partir del colecalciferol—, quizás puede se más eficaz en situaciones de malabsorción intestinal, obesidad o insuficiencia hepática, pero no tiene un perfil de seguridad como el colecalciferol, al tener más potencia y a dosis altas puede aumentar demasiado el calcio en la sangre.

En las mujeres con resistencia a la insulina, desempeña un papel fundamental en el desarrollo y la maduración del folículo ovárico.

Un tema muy debatido en la actualidad es la frecuencia; es decir, la administración diaria frente a la semanal o mensual. La evidencia ha demostrado que las dosis de 1000 UI al día son preferibles a las semanales más altas para mejorar en estas mujeres el índice HOMA.

L-CARNITINA

Es la forma biológicamente activa de un aminoácido no esencial —el cuerpo humano lo puede sintetizar—. Desempeña un papel importante en el metabolismo de los ácidos grasos y la producción de energía. En mujeres con síndrome de ovario poliquístico los niveles bajos se han relacionado con un incremento de insulina y de andrógenos.

Parece ser que la suplementación de doscientos cincuenta miligramos diarios pueden mejorar los parámetros de peso, el índice de masa corporal, la cintura y la circunferencia de cadera.

Melatonina

Antioxidante que puede ayudar a mejorar la calidad del óvulo al reducir el estrés oxidativo que lo rodea, lo que al mismo tiempo podría aumentar la fertilidad. Beneficia también el ciclo menstrual y hormonal, aunque se precisa de investigación en este ámbito.

Selenio

Existe evidencia de que la suplementación con selenio reduce de manera significativa los niveles séricos de insulina y triglicéridos.

Ácido alfa lipoico

Parece que el beneficio en mujeres con SOP se debe a su potencial antioxidante y su capacidad para mejorar la sensibilidad a la insulina y la calidad de los ovocitos. La mayoría de los estudios se han realizado en combinación con otros suplementos, fundamentalmente el inositol, por lo que también resulta más difícil valorar su efecto de manera individual.

Canela

Planta con propiedades conocidas para tratar el metabolismo de la glucosa, por lo que puede ser útil para la diabetes tipo 2. Se ha observado que también es eficiente para regular los ciclos menstruales tras seis meses de tratamiento con dosis de un gramo y medio diario frente a un placebo, aunque sin mejoría en los parámetros metabólicos. Sin embargo, otros estudios con canela de Ceilán informaron de las reducciones significativas en la insulina en ayunas y el índice HOMA.

Micoterapia

Dentro los hongos medicinales, existen tres que destacan por encima de los demás por sus efectos reguladores hormonales, antiinflamatorios y por mejorar el síndrome metabólico:

— Reishi. Es el hongo de la mujer o de la eterna juventud, pues tiene efectos sobre el control de la glucemia, ayudando a regular la glucosa en sangre.
— Maitake. En general, tiene una función detoxificante de metales pesados, inmunomodulador y antitumoral, pero se ha visto que también es beneficioso en mujeres con ovario poliquístico por su efecto antihipertensivo y controlando la glucosa en sangre.
— Champiñón del sol. Su principal efecto es frente a las alergias (al ser un gran regulador del sistema inmune), pero también favorece el metabolismo celular de la glucosa y mejora la resistencia a la insulina en las células.

Píldora informativa

En 2023, tuve la oportunidad de colaborar en un importante estudio llevado a cabo entre diferentes hospitales de Madrid para evaluar cómo la combinación de varios antioxidantes era capaz de modular los parámetros metabólicos, endocrinos y clínicos en mujeres con ovario poliquístico.

Se recogió la información de ochenta y cuatro pacientes con este síndrome antes, durante y al finalizar el tratamiento durante seis meses con distintos antioxidantes frente a anticonceptivos orales, y se observaron mejoras significativas en indicadores clínicos y de calidad de vida, sin diferencias estadísticamente significativas entre ambos grupos.

Pero quiero que analicemos juntas por qué la administración de los antioxidantes fue capaz de mejorar frente a los anticonceptivos en estos parámetros:

— Menos acné y vello corporal.
— Menos inflamación (se midió con marcadores en sangre).
— Ciclos menstruales más regulares (hasta un 45 % los regularizaron).
— Mejor calidad de vida general (sueño, energía, estado de ánimo).
— Menor cantidad de androstendiona, la hormona relacionada con el exceso de andrógenos.

El grupo de anticonceptivos también mejoró y no hubo grandes diferencias entre ambos, lo que sugiere que los antioxidantes podrían ser una alternativa eficaz para tratar a estas pacientes frente al tratamiento hormonal.

Lo que consiguió esta combinación de antioxidantes fue mejorar la metilación hepática de ese exceso de estrógenos que presentaban estas mujeres. Sabemos, porque en el libro lo he repetido varias veces, que para que los estrógenos puedan ser eliminados deben ir al hígado y pasar por un proceso llamado metilación, añadir un grupo metilo a ese estrógeno, transformándolo es una forma menos activa y no perjudicial que ha de ser excretado luego a través de la bilis —al intestino— o la orina.

Si no metilamos bien, acumulamos formas más activas o tóxicas de estrógenos que pueden causar síntomas como acné, síndrome premenstrual, reglas irregulares o incluso riesgos a largo plazo como endometriosis. ¿Y qué sustancias nos ayudaron a mejorar la metilación?

— SAMe (S-adenosilmetionina). Es un donador de grupos metilo que apoya directamente la metilación.
— Ácido alfa lipoico. Potente antioxidante.
— N-acetilcisteína. Como hemos visto, reduce el estrés oxidativo, que suele ir ligado a desequilibrios hormonales y resistencia a la insulina en mujeres con síndrome de ovario poliquístico.
— Vitamina B6. Importante para favorecer la formación de glutatión.

Este estudio nos enseñó que tal vez debemos empezar a plantearnos que es preferible apoyar la eliminación correcta de estrógenos en el hígado y administrar antioxidantes para bajar el estrés oxidativo en estas mujeres que directamente los anticonceptivos. Igual es la vía más rápida, pero no soluciona el problema de base. Esto lo extrapolo a todas las enfermedades ginecológicas que cursan con exceso de estrógenos, como endometriosis, síndrome premenstrual, miomas, fibromas y muchas más. No elijamos la vía más rápida y miremos por un futuro más saludable.

La salud intestinal

Prebióticos

Mejoran el perfil lipídico y de azúcar en sangre, reducen los triglicéridos y el colesterol LDL. Están compuestos por ácidos grasos poliinsaturados (PUFA), polifenoles y carbohidratos, que incluyen xilooligosacáridos (XOS), fructanos, lactulosa, inulina y fructooligosacáridos (FOS) y galactooligosacáridos (GOS).

Promueven el crecimiento de lactobacilos y bifidobacterias, lo que mejora el perfil lipídico, reduciendo los triglicéridos, el colesterol total, el colesterol LDL, y de glucemia y aumento de HDL —buena—. También pueden ayudar a controlar el apetito.

Se ha observado que el consumo frecuente de dextrina resistente podría ayudar en el control de los parámetros metabólicos y posiblemente a reducir el hiperandrogenismo y las irregularidades del ciclo menstrual en mujeres con síndrome del ovario poliquístico.

Probióticos

La administración de lactobacilos y bifidobacterias pueden controlar las bacterias patógenas, reducir los niveles de insulina, mejorar el perfil lipídico y favorecer la secreción de ácidos grasos de cadena corta —productos saludables para mantener la barrera intestinal, y que deben producir las bacterias al fermentar la fibra de la dieta—. Los más importantes son el acetato, el propionato y el butirato.

Simbióticos

Se refiere a una combinación de prebióticos y probióticos. Los más comunes incluyen bifidobacterias y FOS (fructooligosacáridos), lactobacilos y lactitol, y bifidobacterias y GOS (galactooligosacáridos). Se encargan de modular el perfil metabólico en estas mujeres, aumentar la producción de ácidos grasos de cadena corta beneficiosos. Son antiinflamatorios y disminuyen la testosterona.

Posbióticos

Son los metabolitos bioactivos de la fermentación bacteriana prebiótica; es decir, no son bacterias, sino los metabolitos beneficiosos que estas generan como los ácidos grasos de cadena corta y otros metabolitos vitales y ofrecen un nuevo enfoque terapéutico para el control de la inflamación sistémica, de la sensibilidad a la insulina, del control de lípidos y de la respuesta inmune.

Un posbiótico estable y no vivo podría proporcionar una salud metabólica e inmunológica de estas pacientes.

Psicobióticos

Tienen efectos en la salud mental, mejorando la depresión y la ansiedad y disminuyendo los niveles de cortisol. Los *Lactobacillus plantarum,* los *Bacillus infantis* y los *Lactobacillus helveticus* son tres de las cepas.

Modificaciones en la dieta

El consumo de proteína animal ha demostrado alterar de manera negativa el número de *Bifidobacterium adolescentes,* favoreciendo los bacteroides y otras bacterias que incrementan el riesgo de enfermedades cardiovasculares, mientras que la proteína vegetal hace el efecto contrario: aumentar las bifidobacterias y los lactobacilos y reducir los bacteroides y la inflamación.

También las dietas ricas en grasas aumentan los bacteroides y se relaciona con la reducción de *Lactobacillus* junto con otras bacterias que promueven la inflamación como los *Clostridium.*

La dieta que incluye cereales integrales y salvado de trigo —que son carbohidratos no digeribles— parecen estar relacionados con niveles más altos de bacterias saludables como los lactobacilos y las bifidobacterias.

Disruptores en el ambiente

La exposición a los disruptores endocrinos puede afectar la función ovárica y aumentar el riesgo de padecer SOP, causando alteraciones del ciclo y generando un caos hormonal, por lo que es aconsejable disminuir el uso de bisfenol A, evitar principalmente envases de plástico y tener cuidado con los ftalatos en los cosméticos y productos de higiene personal.

Consejo

Mira bien las etiquetas. No te dejes engañar ni caigas en la trampa de lo bueno, bonito y barato. Cuida tu salud sabiendo lo que comes, intentando comprar más alimentos sin pesticidas ni aditivos y comprobando qué te pones en la piel a diario, porque una dosis esporádica no es tóxica, pero repetida en el tiempo se puede acumular y comenzar a ser un problema.

Este síndrome no es solo una enfermedad ginecológica, detrás existen múltiples comorbilidades con las que nos podemos dar de bruces en un futuro si no tomamos medidas a tiempo. Es posible que nos cueste salir de este torbellino en el que estamos por un mal estilo de vida, un estrés no controlado y por todos los pequeños condicionantes que poco a poco hemos ido acumulando con nuestras decisiones erróneas.

11

El síndrome premenstrual

Perder la confianza en el propio cuerpo
es perder la confianza en uno.

SIMONE DE BEAUVOIR

El tema del círculo de mujeres que bailan desnudas ha fascinado a artistas de diferentes épocas a lo largo de la historia, y es uno de los relatos mitológicos más recurrentes. Rubens, pintor barroco de la escuela flamenca, las representó en su cuadro *Las tres Gracias,* expuesto en el Museo del Prado de Madrid. Las hijas de Zeus se colocan en corro simbolizando la hermandad, el respeto y el amor que se tienen. Yo lo conocí por mi padre, porque en las reuniones de especialistas en Patología mamaria, donde también revisamos la historia y datos curiosos para poder mostrar en nuestras charlas, se comentaba que una de ellas era su mujer, Helena Fourment, que en su mama izquierda presenta una retracción, ¿un posible cáncer? Pero esto son solo conjeturas, no hay certeza alguna.

Este capítulo está dedicado a Eufrósine, diosa de la alegría, caracterizada por ser la que mejor ánimo tiene de las tres, y que suele mostrarse con una máscara alegre que sostiene en la mano. Representa la felicidad, cuyo don ella se encarga de repartir. Justo el don que muchas mujeres con síndrome premenstrual tienen que ocultar, pero esta vez tras una máscara que esconde tristeza y rabia y cuyas emociones manifiestan en ocasiones a quien están a su lado, normalmente los últimos días del ciclo.

El síndrome premenstrual (SPM) se define como un conjunto recurrente y cíclico de síntomas físicos y psíquicos que se suele presentar al final de la segunda fase del ciclo —fase lútea—, unos siete a catorce días antes de la menstruación, y que puede condicionar la calidad de vida de esa mujer, que presenta mejoría durante el sangrado menstrual, y no existe ninguna otra causa que lo justifique.

Se estima que entre el 75 % y el 90 % de las mujeres en edad fértil pueden experimentar síntomas premenstruales en algún momento de su ciclo. En España, tres de cada cuatro en edad fértil dice tener estos síntomas. La mayoría son leves, pero existe un pequeño porcentaje —menos del 5 %— que sufren la forma más grave de esta enfermedad, llamado trastorno disfórico premenstrual (TDPM).

Este síndrome ha sido reconocido como un trastorno médico durante muchos años, pero su causa sigue siendo un misterio y puede ser que tenga un origen multifactorial con la interacción de factores psicológicos, ambientales, fisiológicos y del estilo de vida. No fue hasta la década de los noventa cuando realmente se aceptó como un diagnóstico médico, dejando atrás la falsa teoría que era la mente de las mujeres la que tenía el problema.

Hay más de ciento cincuenta síntomas posibles —físicos, conductuales, emocionales y cognitivos— y todavía su causa es desconocida. Sí, estás leyendo bien: causa desconocida. Múltiples teorías han intentado orientar hacia una causa hormonal, pero analizando las hormonas en las mujeres con y sin este síndrome, estas no varían. Se ha hablado también de una predisposición genética, de cómo los factores psicológicos —como la ansiedad o la depresión— pueden exacerbarlo, de la relación con el estilo de vida y de alteraciones en los neurotransmisores cerebrales, pero ahí se han quedado las teorías. Hoy en día siguen siendo difíciles de confirmar, sin embargo, es con lo único que contamos los médicos para tratar a estas pacientes.

Selene, de diecinueve años, acudió acompañada de su madre. Habían pasado ya por varios ginecólogos, y ante la insistencia de los especialistas por tomar anticonceptivos para mejorar todos sus síntomas, intentaron buscar otras opciones.

Llevaba un año estudiando en el sur de Inglaterra. Al principio, todo fue bien, pero según avanzaban los meses, justo los cuatro o cinco días antes de la menstruación y los primeros con sangrado, notaba una depresión que nunca antes había sentido, con un dolor de mamas más acentuado y le gritaba a sus amigas sin sentido alguno.

Mientras me lo contaba, su cara mostraba preocupación. Ella era una chica feliz, pero notaba que algo la invadía justo esos días y no podía evitar ni su mal humor ni su rabia frente a situaciones que antes eran normales.

Desde mi punto de vista, el hecho de vivir fuera de casa pudo ser el detonante. Un país extraño, diferente alimentación, más tendencia al estreñimiento. Lo he dicho muchas veces: la inflamación crónica de bajo grado es la base fisiopatológica de las enfermedades ginecológicas que se puede relacionar con cierto grado de permeabilidad intestinal. Esto fue lo que pensé y mi tratamiento se basó en intentar bajarla para que se sintiera más cómoda y no sufriera emocionalmente tanto en la fase premenstrual, y funcionó.

Pero lo que ella no sabía, y posteriormente yo hilé en mi cabeza, era el significado de su nombre. Selene es la diosa griega de la Luna, y si piensas que las casualidades no existen, aquí me tienes para desmontarlo.

PÍLDORA INFORMATIVA

Selene es la personificación de la Luna, una hermosa joven que recorre el cielo montada en un carro de plata tirado por dos caballos. Es invocada por los enamorados y está relacionada con el ciclo menstrual en la mujer por su duración de veintiocho días y por las cuatro fases que atraviesa.

Desde la Antigüedad, se ha considerado la palabra «menstruación» que deriva del latín *mensis,* 'mes' y del griego *mene,* 'luna', como un reflejo del ciclo lunar.

Selene se enamoró perdidamente de un mortal, un pastor llamado Endimión. Así, noche tras noche, bajaba a la Tierra para yacer con su amado, dejando un cielo oscuro gobernado solo por las estrellas. Esto llamó la atención de Zeus, que le prohibió volver y a cambio le concedió dos deseos al joven mortal, que fueron gozar de juventud y de sueño eterno. Así es que todas las noches Selene se detiene a contemplar en silencio a su amado que, aunque dormido con los ojos abiertos, siente las caricias de Selene a través de sus rayos plateados.

Justo después de la ovulación en luna llena, donde nos invade la energía pura, llega la fase premenstrual, que se relaciona con la luna menguante. Aquí debe bajar un poco esa vitalidad y limpiar, es el momento de liberar un poco y al bajar la progesterona en mujeres más sensibles puede aparecer un abanico de síntomas emocionales, hinchazón, etc.

Posibles factores causales

Existen varias teorías sobre su origen, pero podríamos decir que hemos llegado a ellas por un mecanismo de descarte. Estas se basan más en valorar cómo funciona el tratamiento —como suplementar con vitamina B6 o magnesio— y concluir que su déficit genera síntomas premenstruales. Por tanto, podemos hablar más bien de las etiologías a base del descarte de posibilidades, aunque lo vuelvo a recordar: sigue siendo de causa desconocida. Nada ha generado una evidencia suficiente para ser el responsable directo del mismo.

Factores hormonales y su relación con los neurotransmisores

Quizás sea la teoría más debatida y repetida porque se ha visto que al bloquear la ovulación —p. ej., con anticonceptivos—, mejoran los síntomas. Es decir, según la teoría del descarte, como el tratamiento sugerido bloquea los síntomas, las fluctuaciones hormonales deben tener alguna relación. Se habla habitualmente de exceso de estrógeno y déficit de progesterona, junto con un exceso de prolactina. Tal vez algo más acertado sea que estas mujeres tienen una excesiva «sensibilidad a la progesterona», ya que se produce durante la segunda fase del ciclo. Por ello, la hormona que podría explicar más sus efectos sea la que domina esta segunda fase. A pesar de todos los esfuerzos en descubrir el trastorno hormonal de fondo, no hay ninguna diferencia en las analíticas de estas mujeres con respecto a las que no presentan síntomas.

La segunda teoría más importante es la de los neurotransmisores serotonina y GABA —ácido gamma aminobutírico—. Se han visto dos partes en ella:

— El efecto que ejerce la serotonina, que regula el apetito, el estado de ánimo y el sueño. Los estrógenos se encargan de aumentarla en el cerebro, por eso, cuando a partir de la ovulación los estrógenos comiencen a descender y justo antes de la regla tengan sus niveles en mínimos, los síntomas pueden acentuarse (atracones de comida, irritabilidad, cambios de humor, ansiedad, depresión, sueño alterado, etc.). Un tratamiento con un fármaco llamado inhibidor de la recaptación de serotonina (ISRS) reduce los síntomas de este síndrome.
— El efecto de otro famoso neurotransmisor llamado GABA (recuerda, también llamada hormona de la calma) porque relaja o inhibe la actividad cerebral, mejorando la ansiedad y el estrés. Sus receptores están modulados por los metabolitos de la progesterona, que potencian su acción inhibitoria y relajante, pero cuando justo antes de la menstruación descienden sus niveles (fase lútea tardía), puede aumentar la excitabilidad cerebral y la sensibilidad emocional.

Otros ejemplos importantes de la interacción de la progesterona y el GABA los encontramos en las mujeres que están en perimenopausia, porque normalmente los niveles de progesterona descienden, pudiendo tener más acentuada la ansiedad y la irritabilidad durante este camino hacia la menopausia. Y es conocido también otro efecto importante que notamos durante el embarazo, donde la hormona que predomina es la progesterona, y su efecto nos hace sentirnos pletóricas, pero cuyo descenso brusco tras el parto nos hace sentirnos más tristes y puede contribuir a la temida depresión posparto.

Factores psicológicos

En mujeres con predisposición, determinados factores psicológicos como la ansiedad, la depresión o el estrés pueden acentuar la sintomatología. Es decir, que aquellas con más tendencia a los problemas de esta índole estarán más expuestas a sufrir de un síndrome premenstrual. Aquí incluyo a las que han sufrido abusos en algún momento de su vida, traumas o negligencias que puedan revivir acontecimientos traumáticos y que justo en la fase de mayor descenso hormonal o sensibilidad del ciclo puedan aflorar emociones negativas.

La soledad o la sensación de sentirnos solas es otro condicionante que influye en la sensibilidad hormonal. La compañía o realizar un deporte en equipo siempre sube el estado de ánimo y somos más felices cuando la sociabilidad es mayor.

Factores genéticos

La parte genética en este síndrome también está presente, es por ello que en estudios de gemelas idénticas se ha encontrado una tasa dos veces mayor de sufrir esta predisposición frente a las gemelas no idénticas genéticamente.

Estilo de vida

Vemos una vez más cómo la dieta saludable, el ejercicio y el descanso nocturno adecuado ayudan a evitar o disminuir la sintomatología.

Dieta

Se debe evitar el consumo de alcohol, la cafeína, el tabaco, el exceso de azúcares y los alimentos salados, y priorizar una dieta basada en plantas y proteínas magras.

CONSEJO

Mantente bien hidratada, evita las comidas copiosas, intenta que sean raciones pequeñas y tómalas varias horas antes de irte a la cama.

Ejercicio

Puede ayudar a reducir la fatiga siempre que se realice de manera regular y no sea excesivo u optar por modalidades como el yoga, el pilates, el baile o simplemente caminar al aire libre.

Descanso nocturno

Es otro de los pilares importantes, ya que la falta de sueño puede hacer que estemos más irritables. Respetar los ritmos circadianos es fundamental para la buena regulación hormonal, y poner ritmo en nuestra vida ayuda a mantener un equilibrio.

ESTRÉS

Puede ser un factor que contribuye a multitud de problemas ginecológicos. Ya lo he repetido varias veces. Conseguir controlarlo o compensarlo debe ser una de nuestras grandes prioridades en la sociedad, porque el que no esté estresado, ¡que levante la mano!

DEFICIENCIAS NUTRICIONALES

Calcio y magnesio

La posible deficiencia de calcio y magnesio podría contribuir a la sintomatología de este síndrome. Dada su relación con la función muscular y nerviosa, la suplementación con calcio reduciría la severidad de los síntomas en un 48 % y el magnesio mejoraría la ansiedad, el insomnio, la cefalea antes de la menstruación y controlaría el dolor al disminuir las prostaglandinas.

Vitamina B6

Algunos estudios sugieren que puede ayudar a mejorar la irritabilidad y la ansiedad, ya que participa en la síntesis de la serotonina.

Vitamina D

Su déficit se relaciona más con la intensidad de la sintomatología.

Zinc

Su suplementación podría mejorar los síntomas más emocionales.

Omega 3

Es conocida la capacidad antiinflamatoria de estos ácidos grasos y de la función sobre el sistema nervioso. Por ello, ante un estado proinflamatorio como ocurre en este síndrome, donde las prostaglandinas pueden estar más elevadas, el omega 3 mejora el dolor o los cólicos.

Hierro

El déficit de ese mineral tan importante para mantener la oxigenación de todos los tejidos puede aumentar la fatiga en estas mujeres con el sangrado pronunciado.

FACTORES SOCIALES, CULTURALES Y BIOLÓGICOS

La manera de tratar la sociedad a las mujeres con este síndrome —es decir, normalizándolo o discriminando a las que lo sufren—, puede significar un rechazo, acentuando los síntomas que padecen.

La dificultad de acceso a una consulta especializada en entornos más pobres ralentiza el diagnóstico y acentúan los síntomas por falta del tratamiento adecuado o de un correcto asesoramiento.

Detoxificación enzimática

Problemas en la eliminación hormonal del sistema enzimático hepático, en coordinación con el intestino, pueden producir una mayor actividad hormonal que, añadido a los déficits nutricionales y el factor psicológico, ayudan a estar más predispuestas.

Factor inflamatorio crónico uterino

En el año 2015, el doctor Jorge Lolas investigó y publicó que igual el síndrome premenstrual no era una simple disfunción hormonal, sino que se debía a un problema inflamatorio/infeccioso crónico que comenzaba en el cuello del útero. Explicaba que los efectos del síndrome premenstrual no eran más que la respuesta del organismo al paso de esos mediadores inflamatorios al torrente sanguíneo, como las prostaglandinas, en vez de fluctuaciones hormonales como se pensaba hasta ahora.

La medicina ambiental

Sospecho que el problema real no es la subida o bajada de las hormonas ni de los neurotransmisores que las acompañan, ya que estas fluctuaciones siempre las hemos tenido, unas mujeres más que otras, sino la sensibilidad a las mismas lo que nos hace más «sensibles» a ellas. ¿Pero cuál es el motivo por el que nos hacemos más sensibles? Me encantaría decírtelo con seguridad, tal vez podría ser el conjunto de factores psicológicos, ambientales y del estilo de vida lo que influye de manera más pronunciada ante un ciclo hormonal normal. Es similar a lo que nos ocurre en menopausia, el motivo por el que tenemos los sofocos ante cambios pequeños de temperatura. Nuestro centro termorregulador del hipotálamo responde ante cambios mínimos, subiendo o eliminando el calor —calor-escalofrío—. Esa sensibilidad se debe a una bajada de estrógenos, algo completamente natural, pero en el síndrome premenstrual —y esto es más de mi propia cosecha—, estas mujeres sufren de forma inconsciente algo parecido a lo que en medicina ambiental conocemos como sensibilidad química múltiple, es decir, son sensibles a los químicos. Pues bien, yo llamaría a este síndrome sensibilidad hormonal múltiple por su mayor sensibilidad a las hormonas.

Esta visión me hizo indagar más y estudiar al doctor William J. Rea, cirujano torácico y cardiovascular especializado en la incidencia de los tóxicos medioambientales en la salud. Fundador y director del Centro de Salud Ambiental de Dallas (Estados Unidos), fue el primer catedrático de Medicina Ambiental del mundo en el Instituto Roberts de Tecnología de la Universidad de Surrey (Inglaterra) y director ejecutivo de la Academia Americana de Medicina Ambiental. Con una experiencia extensa, trató a más de treinta y cinco mil pacientes —una de ellas, mi gran amiga y maestra, la doctora Pilar Muñoz Calero, pionera en España en medicina ambiental—. Él afirmaba que la mayor parte de las enfermedades se deben a la contaminación ambiental. Encendió la chispa una conversación que tuve con la doctora Calero y me compré su libro, *Chemical Sensitivity,* para saber cómo la intoxicación ambiental podría afectar en la salud de las mujeres y, ¡eureka!, aparecieron múltiples afecciones ginecológicas relacionadas con los tóxicos, las dos más importantes la endometriosis y el síndrome premenstrual, dentro de las benignas. No quiero entrar ahora a hablar del cáncer de mama, del cáncer de endometrio y demás cuya relación también tiene evidencia científica.

Para poner en contexto, es una sensibilidad que no suele aparecer sola, sino acompañada de otras enfermedades como pueden ser las autoinmunes, en el que el sistema inmune no reconoce nuestras células y las intenta matar como si fueran extrañas. Se ha observado que más del 50 % de estas mujeres presentan una tendencia alérgica ya de base a determinados alimentos, a químicos o a plantas, que se acentúan los síntomas de manera estacional —primavera y otoño—, lo que nos hace pensar que puede ser la carga tóxica global la que de alguna forma condicione su severidad.

Es posible que te suene extraño que te diga que existe un tipo de alergia a la progesterona que se presenta con ataques de asma, picores y eccemas, y que acontece en la segunda fase del ciclo cuando sus niveles aumentan. Yo hasta hace poco no había leído nada al respecto, pero fue en un programa de televisión donde me preguntaron por esta rara afección que condiciona de manera extrema la calidad de vida de esas mujeres. Son sensibles tanto a sus propias hormonas como a las sintéticas, luego los anticonceptivos no son una opción de tratamiento, y hay que intentar desensibilizar poco a poco igual que se hace con la alergia al epitelio de animales o al polen.

Pero quiero ir más allá, porque a estas mujeres las englobo en un síndrome premenstrual claro, pero muy acentuado, quizás mejor decir extremo. Y creo que se debería no solo desensibilizar la progesterona, sino fomentar el correcto funcionamiento de los sistemas de detoxificación y bajar la carga tóxica en general que, desde mi punto de vista, será una parte importante que ha podido potenciar este proceso.

Sin ir más lejos, una vez me hicieron una entrevista sobre el impacto del alisado del cabello en Estados Unidos, donde salió publicado un estudio que se centró en el seguimiento de treinta y tres mil quinientas mujeres durante once años. Las que nunca habían usado un producto para alisar el cabello tenían una probabilidad de desarrollar un cáncer de endometrio del 1,64 % a los setenta años, mientras que en el grupo de usuarias frecuentes de alisado el riesgo aumentó un 4,05 %. Se vio cómo los diferentes químicos de estos productos —parabenos, bisfenol A y formaldehído— incrementaba el riesgo sobre todo porque parece que la absorción capilar es más rápida que administrados en otras partes del cuerpo.

Consejo

Así que, cuidado, con los productos de higiene corporal o capilar. No todos están garantizados para cuidar tu salud. Mira las etiquetas, no compres el envase por lo bonito que es, compra un producto por lo menos tóxico que sea.

MÁS DE UN CENTENAR DE SÍNTOMAS

Como ya he dicho, enumerar los más de ciento cincuenta síntomas de este síndrome es complicado, pero los más frecuentes son distensión abdominal, insomnio, ansiedad, acné, dolor articular, dolor de espalda, cambios de humor, libido baja, ansiedad, baja autoestima, alteración del apetito, estreñimiento, depresión, nerviosismo, diarrea, mareos, antojos de azúcar, fatiga, sensibilidad de los pechos, dolor de cabeza, retención de líquidos, intolerancia al alcohol, palpitaciones, agitación, etc.

La forma más grave, pero la menos frecuente es el síndrome disfórico premenstrual, realmente incapacitante que acontece todos los meses con síntomas de tendencia más psicológicos como los cambios de humor, ansiedad, agobio, irritabilidad, tensión, depresión e ira.

Elena, de treinta y tres años, estaba desesperada. Cinco días antes de la menstruación su mundo se venía abajo. No tenía ganas de seguir viviendo y se hundía en la más absoluta tristeza. Hasta le entraban deseos de suicidio.

Tenía dos hijas, y en el último parto presentó una depresión que le hizo separarse de su pequeña hasta conseguir equilibrar sus sentimientos. Ella las quería, pero el solo hecho de verlas le condicionaba una serie de sentimientos de rechazo.

Había pasado por varios especialistas, psicólogos y psiquiatras, y había sido con este último, tras pautarle los inhibidores de la recaptación de serotonina para aumentar esta hormona de la felicidad, cuando encontró un poco de esperanza. Su vida comenzaba a equilibrarse.

Le recomendé un cambio radical en su estilo de vida, con un nutricionista y una rutina de ejercicios. Mejoramos sus sistemas de detoxificación, su salud intestinal y retiramos la mayoría de tóxicos de su alrededor. Con ello, consiguió que esos cinco días de infierno se convirtieran en unos días de mayor sensibilidad, pero no traumatizantes.

¿Cómo se puede diagnosticar?

No existe ninguna prueba de laboratorio o examen físico que confirme su diagnóstico. Se lleva a cabo con una buena historia clínica y un diario de síntomas durante al menos dos meses. Estos deben ser de carácter cíclico, han de alterar la calidad de vida de la paciente y no se pueden explicar por otro motivo o englobarse en otra patología. Se podría valorar en una analítica si hubiera algún déficit de vitamina D, vitamina B6, magnesio, anemia, alteración tiroidea o en la secreción de prolactina.

No se asocia con el dolor de la menstruación, ni es ninguna infección genital ni se suele acompañar de problemas metabólicos. Es una entidad única con unos síntomas muy inespecíficos que se repiten todos los meses justo antes del sangrado mensual.

Cuatro estrategias efectivas para mitigar las manifestaciones

1. Estilo de vida

Ejercicio

Se han estudiado los beneficios tanto físicos como mentales que conlleva realizar una actividad física de manera regular, y su importancia no radica en la intensidad, sino en la constancia. El ejercicio en estas mujeres consiguió mejorar el estado de ánimo y los síntomas al conseguir modular los niveles de estrógenos, bajar las hormonas del estrés y aumentar las endorfinas.

Alimentación

Parece que la recomendación habitual de reducir los excitantes en la alimentación —como la cafeína— no tiene de momento una evidencia científica sólida, pero sí que la dieta alta en azúcar, grasa y sal potencia los síntomas de estas mujeres con síntomas premenstruales. Un mayor consumo de fruta, verduras y fibra puede ser mejor frente a una dieta con exceso de azúcares y grasas poco saludables.

CONSEJO

No olvides nunca tu salud intestinal, el estado de tu microbiota y la barrera por si estuviera más permeable.

2. SUPLEMENTACIÓN

Calcio

Es el mineral más abundante del cuerpo, fundamental para la salud ósea, muscular y la señalización hormonal. Los estrógenos participan en su metabolismo, absorción y en la secreción de la hormona paratiroidea, que a su vez influye en los niveles de calcio en sangre. Los estudios demuestran cómo la suplementación de calcio mejora los síntomas físicos y del estado de ánimo. Parece ser que existe una deficiencia oculta y no llegamos a las recomendaciones dietéticas diarias de este mineral. Por ello, lo primero es intentar alcanzar una ingesta mínima con los alimentos y solo si fuera necesario, suplementar.

Los suplementos pueden ocasionar malestar digestivo y estreñimiento. No deben consumirse con hierro, hormonas tiroideas o corticoides, ya que puede reducir su eficacia al alterar su absorción, pudiendo disminuir hasta un 50 % la absorción del hierro por el organismo.

Magnesio

Mineral muy importante por su función polifacética: regula la glucosa y el cortisol, mejora el sueño, el estímulo nervioso, la relajación muscular y la presión arterial. Y en estas mujeres ayuda a su estado de ánimo, la migraña premenstrual y alivia los síntomas de hinchazón.

Aproximadamente, el 45 % de la población tiene un déficit de este mineral tan preciado debido a una ingesta baja o lo que las nuevas prácticas agrícolas han provocado, siendo el contenido mineral en nuestras verduras hasta un 80 % menor en los últimos cien años.

La dosis debe ser de unos seiscientos miligramos al día, como quelato, citrato, malato o bisglicinato para el síndrome premenstrual y como profilaxis de la migraña.

En una revisión reciente se encontraron mejores resultados si a este se le añadía vitamina B6.

Consejo

Si padeces insuficiencia renal, ten cuidado, pues puede causarte efectos secundarios graves, ya que los riñones son los encargados de eliminar el exceso de magnesio del organismo.

Vitamina B6

Vitamina hidrosoluble, la más estudiada en el síndrome premenstrual, pues actúa como cofactor en multitud de procesos enzimáticos y ayuda a aumentar la síntesis de muchos neurotransmisores, entre los que se encuentra la serotonina.

La evidencia científica apoya su uso como parte de un multivitamínico. Se recomienda no usar más de cincuenta miligramos al día de su forma activa —piridoxal-5 fosfato—, sobre todo para mejorar la sintomatología premenstrual y también la depresión que se asocia al uso de anticonceptivos.

Vitamina D

Como hemos visto, parece aliviar los síntomas gracias a su colaboración con el calcio. Durante la fase lútea su degradación es mayor, disminuyendo su concentración, pero no está del todo comprobado que sea este uno de los motivos por los que las mujeres presentan más síntomas. Lo que sí parece cierto es que cuando los niveles están bajos, tenemos tendencia a la retención de líquidos y aumenta la presión arterial porque su déficit se relaciona con un incremento de la aldosterona —que retiene agua y eleva la tensión—. Por ello, la suplementación puede reducir el riesgo de hipertensión durante el embarazo, e incluso mejorar el tratamiento antihipertensivo en pacientes que precisen del mismo. Esa tendencia a acumular líquidos en la fase premenstrual es la que se podría aliviar con unos niveles adecuados.

La toxicidad es muy poco frecuente, y puede ocurrir cuando se superan los 150 ng/ml en sangre.

Sauzgatillo

Podríamos llamarla la planta estrella para la mejoría de los síntomas premenstruales. Cuando pienso en estas mujeres, pienso en el sauzgatillo como primera opción.

Es un arbusto con mucha historia y mitos. Pertenece a las plantas oficiales de la Antigüedad y se pueden encontrar sus propiedades en obras de Hipócrates y Dioscórides, médico griego conocido por *De Materia Medica,* considerada como la principal farmacopea durante más de quince siglos en la que la menciona por sus propiedades para regular el ciclo menstrual y aliviar los síntomas premenstruales.

A esta planta también se la conoce como el árbol casto o *vitex agnus-castus,* que se podría traducir como 'cordero casto', porque se creía que sus frutos reducían el deseo sexual. En la Antigua Grecia, las mujeres se vestían con flores de sauzgatillo para mostrar que seguían siendo castas. Utilizada como bebida, los romanos trituraban las semillas para bajar la libido. Y en la Edad Media, se añadía a la comida de los monjes para intentar reducir el deseo sexual, de ahí otro de sus nombres: pimienta del monje.

Se cree que su fruto reduce los niveles de prolactina, hormona de la lactancia encargada de la producción de leche, lo que puede aumentar la progesterona. Los estudios demuestran su eficacia para mejorar el dolor cíclico del pecho y regular el ciclo menstrual. El Alemania su uso está aprobado para la mastodinia, las molestias premenstruales y la irregularidad menstrual.

PÍLDORA INFORMATIVA

La mastodina es el dolor de las mamas que todos los meses podemos sentir como inflamación o edema, incluso por el aumento hasta de la talla del sujetador, justo antes del sangrado menstrual y forma parte del síndrome premenstrual.

La mastalgia es el dolor del pecho, pero no de manera cíclica. Puede aparecer en cualquier momento y su causa más frecuente, hasta en un 70 %, tiene relación con una talla incorrecta del sujetador.

Aceite de onagra

Se extrae de las semillas de la flor silvestre originaria de Norteamérica, conocida como planta de onagra. Este aceite es rico en ácido linoleico y ácido gamma linolénico (GLA), ambos precursores de la prostaglandina E1, que tiene propiedades antiinflamatorias.

Se cree que las mujeres con síndrome premenstrual tienen niveles bajos de GLA por un problema en una de las enzimas encargadas de su conversión —delta-6-desaturasa—, por ello, al suplementar este ácido gamma linolénico en los estudios, mejoran sus síntomas frente al placebo.

Cimicifuga racemosa (o Actaea racemosa)

Aunque la mayor parte de los estudios se han centrado en la mejora de las mujeres en menopausia, los indígenas nativos americanos ya lo usaban para aliviar el dolor menstrual y la tos. Por ello, las investigaciones han demostrado su eficacia para mejorar la ansiedad, la tensión mamaria y la depresión en estas mujeres premenstrualmente, y parece ser que es porque se une a los mismos receptores que la serotonina.

CONSEJO

No lo utilices si tienes algún problema hepático, ya que parece ser que podría empeorar la condición.

Ginkgo biloba

Sus extractos son utilizados para la salud cognitiva, pero algunos profesionales lo recomiendan para mejorar la retención de líquidos, la sensibilidad del pecho y el aumento de peso durante la fase premenstrual.

Hierba de san Juan

Aunque existen pocos estudios, esta hierba —que florece alrededor de la festividad de San Juan, el 24 de junio— ha mostrado su eficacia en los trastornos mentales por su efecto antidepresivo, ya que los inhibidores de la recaptación de serotonina son fármacos muy usados en estas mujeres.

3. Terapias mente-cuerpo

Se sabe el impacto que el estrés causa en el organismo y de cómo los pensamientos y los sentimientos pueden somatizar en nuestro físico. Es por ello que este tipo de terapias mente-cuerpo ayudan a mejorar los síntomas premenstruales en mujeres que los sientan agravados cuando atraviesan un estrés psicoemocional. El apoyo psicológico, las técnicas de relajación, el yoga, la visualización dirigida o la terapia cognitivo-conductual son herramientas efectivas para tratar este síndrome.

4. Fármacos

Siempre que exista alteración del estado de ánimo, debemos pensar que la primera opción de tratamiento ha de ir orientada a los inhibidores de la recaptación de serotonina, pero dado sus efectos secundarios —náuseas y astenia— es conveniente empezar por la dosis más baja o intentar con suplementación más natural y modificaciones del estilo de vida, a no ser que se dé una situación más grave que requiera de un tratamiento más rápido y de soporte, como es el caso del síndrome disfórico premenstrual.

Los anticonceptivos son otras de las propuestas para ayudar con los síntomas físicos, pero no tanto del estado de ánimo, es por eso que muchas mujeres con esta sintomatología no experimentan mejoría con ellos, teniendo incluso cierto grado de intolerancia.

Y por último, un tratamiento que está teniendo buenos resultados para bajar la inflamación uterina, y eliminar los posibles patógenos a ese nivel, es la ozonoterapia intrauterina. Esto, combinado con modificaciones del estilo de vida y suplementación, puede mejorar la calidad de vida de estas mujeres.

Perimenopausia y menopausia

12
Eros y Psique

El arte de la medicina consiste en entretener al paciente mientras la naturaleza cura la enfermedad.

Voltaire

Para comenzar a hablar de la menopausia, quiero contar el mito de Psique, representada en la mitología griega como una hermosa mujer con alas de mariposa que, siendo una simple mortal, terminó convirtiéndose en inmortal tras una serie de retos y transformaciones que tuvo que realizar. Psique personifica el alma que debe evolucionar o transformarse, algo parecido a lo que ocurre en la menopausia, una transformación.

Psique era la menor de tres hermanas, hijas del rey de Anatolia. Afrodita, diosa del amor, celosa de la belleza de una mujer mortal, envío a su propio hijo Eros —Cupido en la mitología romana—, para que le lanzara una flecha dorada y así conseguir que Psique se enamorara del hombre más feo del mundo. Pero cuenta la leyenda que Eros por accidente terminó pinchándose con una de sus flechas y acabó enamorándose de ella.

Fue entonces cuando los padres del Psique, preocupados porque su hija seguía soltera, consultaron con el oráculo de Mileto, con el cual Eros ya había pactado lo que debía decir. Les dijo que su hija no estaba destinada a tener un amante mortal, sino a un monstruo que vivía en la cima de una montaña. Así fue como, abandonada a su suerte en la montaña, todas las noches yacía a oscuras con su amante, que le había pedido expresamente que no encendiera nunca la luz. Pero una noche, intrigada por su destino, encendió una lámpara y descubrió a Eros, que le dijo:

—El amor no puede vivir donde no hay confianza. —Y se marchó.

Psique, desesperada, buscó a su amante y terminó pidiendo a Afrodita —madre de Eros— una última oportunidad para volver a ver a su hijo. Esta le impuso tres pruebas imposibles antes de que eso ocurriera. Con la ayuda oculta de Eros, superó dos de ellas sin dificultad, pero la última y más complicada era pedir a Perséfone —reina del inframundo— un poco de su belleza que debía meter en una caja y dársela a Afrodita. Y durante el trayecto de vuelta, la codicia pudo más y Psique abrió la caja para apropiarse algo de la belleza para sí misma, pensando que si lo hacía, Eros no podría rechazarla durante más tiempo. Pero para su sorpresa, lo que en realidad había era un sueño estigio, vapor narcótico que sumía en la amnesia a los muertos cuando llegaban al Hades o inframundo. Eros, que lo vio todo y la había perdonado, voló hasta su cuerpo y limpió ese sueño de sus ojos, suplicando a sus padres —Zeus y Afrodita— el permiso para casarse con Psique que finalmente aceptaron, convirtiéndola en inmortal. Fruto de esta pasión nacieron dos hijas Hedoné —placer— y Voluptas —voluptuosidad—.

Queda claro cómo se ha tratado la belleza a lo largo de la historia y de la mitología y cómo el deseo de codiciar ser siempre más guapa puede traer al final consecuencias. Muchas veces la aceptación o la transformación, como es para mí el proceso de la menopausia, precisa primero conocer esta leyenda mitológica y admitir la condición de cada una antes de querer ser diferente o mantenerse siempre más joven.

Demos comienzo a este apartado sobre la menopausia o transformación como la oruga hace para convertirse en mariposa.

13

El gran cambio. Rozando la estabilidad emocional

El que domina su mente lo domina todo.

James Allen

Me pregunto por qué tenemos esa necesidad de controlar todo a nuestro alrededor, si delante de nosotras se abre una oportunidad de cambio, una etapa nueva de transformación, una madurez que, bien llevada, no debería causarnos trauma o tener efectos secundarios. Hoy en día, lo más habitual es intentar pasar por ella lo más rápido posible y sin sufrimiento. Tenemos la necesidad de ser jóvenes eternamente, no nos gustan las arrugas y menos las canas, y no nos damos cuenta de que antes o después tendremos que afrontar la realidad que la naturaleza nos ha dejado alrededor de los cincuenta años llamada menopausia o cese de la función ovárica y cuesta entender —incluso a muchos ginecólogos— que al final siempre deberemos pagar un peaje por los excesos. Nada es gratuito, y más si estamos tapando los síntomas que nos molestan.

Las mujeres nos hemos enfrentado a múltiples críticas a lo largo de la historia durante nuestra vida fértil. Estas han estado asociadas a nuestro ciclo menstrual debido a los cambios de humor o de ánimo, sobre todo en la fase premenstrual —altibajos emocionales—, o a los síntomas perimenopaúsicos de labilidad emocional por alteración de los neurotransmisores, como la «histeria» uterina o histéricas, siempre normalizando nuestra naturaleza cíclica. Y es verdad que nos debemos a las hormonas y son ellas las que condicionarán la mayor parte de nuestra vida, ya sea por su actividad o por su hipoactividad durante la menopausia, acelerando el envejecimiento celular y haciendo más evidente el declive hacia la senectud de una manera más brusca que en los hombres —cuyo descenso hormonal no es tan pronunciado o radical como en nosotras—. Pero debemos preguntarnos por qué la naturaleza nos ha expuesto a este sufrimiento para muchas o a esta etapa de cambio y adaptación para otras. Por qué sin motivo, solo con un preaviso de unos años de revolución hormonal, con sangrados abundantes o irregularidades, las maravillosas hormonas que nos daban elasticidad a la piel, nos reducían el riesgo cardiovascular, nos protegían de la degeneración del sistema nervioso, nos protegían también los huesos y articulaciones... nos abandonan. Tanta penitencia tenemos que pagar porque Eva diera un mordisco a la manzana. ¡Qué naturaleza tan cruel!

Todo tiene un motivo y desde luego no es un castigo que las hormonas desciendan. Si nos damos cuenta, hemos estado protegidas hasta los cincuenta años más o menos, mientras que los hombres han estado completamente desprotegidos, porque es cierto que les domina la testosterona —la hormona de la libido—, la masculinidad, el vello corporal y pagan caros sus excesos con la caída de pelo, el cáncer de próstata, el riesgo cardiovascular, y cuando la testosterona desciende con la edad, también disminuye la libido, aumentan de peso, la fatiga, tienen problemas de ánimo y demás.

Los estrógenos

¿Sabías que durante la edad fértil intentamos que los estrógenos no se desmadren? Un exceso de ellos siempre se traduce en abundancia de sangrado, endometriosis, dolor en mamas, mamas fibroquísticas, miomas uterinos, pólipos uterinos, síndrome premenstrual, ovario poliquístico, folículos persistentes, folículos luteinizados, exceso de grasa en la piel, altibajos emocionales, tumores hormonodependientes —como el cáncer de mama o de endometrio—. Qué rápido olvidamos cuando vamos al ginecólogo con dolor de regla o sangrado abundante para que nos retiren la menstruación. Quiero decir con ello que siempre demonizamos a los estrógenos, pero cuando llega la menopausia, queremos volver a recuperarlos, asegurando que son nuestros grandes aliados. En parte, ni los excesos ni los descensos pronunciados son buenos. La clave está en el equilibrio y esto es lo que debemos tratar de buscar. Porque la menopausia no es el fin de la actividad hormonal. La glándula suprarrenal ha de tomar el relevo del ovario fabricando deshidroepiandrostendiona (DHEA), el precursor de la testosterona que puede transformarse en estradiol y estrona —profundizaré más adelante en el agotamiento suprarrenal con el que la mayoría de las mujeres llegan a esta etapa y qué puede significar—.

Basta ya de hablar de los estrógenos como si fueran la octava maravilla del mundo. ¿Qué nos ha pasado a los ginecólogos que solo hablamos de terapia hormonal de la menopausia como si tuviéramos que tratar una enfermedad o no hubiera nada más para vivir esta etapa? Cierto es que si acontece antes de tiempo, o de manera brusca por una cirugía o por algún problema —o existe una mala adaptación—, seré la primera en recomendar la terapia con hormonas bioidénticas —estructura química igual a las nuestras—, pero nunca utilizaré la vía más rápida y fácil para calmar los síntomas de una mujer en menopausia. Usaré la más segura y eficaz. Eso es la esencia de ser médico: ayudar con conocimiento y consciencia. No siempre tenemos que seguir los dogmas rígidos que nos dicen que la evidencia científica va a misa.

Por todos es sabido que la mayoría de los estudios clínicos están subvencionados por laboratorios farmacéuticos, y que tenemos a nuestro alrededor muchas moléculas o principios activos en los que no se invierte mucho y cuya eficacia es demostrada por médicos y científicos valientes que siguen investigando. Te doy un ejemplo. Para tratar la resistencia a la insulina, lo más recetado suele ser un fármaco llamado metformina, que tiene una lista de efectos secundarios mucho más larga que la berberina —recuerda, procedente de la corteza de agracejo—, y que ayuda no solo a regular los niveles de azúcar en la sangre, también es beneficiosa para el sistema inmune y mejora el de colesterol, sin embargo, esta alternativa natural tiene muchos menos estudios al respecto.

Dime cómo vives y te diré cómo será tu menopausia

La revista *Vogue* me pidió no hace mucho que escribiera un artículo sobre cómo los síntomas de la menopausia podían influir en la productividad de la mujer en las grandes empresas y lo incomprendidas que nos encontramos en nuestro ámbito laboral al respecto. Cerré los ojos y me imaginé a esa alta ejecutiva, siempre bien vestida, maquillada a diario para disimular sus ojeras y aparentar menos cansancio, que dormía poco, se levantaba pronto para hacer algo de ejercicio, se tomaba el café mientras iba al trabajo, tenía varias reuniones durante el día, tomaba más café, comía lo que podía rápidamente y cuando llegaba a casa después de haber hecho interminables horas extras, era de noche, sus hijos ya estaban dormidos y se tumbaba en el sofá al lado de su marido dando un largo suspiro —que en verdad era de desesperación y agotamiento—, pero ella no se daba cuenta porque su cabeza seguía haciendo repaso de su jornada, ordenando todo lo que había hecho. Quizá te has visto reflejada. Pues ya es hora de entender varios conceptos al respecto.

Un estudio global realizado a más de ocho mil mujeres en perimenopausia y menopausia reveló que el 47 % de las trabajadoras vieron afectada su actividad laboral debido a estos síntomas y también truncadas en ocasiones sus opciones de ascenso por el mismo motivo. Lógicamente, pensé en la injusticia de esta sociedad que intenta hablar constantemente de igualdad de la mujer en el ámbito laboral, pero es irreal, ya que la mayoría de los puestos directivos sigue en manos de los hombres y la mujer no tiene un sistema preparado para aguantar tanto estrés durante todo el día, y mientras que la palabra igualdad salga de la boca de un hombre, seguirá siendo una palabra vacía.

Yo no quiero una igualdad, reclamo más bien un sistema distinto. No somos iguales desde el inicio de los tiempos, somos diferentes, y eso es lo que a cada especie o a cada sexo nos hace únicos e inigualables. No deseo parecerme a un hombre ni hacer lo mismo que él, y viceversa. Quiero, que como mujer, mi puesto de trabajo o mi labor asistencial sea valorada por cómo soy y quién soy, con mis virtudes y defectos, y los síntomas de la menopausia no son uno de mis defectos como la sociedad y los laboratorios farmacéuticos pretenden hacernos creer; es parte de mi esencia de ser mujer.

La vida consta de varias etapas y en la menopausia la mujer está en la cumbre de la experiencia. Es una mujer sabia que ha cerrado el círculo de ser fértil y debe aceptar el fin de su fertilidad. Empieza y acaba su vida sin función hormonal por parte de los ovarios. ¿Nadie recuerda que en la infancia, hasta los once o doce años, el ovario está silente y no por ello tenemos sofocos o dormimos mal? ¿Por qué nos ocurre esto sobre los cincuenta años y no antes? La respuesta no es difícil: con el paso del tiempo nos debilitamos, el sistema inmune y las células son menos resistentes y vamos acumulando más carga tóxica de la alimentación, el ambiente, de lo que usamos —como productos de aseo, domésticos, etc.—, y también nacemos con una pequeña carga que nos cedió nuestra madre.

Sé que esto de la toxicidad suena algo raro, pero si te das cuenta, mires donde mires, estamos rodeados de tóxicos y el propio estrés ya es considerado como un disruptor endocrino —que altera el sistema hormonal—. A todo esto añadimos que no respetamos los ritmos circadianos en cuestión de descanso, alimentación y vivimos sobrealimentados. Este es el resumen de cómo llega hoy en día una mujer a la menopausia. Yo diría que un poco desbordada y agotada.

Piensa un momento en qué mujer va a tener más síntomas: esa alta ejecutiva que te he descrito antes o una que vive cerca de la naturaleza, respeta los ritmos circadianos, come saludablemente, sin pensar en calorías vacías, sino en nutrientes y trabaja por la mañana sin estrés mientras que por la tarde cuida a sus hijos, y, por supuesto, no fuma. No puedo evitar mencionar el vicio más caro y adictivo que existe. Porque lo más caro que existe en el mundo es la salud. No hay suficiente dinero para comprar salud. Solo quiero que pienses en ello, lo primero siempre eres tú.

14
El ciclo menstrual

Juana la colorada (Colombia); me vino la que te conté (Venezuela); Andrés, el que viene en un mes (Argentina); me cantó el gallo (Puerto Rico).

Eufemismos para la menstruación en América Latina

Los ovarios, claves en la fisiología de la mujer

La mujer nace equipada de una maquinaria extraordinaria encargada de producir las hormonas que va a necesitar durante toda su vida. Por eso, antes de continuar, tengo que contarte estos mecanismos para que entiendas qué es lo que ocurre en la menopausia.

Los ovarios son los grandes protagonistas en la vida de la mujer. Son dos glándulas situadas a ambos lados del útero que contienen en el nacimiento entre uno y dos millones de óvulos, que van a disminuir a trescientos mil-cuatrocientos mil durante la pubertad y se encuentran dentro de unos saquitos con líquido llamados folículos que se irán agotando en cada ciclo con la ovulación y los cambios hormonales durante ese mes. Varios folículos serán reclutados durante la primera fase o fase folicular, en la cual se produce un aumento de estrógenos y posteriormente, durante la ovulación, solo uno pasará a ser folículo primario o dominante, y será el encargado de expulsar el óvulo de su interior, siendo ese el elegido en ese ciclo como el más preparado para ser fecundado. El resto del folículo que se ha roto en ese ovario pasará a convertirse en lo que llamamos el cuerpo lúteo o amarillo —se llama amarillo porque tiene grandes cantidades de colesterol, precursor de las hormonas sexuales— y comenzará a secretar progesterona en la segunda fase del ciclo o fase lútea, siendo la hormona que va a mantener durante las primeras diez-doce semanas ese embarazo si el óvulo hubiera sido fecundado. Si no se produce fecundación se degrada en cuerpo albicans.

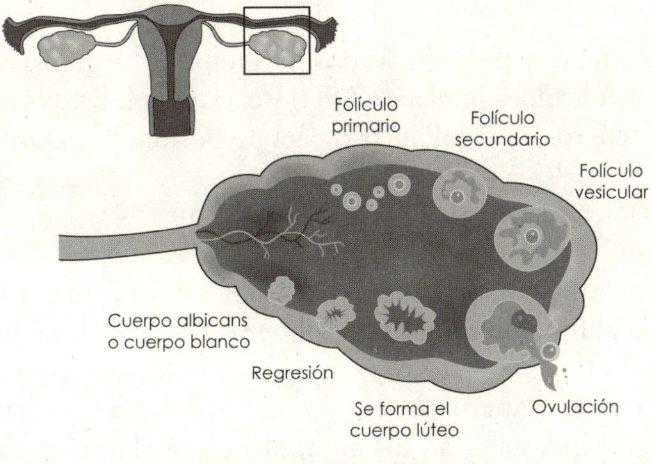

Fig. 8. El ciclo ovárico.

Principales fases

El ciclo menstrual se divide en cuatro fases cuyo objetivo va a ser siempre preparar el útero para un posible embarazo: menstruación, fase folicular, ovulación y fase lútea.

Menstruación (uno-cinco días)

Si no se ha dado el embarazo, se produce el sangrado por descamación de la mucosa interna del útero —endometrio— y el mecanismo desencadenante es la disminución de los estrógenos y la progesterona. No podemos llamar menstruación al sangrado que a veces se produce con los anticonceptivos, ya que de manera artificial bloqueamos la actividad de los ovarios, y el endometrio no se va engrosar. De hecho, en cualquier ecografía durante la toma de anticonceptivos el endometrio debe ser lineal, y aquí al sangrado se le llamado sangrado por deprivación, ya que al dejar de tomar esa pastilla o método anticonceptivo en la semana de descanso, al caer esas hormonas, se mancha solo un poco.

Fase folicular (seis-catorce días)

Durante este periodo las dos hormonas protagonistas son la hormona foliculoestimulante (FSH) y el estradiol. Este es el encargado de engrosar el endometrio para un posible embarazo.

Ovulación (aproximadamente, día catorce)

Se produce un pico de la hormona luteinizante (LH) que estimula al folículo dominante a liberar el óvulo de su interior, el elegido en este ciclo para ser fecundado. Habitualmente, solo es un óvulo, pero pueden ser más. Así, pasados los cuarenta años, se incrementan los embarazos gemelares; es decir, se pueden reclutar más folículos debido al descenso de la calidad de los mismos. Alrededor de los treinta y siete–treinta y ocho años la FSH aumenta, poniendo en guardia cada vez más folículos en un intento desesperado de seguir manteniendo el ciclo de manera normal. Este sobreestímulo ovárico puede causar que varios óvulos se liberen, saliendo más de uno en un solo ciclo.

Fase lútea (catorce-veintiocho días)

El cuerpo lúteo comienza a producir progesterona, hormona encargada de madurar ese endometrio, haciéndolo más algodonoso por si el óvulo hubiera sido fecundado en su viaje por la trompa de Falopio, al llegar al útero como embrión, así tener una cuna confortable para que pueda anidar y crecer. Si por el contrario no se ha producido una fecundación, descenderán los estrógenos y la progesterona y volverá a comenzar el ciclo con la siguiente menstruación, produciéndose la descamación de ese endometrio.

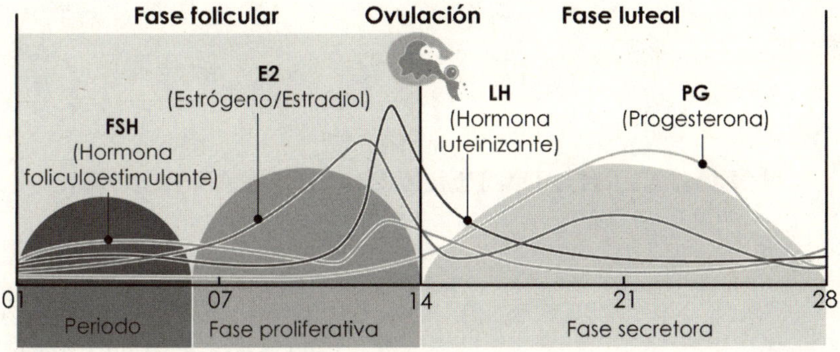

Fig. 9. El ciclo menstrual completo.

15

Climaterio, un periodo de transición

La sociedad solo cuida de uno
mientras este resulte rentable.

Simone de Beauvoir

El climaterio es el paso entre la vida reproductiva y la no fértil. Se inicia cinco años antes de la menopausia y dura aproximadamente de diez a quince años. Pero ¿qué es en realidad la menopausia? Existe una definición estándar que se refiere solo al hecho del cese de la menstruación mantenido durante doce meses; sin embargo, no sabemos que estamos en esa etapa tan crucial e importante hasta que no ha pasado ese tiempo y nos topamos directamente con ella; así, de sopetón. En términos médicos, es un día concreto, exactamente al cumplir esos meses sin menstruar, y significa el fin de la vida reproductiva de las mujeres. Pero unos años antes el cuerpo de la mujer ya le ha ido mandado señales de anticipación. Esa etapa de revolución hormonal y caótica que tiene cuatro o cinco años antes de toparse de bruces con el año sin regla se llama perimenopausia o transición a la menopausia.

Perimenopausia

La franja de edad en la que ocurre suele establecerse entre los cuarenta y los cincuenta y cuatro años, y aproximadamente el 12 % de la población femenina en España —más de cuatro millones— está transitando hoy en día por este periodo.

Esta etapa puede dividirse en dos fases: la temprana y la tardía.

Fase temprana

Se inician los primeros síntomas, sobre todo los ciclos tienden a acortarse y aumenta el sangrado menstrual. Los análisis de hormonas nos ayudan a saber un poco más sobre ella. Aumenta la FSH —superior a 12 UI/L— producida por la hipófisis, pero el estradiol se mantiene normal o elevado y será la progesterona la que empiece a descender. El sangrado puede ser más oscuro y escaso justo unos días antes de la regla habitual.

Fase tardía

En esta fase suelen comenzar más los síntomas neuroendocrinos —sofocos, sudoración nocturna, insomnio—, y los ciclos se hacen más largos. Incluso algunos meses, ante la disminución tan importante de folículos ováricos, la menstruación no aparecerá.

Pero cuando en verdad comienza la aceleración en la pérdida de folículos ováricos es alrededor de los treinta y siete-treinta y ocho años, y no es hasta la perimenopausia cuando comenzamos a notar los efectos de ese descenso más pronunciado. En esta etapa, al contrario de lo que se cree, el estradiol se encuentra relativamente estable, o incluso puede aumentar, y se empieza a producir otro tipo de estrógeno llamado estrona en los ovarios y en la grasa corporal, y no será hasta cerca del último ciclo menstrual cuando comienza a disminuir. La testosterona tampoco tendrá un descenso apreciable, mientras que la progesterona sí empieza a bajar. Este será el problema perimenopaúsico más importante para la mayoría de las mujeres.

Tres maneras diferentes de entrar en menopausia

1. Menopausia natural

Sucede de forma biológica, espontánea y gradual entre los cuarenta y cinco y los cincuenta y cinco años.

> Carmen, de cincuenta y un años, llevaba dos con algún síntoma leve de sofocos y sudores nocturnos. Tenía antecedentes de endometriosis y, últimamente, tras doce meses sin menstruar, comentaba que la sequedad vaginal y las molestias durante las relaciones habían aumentado.
>
> Sufría algún cambio de humor, se sentía más triste y también aseguraba que sus molestias durante años de infecciones de orina estaban volviendo.
>
> Modificamos su estilo de vida, de alimentación, comenzó a realizar más ejercicio de fuerza combinado con el aeróbico y al final, con una dosis muy baja de hormonas bioidénticas y suplementación, conseguimos mejorar su sintomatología.

2. Menopausia precoz

Actualmente, el término más utilizado para referirse a la menopausia precoz es insuficiencia ovárica primaria (IOP).

> Julia comenzó con síntomas de menopausia cuando cumplió treinta y seis años. Justo tras la vacunación de COVID, sus reglas empezaron a espaciarse, hasta llegó a estar más de seis meses sin menstruación. Le comentaron que tendría que tomar hormonas para mejorar su calidad de vida, pero ella quería ser madre y a los dos años se quedó embarazada y tuvo una niña. Hoy tiene cuarenta y un años y está en tratamiento hormonal, que es lo recomendable hasta llegue a la edad teórica de menopausia.

Como digo, el término de insuficiencia ovárica primaria es el que más se utiliza, ya que antes se hablaba de fallo ovárico primario. No es una condición permanente, ya que se puede volver a tener la menstruación. Algunas mujeres incluso han recuperado la función ovárica tras ocho años sin reglas, y en un porcentaje entre el 5 % y el 10 % quedarán gestantes de forma natural o espontánea. Ocurre en una de cada cien mujeres menores de cuarenta años y en una de cada mil antes de los treinta años.

Aquí sí hablamos de tratamiento hormonal sustitutivo porque hay que administrar terapia hormonal que supla esa carencia de hormonas por el motivo que sea, por debajo de los cuarenta años, no así cuando entramos en la menopausia natural, que no tenemos que sustituir nada, porque lo normal es que las hormonas desciendan, y entonces el tratamiento hormonal ya no será sustitutivo.

3. Menopausia artificial

Está inducida por tratamientos oncológicos o antihormonales en pacientes con tumores, en general hormonodependientes —mama, ovario, endometrio—, o por procedimientos de cirugías profilácticas en mujeres con mutaciones hereditarias —genes heredados que aumentan el riesgo en esa familia— o simplemente por un procedimiento quirúrgico en el que se extirpen los dos ovarios.

> Raquel, de cuarenta y un años, tuvo que recibir quimioterapia antes de la cirugía para reducir el tamaño tumoral y del ganglio axilar, que era positivo, durante seis meses. Tenía cáncer de mama agresivo.
>
> Después, en la misma intervención, se sometió a una mastectomía con reconstrucción, y como la quimio fue efectiva en la mama y en la axila, no hubo que extirpar más que tres ganglios axilares sin tener que quitar los demás. De esta forma los efectos secundarios o secuelas tras la cirugía de la axila disminuyeron.

Cada vez realizamos cirugías menos agresivas con mejores resultados estéticos y menos problemas de movilidad del brazo o hinchazón gracias a los nuevos tratamientos que son cada vez más eficaces frente a los tumores. En el caso de Raquel, quirúrgicamente todo fue bien, pero tuvo que aguantar los efectos secundarios de la menopausia durante la quimioterapia: la sequedad de mucosas, los sofocos, el insomnio y las molestias en las relaciones sexuales, que continuaron en todo su tratamiento de bloqueo hormonal durante años y que todavía hoy en día sufre. La hormonoterapia que se utiliza en cáncer puede durar hasta diez años, por lo que padecer estos efectos de forma brusca pueden ser problemáticos en personas jóvenes que aún tienen un sistema hormonal en desarrollo.

A Cristina, de veintisiete años, le diagnosticamos un carcinoma muy agresivo —triple negativo—. Tenía una mutación hereditaria en el gen BRCA2. Llevaba una vida caótica, comía cualquier tipo de comida basura y su trabajo era muy estresante. Con esta predisposición, desarrolló un tumor muy joven. Se sometió a quimioterapia con todos los efectos secundarios devastadores: menopausia de golpe y con relaciones sexuales dolorosas.

Tras ello, realizamos una mastectomía bilateral profiláctica contralateral —que implicaba la extirpación del seno sano—. Pero Cristina quería ser madre por encima de todo. Lo intentó de mil maneras con su nueva pareja, y por fin, ya cerca de los cuarenta años, su deseo se cumplió y allí estuve yo para verlo, porque fui quien recibió a su pequeña.

Ahora estamos esperando para extirpar los dos ovarios, dado también el riesgo aumentado de cáncer de ovario que esta mutación presenta, de la cual es portadora.

Me emociono al pensar en ella, una chica valiente, con una familia que la apoyó, siempre a su lado, que venció un cáncer muy agresivo, que sufrió en silencio los efectos secundarios que te queman por dentro, asumiendo que primero hay que sobrevivir y, luego, ya habrá tiempo para quejarse, porque si llega ese momento, significa que estás viva.

A lo largo de todo este tiempo, Cristina me ha dado una gran lección: las personas pueden cambiar ante circunstancias adversas como por las que ella pasó. Resurgió una mujer más fuerte, más valiente y mejor capacitada para afrontar los problemas, preparada mental y físicamente. Ahora vive la vida que se ha forjado tras años de dura batalla ante un cáncer que apareció de la nada, puso su vida patas arriba y salió ganadora no solo frente al cáncer, también frente a la sombra que era antes de sí misma, convirtiéndose en una mujer plena que logró su sueño de poder tener una familia a pesar de los obstáculos que se fue encontrando en su camino.

Mi especialidad es la parte oncológica de la ginecología, veo todos los días mujeres que lloran sin consuelo por su cáncer de mama mientras sufren de manera devastadora los peores efectos de la menopausia por duplicado y encima a edades muy tempranas. Ellas lo sufren en silencio, pasan por terribles tratamientos intravenosos, tienen que lidiar con problemas para comer, para la sequedad de mucosas, la neuropatía de las extremidades con determinados tipos de quimioterapia, por todo tipo de dolores y, después, por una cirugía. Y no sabemos si por radioterapia también. Veo en mi consulta los peores efectos secundarios de la deprivación de estrógenos en su máxima expresión, que muchas veces encoge mi corazón, veo envejecer a esa mujer de manera exponencial y no puedo aliviar su dolor como quisiera, pero intento apoyarla paliando sus síntomas con la gran ayuda que me ha brindado la medicina integrativa.

La menopausia para muchas mujeres es como una olla a presión a punto de estallar. Algunas no pueden asumir síntomas incómodos como el insomnio o los sofocos o sienten que van envejeciendo catastróficamente y no son capaces de aceptarlo. En más de una ocasión he tenido que escuchar que el querido estrógeno, esa hormona tan nuestra, tan femenina, es una protectora magnífica para muchos de los problemas de la menopausia que iré enumerando en estas líneas, pero ya he comentado que se nos olvidan todos los síntomas incómodos de nuestra edad fértil con los que hemos tenido que lidiar e ir tapando de manera desmesurada con anticonceptivos, que al final son hormonas sintéticas y no inocuas.

Lo que nunca debe decirse —y menos un profesional de la salud— es que la administración de la terapia hormonal no aumenta el riesgo de cáncer de mama, es inducir a engaño, porque lo que realmente no aumenta el riesgo es no utilizarla; es decir, no añadir hormonas en un momento en el que el cuerpo nos pide un descanso hormonal. Y pongo de símil la frase: «Lo único que no engorda es lo que se queda en el plato». Pues aquí ocurre algo parecido; lo único que no aumenta el riesgo es no usar hormonas, como no fumar, no beber alcohol, no ser sedentaria, no comer alimentos procesados; es decir, cuidarnos.

Los principales sistemas que se verán más afectados en la menopausia son el óseo y el muscular, el cardiovascular, el urogenital, el nervioso, el metabólico y el vasomotor. Dedicaré el próximo capítulo a hablar sobre cómo afectan al cuerpo.

Posmenopausia, desafíos de salud

Tras la menopausia —el cese definitivo de la menstruación— se inicia otra etapa denominada posmenopausia caracterizada por la estabilización de los niveles hormonales. Puede durar varios años y se extiende hasta el final de la vida de la mujer. Y como en la perimenopausia, se divide en dos fases: la temprana y la tardía.

Fase temprana

Comprende los cinco primeros años después de la última regla. Se caracteriza por el cese definitivo de la función ovárica, suele acompañarse de una pérdida acelerada de la masa ósea y muchas mujeres manifiestan síntomas vasomotores en ella.

Fase tardía

Periodo amplio que continúa desde el quinto año de la última regla hasta el final de la vida. Es importante seguir con un estilo de vida saludable para evitar riesgos asociados a esta etapa.

Ya pasados unos cuantos años tras la menopausia, se debe tener cuidado con el uso de la terapia hormonal, no se recomienda cuando han transcurrido más de diez años poque pueden aumenta los riesgos.

CONSEJO

No olvides acudir a tu médico para que aborde cualquier problema que pueda surgir relacionado con esta etapa, por ejemplo, la osteoporosis.

16

Sistemas afectados del cuerpo

Adoro el cuerpo. Porque la carne es honesta
y los órganos no mienten.

John Keats

Sistema óseo y muscular

El hueso es un tejido dinámico en constante renovación con un equilibrio entre dos células importantes: las que forman el hueso —osteoblastos— y las que elimina el hueso viejo y lo hace más poroso —osteoclastos—. En la osteoporosis, el equilibrio se rompe a favor de los últimos, dando como resultado una disminución de la densidad ósea. Se dice que cada cuatro años el hueso esponjoso —interno— completa aproximadamente su renovación, sustituyendo el más envejecido por uno más resistente. Así que no des por perdido nada, cada cuatro años el hueso de dentro se puede renovar. Una osteoporosis no te obliga a tomar tratamiento siempre, sino a mejorar el hueso bajando la inflamación y haciendo ejercicio.

Al llegar la menopausia, disminuye la actividad formadora, con aumento de la destructora. Aquí no solo influye el descenso hormonal, también la genética, el ejercicio que realiza la mujer, sobre todo el de impacto, ya que los deportes en bipedestación mejoran la resistencia ósea —caminar, correr, pero no tanto la natación, por ejemplo— y los factores vasculares y neurológicos también afectan, así como el alcohol y el tabaco.

La mujer alcanza el pico máximo de masa ósea sobre los treinta años y a partir de entonces comienza un proceso de pérdida gradual que se acelera notablemente durante la década posterior a la menopausia.

CONSEJO

Es ahora cuando debes prestar más atención y ponerte manos a la obra para mantener un hueso resistente, ese es el objetivo, aunque la densidad sea menor, lo que te debe preocupar es que no se fracture. Dale la resistencia que se merece.

Es cierto que el descenso de los estrógenos dejará al hueso más expuesto a la inflamación y a un incremento relativo de la actividad del cortisol, que no estará compensado con el estrógeno, aumentando un desgaste más acelerado, pero también podemos tomar medidas para compensar esa inflamación.

Además de la disminución de la masa ósea, la composición corporal se verá también afectada, disminuyendo la masa muscular e incrementando la grasa corporal. La sarcopenia —o también llamada pérdida de la masa muscular—, puede ser una de las causas por la que se pierde más movilidad y fuerza, aumentado el riesgo de caídas. La combinación de osteoporosis y sarcopenia crea un círculo vicioso que deteriora significativamente la calidad de vida.

En la actualidad, lo más estudiado para mejorar la condición física en mujeres posmenopáusicas se basa en el ejercicio aeróbico que implique el uso de grupos musculares grandes por lo menos durante veinte minutos tres días en semana, ejercicios de fuerza al menos dos días en semana, ejercicios de flexibilidad y también trabajos de equilibrio para disminuir el riesgo de caídas.

Se ha demostrado que el ejercicio en esta etapa de la vida es fundamental, sobre todo el de fuerza. El de altas cargas es el más eficaz para mejorar la densidad mineral ósea en mujeres con osteopenia y osteoporosis, fundamentalmente en la columna lumbar.

¿Es necesaria la leche de vaca para mantener unos huesos y dientes sanos y fuertes?

No paro de escuchar a colegas recomendar los lácteos en la menopausia para mejorar la calidad del hueso, pero soy una gran lectora y hace años, estando en un proyecto de alimentación anticáncer en Estados Unidos, llegó a mis manos un libro que considero oro, titulado *El estudio de China.* Creo que es la investigación más completa y exhaustiva jamás realizada en la historia biomédica llevada a cabo con seres humanos sobre nutrición, estilo de vida y enfermedad, comparando las poblaciones norteamericanas y asiática durante veintisiete años. En él, el doctor Colin Campbell afirma que una buena dieta es el arma más poderosa para combatir la enfermedad.

Criado en una granja de vacas, siempre pensó que la leche de estos animales era el alimento más perfecto de la naturaleza, esencial en la vida diaria para fortalecer huesos y dientes, hasta que tras más de cuatro décadas dedicado a la investigación sacó unas conclusiones que revolucionaron la concepción actual sobre la alimentación. Me centraré en este caso en los productos lácteos y sus recomendaciones durante etapas importantes de la vida como es en la infancia y en la menopausia.

Las conclusiones a las que llegó es precisamente que en aquellos países en los que el consumo de leche de vaca era más elevado se registraban los mayores índices de fracturas y de huesos más frágiles. La Facultad de Medicina de la Universidad de Yale, ya en 1992, realizó un informe en mujeres mayores de cincuenta años en el cual se concluyó que la mayor ingesta de proteínas animales se relacionaba con un mayor índice de fracturas. Se afirmaba que el 70 % de las fracturas era atribuible al consumo de proteínas animales, ya que a diferencia de la proteína vegetal, la animal aumentaba la carga ácida en el organismo, tanto en sangre como en los tejidos, y ante este hecho el organismo intentaba combatir ese exceso de acidez neutralizándolo o taponándolo con el calcio y los minerales del hueso, que lo irán debilitando. Esto ya se postuló en 1880 y ha sido tema de estudio de diversas publicaciones, en las que se explica cómo las proteínas de origen animal son más ricas en aminoácidos azufrados, que al ser digeridos producen mayor cantidad de ácido que el hígado tiene que intentar gestionar.

En las investigaciones publicadas se objetivó que una dieta más baja en proteínas animales —como en la China rural frente a la población de Estados Unidos— el índice de fracturas era apenas una quinta parte del registrado en Estados Unidos, donde el 50 % de las proteínas consumidas eran de origen animal. Algo sucede en los países con gran consumo de leche de vaca y sus derivados que tienen los huesos más frágiles con más tendencia a las fracturas.

No puedo dejar de pensar en cómo cada vez se nos bombardea a las mujeres en consumir productos lácteos o suplementos de calcio para fortalecer los huesos en la menopausia, otro mito muy lejos de la realidad y con evidencia científica, en la que se demuestra que las mujeres con un consumo elevado de calcio tenían un riesgo superior de fractura.

Uno de los investigadores más conocidos sobre el calcio, Mark Hegsted, profesor de Harvard, comenzó su estudio en 1980 y concluyó que las cantidades excesivas de calcio durante un periodo prologado de tiempo podían anular la capacidad del organismo de regular no solo cuándo utilizarlo, sino cuánto se debía utilizar.

Cuando se consume mucho calcio de manera continuada, el cuerpo podría perder la capacidad de regular la vitamina D en su forma activa —calcitriol—, que es la encargada de controlar el calcio que se absorbe de los alimentos y el que se debe eliminar. Hegsted, seis años más tarde, concluyó que las fracturas de cadera son más frecuentes en poblaciones en las que se consumen de forma habitual productos lácteos y las ingestas de calcio son relativamente altas, ya que los productos lácteos son ricos en calcio y en proteína animal.

Tres medidas que nos pueden ayudar a mantener los huesos saludables es realizar ejercicio de manera activa, consumir más alimentos vegetales —evitar el exceso de alimento animal, incluyendo los lácteos— y tener cuidado con la sal en exceso, que parece que la evidencia científica sugiere que podría ser un problema para aumentar la fragilidad del hueso.

Sistema cardiovascular y síndrome metabólico

Se sabe que la enfermedad cardiovascular es la primera causa de muerte en mujeres, superando al cáncer de mama, ya que una de cada cinco mujeres puede sufrir un problema cardiovascular en comparación con una de cada ocho que contraerá cáncer de mama. Por ello, insisto que el estilo de vida es definitorio en los riesgos que posteriormente irán apareciendo en la menopausia. Así, unos buenos hábitos te harán llegar con menos riesgos o, por lo menos, poder compensarlos mejor.

El riesgo cardiovascular se incrementa con la menopausia porque los niveles plasmáticos de colesterol LDL —conocido como colesterol malo—, lipoproteína o transportador que lleva el colesterol desde el hígado hacia los tejidos o arterias, aumenta. Por el contrario, el colesterol HDL —llamado coloquialmente colesterol bueno—, que hace el transporte inverso —llevar el colesterol de los tejidos al hígado para eliminarlo—, desciende.

En la menopausia, este incremento de las LDL se produce porque el ovario ya no necesita utilizarlo como sustrato para la formación de las hormonas sexuales, porque este colesterol LDL es el precursor de los estrógenos. La acumulación de este colesterol en las paredes internas de las arterias, formando placas de ateromas, puede obstruir el flujo de la sangre. Otro efecto importante que acompaña, además, al descenso hormonal es un estado en el que predomina la vasoconstricción frente a la vasodilatación, con una menor fluidez de la sangre, incrementando así el problema de de hipertensión.

Un factor más que potencia este riesgo cardiovascular es la modificación en la composición corporal. Se favorece el depósito de grasa abdominal y no tanto en caderas, pechos, glúteos y muslos, como ocurre en la edad fértil, aumentando así la resistencia a la insulina, ya que el depósito de grasa abdominal eleva el riesgo de síndrome metabólico, hipertensión y diabetes tipo 2. No solo se va a producir un aumento en la cantidad de la grasa y un cambio en su localización, sino que disminuye la masa muscular. Por ello, el gasto calórico en reposo o metabolismo basal será menor, cerrando el círculo vicioso y acumulando más grasa. De ahí la importancia de incrementar la masa muscular en este periodo, para intentar formar más músculo y no más grasa.

PÍLDORA INFORMATIVA

La resistencia a la insulina en la menopausia se produce cuando las células de los músculos, tejido adiposo e hígado no responden bien a la insulina y les cuesta captar la glucosa en sangre. Como resultado, el páncreas tendrá que tomar el control, generando más insulina para ayudar que esta glucosa entre en las células. Este fenómeno se mantendrá mientras el páncreas pueda seguir secretando insulina. De esta manera la glucosa se mantendrá en niveles normales, pero cuando comience a fracasar, se instalará la diabetes mellitus tipo 2.

Vemos entonces cómo el riesgo cardiovascular aumenta por tres factores importantes: los niveles plasmáticos más elevados de LDL, los cambios en la composición corporal —aumentando el depósito de grasa— y, por último, la tendencia a la hipertensión.

En un estudio llevado a cabo con más de ochenta y cuatro mil mujeres sanas de entre treinta y cincuenta y cinco años, con un seguimiento durante catorce años, se encontraron mil ciento veintiocho problemas coronarios. Se analizaron cinco factores de bajo riesgo que eran:

— No fumar.
— Un índice de masa corporal (IMC) menor a 25 kg/m^2.

— Un consumo de alcohol menor de cinco gramos al día.
— Ejercicio moderado.
— Dieta saludable.

Las mujeres que reunieron estos cinco puntos tuvieron un 83 % menos de problemas cardiovasculares, pero, lamentablemente solo el 3,1 % de ellas cumplía con estos puntos importantes. Esto nos tiene que hacer pensar que el estilo de vida y el ejercicio debe ser el inicio del cambio antes de intentar cualquier otra terapia.

También sabemos cómo las dietas occidentales, caracterizadas por un alto consumo de grasas saturadas provenientes de carnes, fritos y azúcar, se asocian a un mayor riesgo de enfermedades cardiovasculares. Por ello, se intenta fomentar el consumo de fibra, granos, fruta, vegetales, frutos secos y aceite de oliva, esenciales en la dieta mediterránea, que tienen un efecto protector sobre la salud cardiovascular, ya que reduce la posibilidad de morir por un infarto de miocardio y también disminuir la mortalidad por ictus, cáncer de colon y mama.

Píldora informativa

El consumo de aceite de oliva virgen extra se ha asociado con una reducción del 35 % en el riesgo de enfermedades cardiovasculares y a una disminución del 48 % de la mortalidad en personas con problemas cardiacos.

Hay estudios que también demuestran que es capaz de disminuir el riesgo de padecer cáncer de mama. Los componentes fenólicos presentes en él tienen efectos anticancerígenos, incluyendo la inhibición de la sobreexpresión del gen Her2 y, en general, la modulación de la inflamación.

Sistema urogenital

El síndrome genitourinario de la menopausia es un conjunto de síntomas que afectan a la zona vaginal y urinaria como consecuencia del descenso hormonal, lo que provoca sequedad vaginal, dolor con las relaciones sexuales, disminución de la excitación, infecciones de orina recurrentes así como sensaciones que simulan urgencia para ir al baño.

La sequedad y la atrofia vaginal, junto con la incontinencia, son problemas frecuentes en la menopausia. Al disminuir el estradiol, hay una pérdida de la síntesis de colágeno de los genitales externos y aumenta la debilidad de las paredes vaginales, quedando más finas y delicadas, lo que provoca el prolapso genital y la caída de órganos. También disminuye la producción de glucógeno en la mucosa vaginal, sustrato y alimento de las principales bacterias de la vagina, los lactobacilos —en concreto el *Lactobacillus crispatus,* que es el más abundante (estando en proporción de un 48,3 % en la flora vaginal sana), y es el primero en descender cuando hay problemas—. Estos lactobacilos son los encargados de acidificar la vagina y así evitar el ascenso de gérmenes y patógenos, pero al hacerse más básico este pH en la menopausia, se eleva el riesgo de infecciones genitourinarias.

Es fundamental el cuidado con hidratantes vaginales internos y externos así como el uso de lubricantes a la hora de mantener relaciones sexuales, realizando el *skincare* vulvar que está cada día más en auge, dado que un gran porcentaje de mujeres opta por una depilación íntima completa. Esto significa que las glándulas sebáceas que acompañan siempre al pelo no funcionan de la misma manera que cuando el folículo piloso-glándula sebácea está íntegro, así que se recomienda un cuidado diferente en la piel vulvar depilada, porque tenderá a oscurecerse con el tiempo y con la edad y puede que con el roce aumenten los traumatismos.

Sistema neurológico

Niebla mental, ansiedad, falta de memoria o depresión son algunos de los síntomas que pueden aparecer. La teoría es clara al respecto, se habla de una neuroinflamación en esta etapa porque los estrógenos descienden y con ellos el BDNF o factor neurotrófico derivado del cerebro en la corteza prefrontal y el hipocampo, lo cual puede dañar las células nerviosas y alterar la función cognitiva.

Según la neurocientífica Lisa Mosconi, autora, profesora y experta en el cerebro de la mujer, nosotras tenemos el doble de probabilidades que los hombres de desarrollar alzhéimer debido a los cambios hormonales que acontecen en la menopausia, pues en esta etapa se acelera nuestro reloj cronológico. También parte de responsabilidad de estos problemas se debe al aumento del cortisol, lo que puede afectar a la memoria y al rendimiento cognitivo.

En este punto me veo obligada a contar algo que seguro estás pensando ahora mismo. Lógicamente dirás que si los estrógenos bajan y te dejan desprotegida, y, además, con problemas cognitivos, lo mejor será, antes de que esto empiece a destartalarse y comiences con problemas de memoria, te tomes la terapia hormonal de la menopausia para evitar todo eso y encima luego no te acuerdes ni de tu familia. Pero como he dicho, no podemos ser tremendistas, parece que ahora todo el mundo se ha vuelto loco hablando de las hormonas. Cuando son necesarias, por supuesto hay que administrarlas, sin embargo, no olvides que la neuroinflamación también será más frecuente en aquellas mujeres que padezcan hipertensión arterial, cardiopatías, colesterol alto, mujeres más obesas o con diabetes tipo 2, es decir, en un estado proinflamatorio ya cultivado durante años con un estilo de vida no tan saludable, con sedentarismo y, cómo no, con un estrés desmesurado como el que llevamos todas en la actualidad. Lo que es cierto es que los estudios realizados demuestran que si la terapia hormonal se inicia antes de la retirada final de la menstruación, puede mejorar la velocidad de procesamiento y memoria verbal en comparación con la administración después del último ciclo menstrual. Pero ¿y si intentáramos mejorar desde ahora el estilo de vida antes de llegar a la menopausia y no llegáramos así a tener todos estos síntomas molestos y a veces peligrosos?

La demencia es el conjunto de signos y síntomas que producen ciertas enfermedades o alteraciones que modifican el funcionamiento normal del cerebro, pudiendo provocar problemas de memoria, pensamiento y del estado de ánimo.

Hay dos subtipos de demencia: las que son irreversibles y empeoran con el tiempo —la más conocida es la enfermedad de Alzheimer— y aquellas que sí podemos intentar revertir cuando se relacionan con trastornos inmunitarios o con deficiencias de vitaminas o nutrientes —vitamina B12, por problemas de mala absorción intestinal, vitamina B1, que disminuye en la persona alcohólica, o vitamina B6— o con problemas metabólicos o endocrinos —alteraciones del tiroides, glucosa baja—.

Es importante recalcar que la demencia empeora con el tiempo, sobre todo por encima de los sesenta y cinco años, y que existen determinados factores que no se pueden modificar como la edad y los antecedentes familiares —la genética influye también—. Sin embargo, hay otros sobre los que sí podremos actuar para mejorar la evolución de esta enfermedad como son:

- Estilo de vida saludable. El ejercicio físico, tener actividades sociales y una dieta mediterránea rica en verduras y frutas, cereales, frutos secos y semillas mejoran el deterioro cognitivo.
- Disminuir el consumo de alcohol y tabaco. La obesidad aumenta un 60 % el riesgo, el sedentarismo un 82 % y el tabaquismo un 59 % para padecer alzhéimer.
- El colesterol LDL alto, la diabetes o la hipertensión, todos factores de riesgo cardiovascular, también se relacionan con la demencia.
- Antecedentes de depresión o el antecedente de un traumatismo craneal.
- Los tóxicos ambientales pueden acelerar la degeneración del tejido nervioso.
- Problemas con el sueño y también algunos medicamentos para dormir.

Hay estudios que sugieren que una de las principales causas de demencia se debe al daño en la membrana de las células cerebrales provocado por la oxidación —estrés oxidativo— o destrucción de esta membrana que sobre todo está formada por ácidos grasos poliinsaturados —omega 3—, especialmente DHA. Es decir, todas nuestras membranas celulares contienen fosfolípidos, que son los encargados de dar flexibilidad a las mismas y una membrana desestructurada por la oxidación es una célula que no podrá funcionar, en el caso de las neuronas que se encargan de construir con cada nuevo aprendizaje o experiencias redes de conexiones sinápticas, que nos ayudan a aprender y a recordar, pues estas sinapsis pueden contener hasta un 70 % de DHA —omega 3—. Un alto nivel de EPA en plasma y de DHA en las membranas celulares disminuyen mucho el riesgo de padecer demencia, porque no solo tienen una función estructural, también ayudan a regular los niveles de colesterol y a reducir el riesgo de hipertensión. Se sabe que un aumento de los omega 6 —sobre todo del ácido araquidónico frente a los omega 3 más bajos—, se relaciona con un mayor riesgo de demencia.

Lo que más evidencia científica tiene hasta el momento para la prevención de la enfermedad de Alzheimer es el ejercicio físico —principalmente el cardiovascular y el de fuerza— y la salud intestinal. Por ello, se habla de dos ejes fundamentales para mantener la neurogénesis hipocampal, que es la formación de nuevas neuronas en el cerebro adulto, y el hipocampo es la estructura más importante en el mantenimiento de la memoria, dado que en la enfermedad de Alzheimer empiezan a atrofiarse.

Las neuronas son como árboles con ramificaciones por las que reciben información y raíces por las que la transmiten, pero para que comiencen a florecer necesitan del eje intestino-cerebro desde donde le llegan los factores de crecimiento neuronal y el eje músculo-cerebro que se encarga de que esa neurona siga adelante. Ya son muchos los centros psiquiátricos y de enfermedad mental en diversos lugares del mundo donde los gimnasios están pasando a tener una relevancia hasta ahora desconocida.

Sistema vasomotor

Y por fin llega uno de los síntomas más prevalentes en la menopausia, ya que el 70-80 % de las mujeres presentan sofocos llegados a este punto. El inicio es fluctuante, es decir, puede preceder a la última menstruación, y mientras que lo normal es que duren un par de años, a veces se mantienen hasta diez.

Los síntomas vasomotores se muestran como una oleada de calor que nos deja empapadas en mitad de la noche, ya que son más nocturnos, y suelen acabar con escalofríos y aceleración del ritmo cardiaco, pues el centro termorregulador del hipotálamo ante mínimos cambios de temperatura en el ambiente va a responder con una compensación exagerada de temperatura, una vasodilatación para eliminar el exceso de calor y luego escalofríos por esa pérdida de calor que igual no era necesaria.

Estos síntomas vasomotores son más frecuentes cuando las mujeres presentan alguno de los siguientes factores de riesgo:

— Índice de masa corporal superior a 30. Si son obesas, pueden tener sofocos más intensos.
— La menopausia quirúrgica (extirpación de los ovarios) puede desencadenar o intensificar los sofocos moderados o severos, dado el descenso de manera brusca de los niveles de esteroides sexuales que produce el ovario; no así cuando la menopausia es natural, ya que el ovario continua sintetizando andrógenos que se pueden transformar en estrógenos en los tejidos manteniendo alguna mínima actividad.
— Mujeres sedentarias, peores sofocos, así que mejorarán con el ejercicio.
— Antecedentes de síndrome premenstrual (SPM) en la edad fértil. Experimentarán casi el doble de sofocos, además de alteraciones del ánimo, del sueño y disminución de la libido.
— Factores genéticos relacionados con el cromosoma 4.
— Polimorfismo de la enzima P450. Cuando existe un polimorfismo en CYP1B1 (vía 4-OH y 16-OH), los sofocos serán más severos y persistentes, sin importar la concentración plasmática de las hormonas como el estradiol y la estrona. Por ello, la importancia que he intentado recalcar durante todo el libro, es que debemos de valorar cómo se metabolizan los estrógenos en el hígado y si la microbiota intestinal no se encuentra en disbiosis.

Las mujeres que tienen, en general, una dieta saludable mediterránea y realizan ejercicio, y aquellas con una ingesta en su dieta mayor en fitoestrógenos —pero no desde la menopausia, sino ya desde la infancia—, tendrán menor cantidad y severidad de los sofocos, como ocurre en las mujeres asiáticas. Intentar atiborrarnos de isoflavonas de soja durante la menopausia cuando ya han empezado los sofocos no tiene ningún sentido. Las mujeres asiáticas están acostumbradas a los fitoestrógenos como el tofu, el tempeh, el miso, el edamame, etc., desde el mismo vientre materno. Los fitoestrógenos son moduladores hormonales, con estructura similar al estrógeno humano, por ello mejoran muchos los síntomas de la mujer menopáusica

CONSEJO

El tabaco, el alcohol, el estrés, las alteraciones del sueño, las habitaciones calurosas y las comidas copiosas pueden desencadenar los sofocos. Trata de evitar estos factores en la medida de lo posible.

17

La suplementación, ¿puede ser útil?

El buen médico trata la enfermedad; el gran médico trata al paciente que tiene la enfermedad.

Wllian Osler

En este siglo, la necesidad de sentirnos más jóvenes y guapas, sin envejecer, se convierte a veces en una obsesión, sobre todo en mujeres que viven de su imagen, sin darse cuenta de que son un referente de otras que intentarán hacer lo mismo, con dietas estrictas y cirugías, que se obsesionarán con regímenes imposibles que no contienen ni nutrientes ni alimentos sólidos y que en ocasiones son polvos que sustituyen la comida. ¡Adónde vamos a llegar! Si al final no nutrimos a las células, enfermaremos.

Las abuelas de hoy son más jóvenes, más ágiles y desde luego muchas no aparentan tener la edad biológica real. Pero lo cierto es que por muchas cirugías que realicemos o por muchos tratamientos estéticos que nos hagamos, la edad biológica no podrá cambiar, recordándonos siempre que al aumentar en años, nuestras reacciones bioquímicas, nuestros mecanismos antioxidantes, hormonas, vitaminas, sistema inmune y sistemas antiinflamatorios caeran de manera drástica y, por tanto, aumentará el estrés oxidativo y la tendencia a enfermar. Frente a la cual, si no tomamos medidas como la suplementación, con nutrientes necesarios o productos antiinflamatorios, será imposible que ese estrés oxidativo no nos pase factura, no solo en nuestro interior, también en la apariencia exterior, demostrando la edad cronológica real. Por ello, se recomienda una suplementación durante ese periodo cuando la alimentación sea deficitaria en nutrientes y minerales como es la actual. De alguna manera se han modificado los terrenos, los abonos no contienen minerales suficientes, los animales están hormonados, se añaden de forma deliberada sustancias aditivas a los alimentos, nuestras frutas y verduras se fumigan con pesticidas y en conjunto nuestra salud está en peligro.

En la menopausia, la suplementación puede ser un apoyo para aliviar ciertos síntomas a los que nos vemos expuestas, pero en ningún caso es necesaria siempre, pues la base debe ser una alimentación saludable, el ejercicio físico y un equilibrio en los ritmos circadianos. No obstante, te dejo los suplementos que considero más importantes en este periodo de la vida.

Consejo

Antes de tomar cualquier suplementación, es fundamental que consultes a tu médico para determinar las opciones que son apropiadas para ti. No te fíes de lo que se dice en las redes sociales o lo que te recomiende alguna amiga, porque puede que ese suplemento no sea adecuado para lo que tú necesites.

Vitamina D3 + K2

Es complicado comenzar a hablar de la vitamina D porque su infinidad de efectos saludables se amontonan en mi cabeza. Hoy en día no hay ninguna mujer que acuda a mi consulta que no le recomiende tomarla dado todos los beneficios que presenta y los grandes perjuicios que tiene su deficiencia, sobre todo en la salud ósea en la menopausia. Es una vitamina que puede ser consumida en alimentos como el pescado graso o los huevos, pero que principalmente es sintetizada en la piel a partir del colesterol por la exposición a los rayos del sol. Luego es metabolizada en el hígado y se convierte en calcifediol, que actúa como almacén corporal. El siguiente y más importante paso se realiza en el riñón, donde se transforma en calcitriol, la forma activa de la vitamina D, y solo sobrevive entre seis y ocho horas tras su formación, mientras que la vitamina D almacenada se mantiene unos veinte días. Por eso, el dicho dice que esta vitamina sube despacio pero desciende rápido. Resulta más coherente mantener su consumo diario y no de manera quincenal o mensual con altas dosis.

La vitamina D activa tiene sus receptores en todos los tejidos del organismo, y nos recuerda más a una hormona que a una vitamina por su acción multifactorial.

— Es fundamental para la mineralización ósea, favoreciendo la absorción del calcio y el fósforo en el organimo.
— Es un potente modulador del sistema inmune al mejorar la inmunidad innata e inhibir procesos de autoinmunidad.
— Disminuye el riesgo de hipertensión y evita la pérdida de masa muscular.
— Existe evidencia de inhibición de la proliferación celular en diferentes tipos de cáncer, como el de mama, colon, hueso, pulmón y piel.
— Protege del deterioro cognitivo. Tiene una función de neuroprotección frente a la demencia y el alzhéimer.
— Altas dosis de vitamina D disminuyen el riesgo de enfermedades inflamatorias intestinales (colitis ulcerosa y enfermedad de Crohn).
— Hay una relación entre niveles bajos de vitamina D y mayor riesgo de miomas uterinos, así como una mayor prevalencia en poblaciones con deficiencia de vitamina D.
— Su deficiencia se relaciona con multitud de patologías, incluyendo la osteoporosis, un incremento del riesgo de la enfermedad de Parkinson, de enfermedades autoinmunes y cardiovasculares, de esclerosis múltiple, artritis reuma-

toide, diabetes mellitus tipo 1 y un aumento del riesgo de determinados cánceres.

Otro de los temas del que se habla cada día más es si las mujeres necesitan tomar algún suplemento de calcio al llegar la menopausia, pero la evidencia científica ha demostrado que NO es necesario, dado que un aumento de este en sangre inhibe la forma activa de la vitamina D, ya que esta es la gran reguladora del calcio en la sangre. Cuando los niveles de este mineral disminuyen, se activa la vitamina D para aumentar la absorción de calcio en el intestino, incrementar su reabsorción en los riñones y movilizar el calcio del hueso si fuera preciso ante ingestas muy bajas de calcio, pues este es vital para el funcionamiento normal del sistema nervioso, muscular y crecimiento óseo.

Pero el gran regulador al que cada vez le damos la importancia que tiene es el magnesio. Para mejorar los niveles de calcio deberíamos suplementar con magnesio, porque es quien regula las enzimas que transforman la vitamina D en su forma activa. y así esta vitamina activará los mecanismos para aumentar el calcio en sangre.

Consejo

Si quieres aumentar tus niveles de calcio, es esencial que te asegures de tener suficiente magnesio, pues este mineral es crucial para este proceso.

Por otro lado, el binomio de vitamina D3 y K2, puede activar proteinas esenciales y optimizar su función. La vitamina D3 ayuda a la absorción del calcio en el instestino y la K2 ayuda a que ese calcio no se deposite en otros lugares no deseados como los vasos sanguineos. No confundas la vitamina K2 —menaquinona—, que inhibe la calcificación vascular, incluso revirtiendo una placa de ateroma ya formada, con la vitamina K1 —filoquinona—, que se relaciona con la coagulación. Por ello, un paciente con anticoagulantes ha de evitar la vitamina K1, pero en este caso no la vitamina K2.

En la menopausia, la combinación de vitamina D3 y K2 tiene varios beneficios específicos:

— Fortalece los huesos y previene la osteoporosis, asegurando la reabsorción del calcio y que este se deposite en los huesos.
— Protección cardiovascular. Previene el depósito de calcio en las arterias por la vitamina K2.
— Favorece la buena función del sistema inmune de defensa y ayuda a regular el estado de ánimo.

Omega 3 y omega 6

Los ácidos grasos esenciales, omega 3 y omega 6 —así llamados porque no pueden ser sintetizados por el ser humano ni por otros mamíferos y deben ser consumidos en la dieta—, tienen importantes funciones metabólicas y estructurales.

Voy a tratar de explicar de forma resumida la diferencia entre ambos. Los omega 3 son los antiinflamatorios y derivan del ácido alfa linolénico, que principalmente es de origen marino —aceite de pescado o de krill—. Por su parte, los omega 6, proceden del ácido linoleico —normamente se ingieren con la dieta a partir de aceites vegetales o carnes, subproductos cárnicos, mantequilla, leche, productos lácteos y huevos— y un mayor porcentaje de estos omega 6 nos conducirá a la vía inflamatoria del ácido araquidónico, que aumentará el riesgo cardiovascular, el de enfermedades autoinmunes, cáncer y otras enfermedades inflamatorias.

El ácido eicosapentaenoico o EPA —con función ante todo antiinflamatoria— debe tomarse por la mañana, con comida, y el ácido docohexaenoico o DHA, sobre todo por la noche para la regeneración cerebral. Un índice de ácidos grasos omega 3/6 bajo —inferior al 8 %— se asocia con un mayor riesgo cardiovascular y de problemas de memoria o predisposición a la demencia, mientras que un valor óptimo —entre 8-11 %, al cual se puede llegar con un consumo de EPA y DHA diario—, sería un factor protector tanto cardiaco como cerebral.

En la sociedad de hoy, la proporción entre el consumo de estos aceites es de cinco a veinte veces más de omega 6 que de omega 3. Por eso, es tan importante la suplementación, para intentar bloquear este estado proinflamatorio derivado de comidas poco saludables. Pero no todos los omega 6 son malos; por ejemplo, el famoso aceite de onagra pertenece a esta familia y tiene propiedades antiinflamatorias.

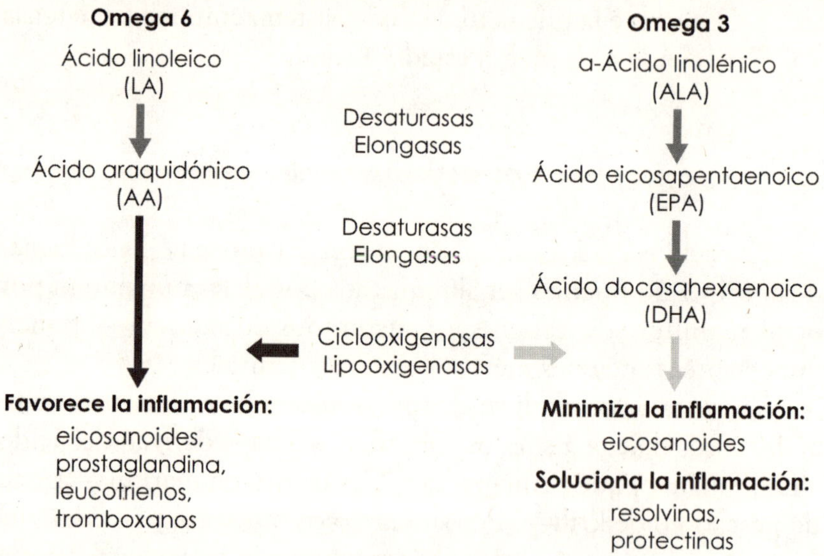

Fig. 10. Funciones metabólicas del omega 3 y el omega 6.

Fuentes dietéticas de los principales ácidos grasos omega 3	
ALA (ácido alfa linolénico)	Origen vegetal: semillas de lino, judías de soja, nueces y aceites de linaza y soja; semillas de calabaza, colza, semillas de camelina, de chía…
EPA	Origen marino: krill antártico, pescados azules (salmón, caballa, arenque, sardina, anchoa, atún…)…
DHA	Origen marino: algas, pescados azules, krill antártico…

En la menopausia, la suplementación con omega 3 puede tener efectos beneficiosos en varios aspectos:

— Mejora los sofocos.
— Tiene un efecto protector frente a la pérdida ósea.
— Mejora la memoria.
— Disminuyen las LDL y los triglicéridos con dosis de dos gramos al día.
— Mejora la hipertensión con dosis de tres gramos diarios.
— Disminuye la ateroesclerosis.
— Tiene acción protectora frente al cáncer de mama. Una ingesta diaria se asoció con una disminución del 14 % en el riesgo de desarrollar la enfermedad. Además, se ha observado que aumenta la respuesta a la quimioterapia al disminuir la inflamación y no presenta interacciones farmacológicas.
— El que procede en especial del aceite de krill, podría tener un mayor impacto en la mejora del perfil lipídico (reducción de las LDL y aumento de HDL) en comparación con los aceites de pescado, aunque todas las fuentes de omega 3 mostraron una reducción total de un 25 % a un 30 % de los triglicéridos, que es el efecto más característico de los omega 3, ya que durante la menopausia dichos niveles de triglicéridos en la mujer suben por encima de los que presentan los hombres, y casi una de cada tres mujeres adultas presentan niveles de triglicéridos mayores a 150 mg/dl. Esto empeora durante la menopausia, por ello, el American College of Cardiology y la American Heart Association, consideran el estado posmenopaúsico como un factor de riesgo cardiovascular que se equipara al de los hombres.

Omega 7

También conocido como ácido palmitoleico el omega 7 quizás sea el menos estudiado de los omega. Ha mostrado su utilidad mejorando la sequedad de la piel y las mucosas, incluyendo la vagina y la mucosa intestinal. Además, se usa para aliviar el ojo seco y como tratamiento coadyuvante en el síndrome metabólico, ayudando a mejorar el perfil lipídico y los marcadores inflamatorios.

Pero ahora debemos decidir cuál de los que están comercializados elegir, porque existe el ácido palmitoleico de los frutos de espino amarillo, el aceite de nuez de macadamia o el ácido palmitoleico de anchoas salvajes pescadas de manera sostenible. La diferencia entre ellos radica en la proporción entre el ácido palmitoleico —considerado saludable— y el ácido palmítico —una grasa saturada del aceite de palma, carnes, que aumenta el riesgo de problemas cardiovasculares—, que contienen las distintas fórmulas del mercado. El más estudiado es el aceite de espino amarillo, pero el omega 7 de las anchoas salvajes, en el que se consigue un promedio de ácido palmitoleico del 50 % y un máximo de ácido palmítico del 0,8 % —siendo esta proporción la más baja en ácido palmítico de los preparados de omega 7, es decir, más sano—, le convierte en una opción sana cuya popularidad se espera que crezca.

Fitoestrógenos

Llamamos fitoestrógenos a las sustancias que podemos ingerir con algunos vegetales o legumbres, que tienen una estructura química similar a los estrógenos y que actúan principalmente sobre los receptores beta estrogénicos, y en menor medida sobre los alfa. El receptor alfa es el que se relaciona con la proliferación en la mama y en el endometrio mientras que el beta tiene una función más antiproliferativa.

Se identifican tres tipos fundamentalmente de fitoestrógenos:

- Las más conocidas, las isoflavonas, sobre todo de la soja. Tiene una actividad estrogénica cincuenta veces menor que los estrógenos naturales.
- Los lignanos, presentes en las semillas de lino.
- Los cumestanos, se encuentran en las legumbres, los frutos secos y cereales integrales.

Te resumo en cuatro puntos los principales efectos de los fitoestrógenos:

— Mejoran los síntomas en la menopausia, como los sofocos y la sequedad vaginal, al actuar como un estrógeno débil y tiene actividad antioxidante.
— Se han relacionado con propiedades antiproliferativas, sobre todo los lignanos y las isoflavonas, en relación con el cáncer de mama y de colon.
— Disminuyen los niveles séricos de LDL colesterol (el malo), y pueden reducir el riesgo cardiovascular.
— Osteoporosis: previenen la pérdida de masa ósea.

Además de la soja, tenemos el trébol rojo, la alfalfa —ricos estos dos últimos en cumestanos— y el lino. El fitoestrógeno más potente que existe en la actualidad para los síntomas menopaúsicos es la 8-prenilnaringenina, el principio activo del lúpulo. También la salvia, que se suele utilizar en combinación con otras plantas debido a su efecto sobre la sudoración y los sofocos.

Adaptógenos

El científico ruso Nicolai Lazarev acuñó en 1947 el término «adaptógeno» a aquellas sustancias —en especial plantas— que tuvieron que adaptarse a condiciones de vida exageradamente severas, y que en las zonas donde crecían, las poblaciones las utilizaban para «aumentar su fortaleza», teniendo estas la capacidad de ayudar al organismo para que pudiera adaptarse a situaciones adversas, de estrés, normalizando las funciones del cuerpo, evitando así el impacto negativo que estas situaciones tenían sobre las células.

Podríamos decir que los adaptógenos son compuestos naturales que ayudan al cuerpo a contrarrestar los problemas causados por las descargas de cortisol, una situación que se presenta con cada vez más frecuencia, sobre todo en la menopausia, ya que el cortisol esta vez no se ve antagonizado por el estrógeno y aumenta. Se usan porque compensan los efectos de haber dormido mal, son antioxidantes, bajan la ansiedad, mejoran la resistencia física y mental, la memoria, la depresión; es decir, nos hacen más llevadero este tránsito a veces difícil de llevar.

Cada vez aparecen más plantas con este efecto, pero las más conocidas son el ginseng, el eleuterococo, la rodiola, la withania o ashwagandha y los frutos y semillas de esquisandra.

— Ginseng. Es una raíz que tiene efecto tónico y vigorizante, utilizada para combatir la falta de energía y el agotamiento físico. Sin embargo, hay que tener cuidado en pacientes con problemas cardiacos o nerviosos, pues puede interactuar con estas condiciones.
— Eleuterococo. Se usa frente a la extenuación, mejora la memoria y aumenta la resistencia a las enfermedades. También se conoce como *ginseng* siberiano.
— Rodiola. La Agencia Europea del Medicamento la recomienda para el alivio de los síntomas temporales del estrés, como la fatiga y la sensación de debilidad.
— Withania o ashwagandha. Para combatir estados de debilidad, insomnio y trastornos de la memoria. También se le atribuyen propiedades para reducir los síntomas del estrés.
— Esquisandra. Aumenta la capacidad física e intelectual y evita los efectos negativos del estrés. Estudios con deportitas han demostrado su eficacia para incremetar la capacidad física y la resistencia a la fatiga.

Magnesio

El magnesio es el segundo elemento más importante de la célula, después del potasio. En los últimos cincuenta años el consumo de magnesio en las dietas ha bajado y el de calcio ha aumentado, porque los vegetales, que son su principal fuente, están cada vez más contaminados por fertilizantes ricos en calcio.

El 60 % del magnesio se encuentra en los huesos y en los dientes, el resto podemos encontrarlo en los músculos, tejidos blandos, fluidos o sangre. Este mineral ayuda en el metabolismo y reabsorción del calcio y su déficit se relaciona con la calcificación de los tejidos, como cálculos renales, piedras en la vesícula o en las arterias.

Se ha hablado siempre de los beneficios del calcio, pero las poblaciones en las que la ingesta de este mineral es más baja, la osteoporosis también lo es, como en África. Las mujeres bantúes tienen la menor tasa de osteoporosis del mundo y el consumo de calcio es muy bajo, de doscientos a trescientos miligramos al día. También se ha visto que los dientes con más resistencia a las caries son los que contienen mayor cantidad de magnesio y, además, son los más duros. Se dice que el calcio es como la tiza y el magnesio, como el cemento.

Quiero enumerarte las principales funciones del magnesio:

— Actúa como cofactor en más de trescientas reacciones enzimáticas, en especial en las relacionadas con la producción de energía. Participa en la formación del colágeno junto con la vitamina C, también en la formación de proteínas y de ADN, que es nuestro material genético.
— Juega un papel esencial en el sistema nervioso y muscular, regulando la sensibilidad. Por ello, su deficiencia se relaciona con calambres o temblores, y dichos calambres también pueden ser menstruales, relacionados con el dolor de la regla.
— Mejora el rendimiento deportivo, aumentado la masa muscular y la potencia.
— Su deficiencia se asocia con el incremento de la resistencia a la insulina, lo que eleva el riesgo de desarrollar diabetes. Para mejorar este riesgo debe añadirse al magnesio, cromo y zinc a la dieta.
— Interviene en los mecanismos de defensa frente a los pH ácidos, formando sales con los ácidos para que estos puedan ser excretados por el riñón. Por eso, la alimentación rica en proteínas animales y azúcares de absorción rápida que nos acidifica es una causa muy importante del déficit de este mineral, por su consumo exagerado para bloquear esa acidez.
— Mejora el estado de ánimo y puede ser beneficioso en la ansiedad y la depresión. Ayuda a la produción de la serotonia, que es la llamada hormona de la felicidad.

— Es un potente antiinflamatorio, inactiva y ayuda a eliminar el cortisol.
— Mejora la tensión arterial mejorando el riesgo cardiovascular, relajando los vasos.
— Mejora la cefalea y existe algún estudio donde tomando un gramo de magnesio de manera aguda puede mejorar la migraña.
— Disminuye el riesgo de osteoporosis al mejorar la densidad mineral ósea del cuello del fémur y la cadera.
— Ayuda a mejorar la calidad y cantidad del sueño.

Dentro los diferentes tipos de magnesio, solo recordarte que el bisglicinato es el que mejor biodisponibilidad tiene, es el más versatil. El treonato es mejor para la salud cerebral. El malato, para el rendimiento físico —muscular o la fatiga—. El citrato, para la ansiedad, el estado de ánimo y el estreñimiento. El cloruro, para la salud cardiovascular, y el óxido de magnesio, para fortalecer los huesos y también como antiácido.

Sustancias reconocidas por sus efectos sobre los sofocos

Ademas, de las que ya hemos visto, existen sustancias naturales que pueden ayudar a reducir los sofocos, síntoma común de la menopausia. Conozcamos algunas, sus mecanismos de ación y las consideraciones que hay que tener en cuenta.

Azafrán

Ayuda a reducir el extrés oxidativo y la inflamación. Algunos estudios sugieren que influye en los niveles de la serotonina, lo que equilibra el estado de ánimo y reduce tanto la frecuencia como la intensidad de los sofocos.

Cimicifuga racemosa

Juega un importante papel en la modulación de los neurotrasmisores clave relacionados con la termorregulación, el sueño y el estado de ánimo, como la serotonina, el GABA y la dopamina. Se podría valorar su administración en pacientes con cáncer de mama, con supervisión médica, puesto que no afecta a los receptores estrogénicos, según datos recogidos de la Agencia Española del Medicamento y Productos Sanitarios, no así en mujeres con problemas hepáticos.

Lúpulo y trébol rojo

Ambos son efectivos para los sofocos. El principio activo del lúpulo es el fitoestrógeno más potente que existe en la actualidad, como ya comenté más arriba.

Extracto citoplasmático de polen

Presenta un efecto inhibidor de la recaptación de la serotonina —neurotranmisor de la felicidad—, y no tiene actividad hormonal ni se metaboliza por las mismas vías que el tamoxifeno, luego es una sustancia que hay que tener en cuenta en las pacientes que padecen sofocos y cáncer de mama hormonodependiente en tratamiento con hormonas. Además de mejorar los sofocos, ayuda con el insomnio, el cansancio y el decaimiento.

Hipérico

Reduce los sofocos, pero es más utilizado para el tratamiento de la depresión. Se ha visto cómo la administración de doscientos setenta a trescientos treinta miligramos de extracto de hipérico cada ocho horas durante dos meses puede mejorar la frecuencia y la intensidad de los sofocos. No debe administrarse conjuntamente con anticoagulantes, anticonceptivos orales, antidepresivos, inmunosupresores, medicación para el corazón, migraña o algunos tratamientos para el VIH.

Sauzgatillo

Como hemos dicho, se ha estudiado sobre todo en el síndrome premenstrual, pero también puede aliviar los sofocos en la menopausia, la irritabilidad, la retención de líquidos, y para el sueño interrumpido.

Cúrcuma

Los fitoestrógenos de la cúrcuma pueden ayudar a reducir, además de los sofocos, los sudores y los altibajos. Como ya hemos visto en la primera parte del libro cuando hablé de la microbiota, es un potente antiinflamatorio que reduce la rigidez en las articulaciones y puede evitar la coagulación de la sangre.

Sustancias para la libido

Cualquier producto natural que incremente los niveles de andrógenos —testosterona— puede mejorar la función sexual. La maca, el tribulus, la damiana, las semillas de fenogreco, el *ginseng,* el *ginkgo biloba,* el azafrán, la ashwagandha y el extracto de corteza de pino marítimo francés son algunos de ellos, según la Asociación Española para el Estudio de la Menopausia (AEEM).

Maca

Es una planta que crece a cuatro mil metros de altura en Perú, conocida por su propidades para aumentar la energía y en la posmenopausia para incrementar el deseo sexual. Se la considera un afrodisíaco natural, porque mejora el deseo y el rendimiento sexual.

De los tres tipos de maca que existen, la amarilla o andina es la más utilizada por mejorar el perfil estrogénico y la salud sexual.

Se ha observado que en mujeres posmenopaúsicas su consumo durante dos meses mejoran los síntomas. El beneficio se obtiene con el uso diario, no con una dosis única antes de mantener relaciones.

Consejo

Aunque la evidencia de momento es escasa, no lo utilices si tienes insuficiencia renal por su alto contenido en potasio si estás embarazada o tienes un tumor de mama hormonodependiente.

Tribulus terrestris

Es una planta adaptógena, estimulante del sistema nervioso, que mejora la capacidad sexual y el deseo a través del aumento del óxido nitríco, un potente vasodilatador que favorece la erección en los varones y la lubricación vaginal y exitación en las mujeres. Tiene propiedades energizantes, antiinflamatorias y antioxidantes.

Damiana

Sus hojas son utilizadas en México por su fama de afrodisíaco. Tiene tres propiedades importantes: es estimulante y se puede utilizar en casos de astenia, agotamiento físico o intelectual y estrés; tiene un leve efecto diurético y, por último, es estimulante y afrodisíaco tanto para el hombre como para la mujer, sin efectos secundarios.

Ginkgo biloba

Su extracto se extrae de sus hojas, que mejoran la circulación sanguínea y la irrigación de los tejidos, y en el caso del aparato reproductor femenino, aumenta el deseo y el rendimiento sexual. También se utiliza en la menopausia como la planta de la memoria, para mejorar esos olvidos durante esta etapa y así mantener una salud cognitiva saludable.

Aunque no existe una dosis estándar, suele recomendarse entre ciento veinte y doscientos cuarenta miligramos dos o tres veces al día.

Ginseng

La raíz de *ginseng* ha sido utilizada desde hace más de cuatro mil años en China por sus propiedades tonificantes, entre ellas la de aumentar la capacidad sexual, favoreciendo la excitación de los órganos sexuales en la mujer cuando existe pérdida del apetito sexual. No se recomienda utilizar con excitantes como el té o el café o con hierro, ya que este mineral puede disminuir sus efectos.

* * *

Podría seguir hablando sobre los suplementos que todas las guías de menopausia recomiendan, pero he nombrando los que creo que merecen la pena desde mi punto de vista —sobre todo los ácidos grasos, el magnesio, la vitamina D, los fitoestrógenos y los adaptógenos— De todas formas, en las próximas páginas te hablaré de algunos más, por ejemplo, de la berberina, conocida por sus propiedades medicinales y utilizada en la medicina tradicional china e india desde hace mucho tiempo.

En el siguiente capítulo te hablaré también de mi manera de pensar cuando tengo delante de mí a una mujer perimenopáusica. Si sé que la mayoría de sus problemas de salud van a comenzar después de los cincuenta años, y que no existe una consulta de perimenopausia como sí una preconcepcional como en la que la atendieron antes del embarazo, he de prepararla para que llegue lo mejor posible a la menopausia y poder evitar así los posibles riesgos de esta etapa.

Como especialista en cáncer de mama y oncología ginecológica, esa es mi mayor preocupación, ya que algunos tipos de cáncer —como los de mama, ovario, endometrio, y vulva— son más comunes en mujeres después de la menopausia, mientras que los del cuello de útero suelen afectar a las más jóvenes debido a la infección del virus del papiloma humano (VPH).

18

Evitar que las hormonas se revolucionen

Que tu alimento sea tu única medicina.

Hipócrates

Ya sabemos que en la perimenopausia el aumento relativo de estrógenos puede ser consecuencia del descenso en los niveles de progesterona, que es la que realmente baja, y esto ocurre sobre todo en aquellas mujeres estresadas, con exceso de cortisol, porque si sube la hormona del estrés —el cortisol—, debe bajar la progesterona, ya que es su precursora, y el organismo deriva la progesterona a la formación de más cortisol. Por este motivo los ciclos en este periodo son más cortos y los sangrados más abundantes, precisamente por el exceso relativo de estrógenos no compensados con la progesterona que estimulan más el endometrio. En estos casos, las mujeres son más propensas a tener más miomas uterinos, fibromas también en la mama, quistes y endometriosis. Esto es debido a la senescencia celular que, aunque suene mal, a medida que envejecemos, nuestros sistemas de defensa fallan más y vamos acumulando mayor toxicidad, es ley de vida. Pero si hemos cuidado la mente, evitando el estrés, y hemos intentado nutrirnos de forma saludable, y evitamos los tóxicos, y hacemos ejercicio moderado, entonces podremos sobrellevar este momento con mejor salud hormonal y tendremos menos problemas.

Uno de los síntomas que indica un desequilibrio hormonal es el sangrado abundante. Cuando esto ocurre, los estrógenos suelen estar más elevados que la progesterona. En mi práctica habitual utilizo este síntoma para valorar si el tratamiento que he pautado está siendo eficaz. Intento evitar la vía fácil, que significa controlar el sangrado prescribiendo anticonceptivos o introducir dispositivos intrauterinos con progesterona sintética, pues los estudios han demostrado que aumentan el riesgo de cáncer de mama entre un 25 % y un 32 %. Si bloqueo el eje hormonal, nunca sabré el motivo del sangrado abundante. Por ello, para mí no bloquearlo es una guía para confimar si mi tratamiento es efectivo, normalmente va más orientado a mejorar la eliminación vía hepática de los estrógenos.

PÍLDORA INFORMATIVA

Se estima que por cada cien mil mujeres mayores de treinta y cinco años que toman anticonceptivos durante un periodo de cinco años, doscientas sesenta y cinco más tendrán cáncer de mama en comparación con aquellas que no los usan. Para mujeres de entre dieciseis y veinte años, la cifra es de ocho casos adiccionales por cada cien mil.

Por eso intento que este tipo de tratamiento anticonceptivo sea para chicas jóvenes, cuya finalidad sea evitar el embarazo. No olvidemos que son hormonas sintéticas —químicas, no naturales—, que no deberían prescribirse para disminuir el sangrado, quitar el dolor de regla o controlar los ciclos irregulares.

Creo que los ginecólogos hemos de utilizar otras herramientas para estas situaciones porque si no, estaremos exponiendo a las mujeres a riesgos innecesarios. Ya sé que muchos compañeros pensarán que soy una tremendista, pero mi intención es mejorar la salud de la mujer, no empeorarla, y como ya sabemos, el cáncer de mama es una enfermedad multifactorial, es decir, que tiene múltiples factores que ayudan a que aparezca —la epigenética o nuestro ambiente, la genética, la toxicidad, el sedentarismo, la obesidad, el alcohol, el tabaco, las radiaciones, etc.—. Por eso, intentemos favorecer los hábitos de vida saludables, pero no pongamos nuestro granito de arena que, aunque solo sea un factor de riesgo más, podría tener un impacto en la salud de esa mujer.

Como ya he comentado, el estudio del metabolismo de los estrógenos revela patrones que pueden indicar dónde y cómo intervenir para influir en sus niveles y efectos del cuerpo. Recordemos que los estrógenos se metabolizan en el hígado para hidroxilarse en la primera fase, conjugarse en la segunda y, luego, ya hidrosolubles, ir por vía urinaria, intestinal o piel para ser expulsados del organismo. Pero puede ocurrir que una de estas vías esté acelerada o ralentizada por algún polimorfismo —variacion en la secuencia de ADN— y eso influya en la forma en la que se expresen los genes, que tiene una implicación directa en la salud y la enfermedad. Por eso, debemos avanzar con la ciencia y diseñar estrategias de salud personalizadas para cada mujer.

Sara, de cuarenta y nueve años, acudió a mi consulta con sangrado abundante, ciclos cortos y cada vez más irregulares. Tenía varias alergias e intolerancias a algún alimento. Le estaba empezando a crecer un pequeño mioma en el útero y había sufrido dolores con la regla invalidantes desde hacía muchos años. Tiempo atrás, le diagnosticaron endometriosis. Presentaba sofocos esporádicos, disminución de la libido y algo de sequedad vaginal cuando mantenía relaciones. Comentaba que no lubricaba igual.

Le solicité una analítica con perfil hormonal en la cual comenzaba a elevarse la FSH, pero el estradiol se mantenía. Tenía una homocisteína alta. Entonces, pensando que podría existir un problema en la eliminación de los estrógenos —ya que sufría muchos síntomas de exceso de actividad estrogénica: sangrado abundante, mioma, endometriosis— probablemente por alguna alteración en alguna de las fases del hígado, le solicité también unos metabolitos estrogénicos en orina y mi sospecha se confirmó.

La prueba me corroboró un exceso de metabolitos 4-OH estrógenos muy elevados —malos— frente a los 2-OH estrógenos

—buenos— y un problema en una de las vías de la segunda fase hepática, la metilación. Era una metiladora lenta, así que tanto los tóxicos como las hormonas del estrés —las catecolaminas— y los estrógenos se eliminaban más lentamente y sus efectos perjudiciales permanecían durante más tiempo en el organismo.

Esta prueba me hizo valorar el metabolismo hepático, que era el problema real de Sara. Fijarme solo en sus síntomas ginecológicos y administrar hormonas hubiera sido un error que luego podría haber tenido consecuencias, porque solo hubiese tapado los síntomas y no tratado la causa.

Recuerda que existen sustancias que ayudan a mantener el equilibrio hepático de manera más global, como el cardo mariano y el rábano negro, y de forma más específica, para bajar la producción de esos metabolitos «malos» 4-OH estrógenos, podrían ayudarnos el resveratrol, la N-acetilcisteína (NAC), la cúrcuma, el selenio o el ácido alfa lipoico. Parecerá extraño, pero el hígado y la vesícula tienen mucho que decir a la hora de valorar los síntomas ginecológicos por exceso de estrógenos. Hemos de pensar en él como el gran detoxificador. Si algún metabolito —del origen que sea— se acumula, debemos mirar qué pasa primero en el laboratorio —hígado—.

Y para la segunda, cuando el problema está en la metilación, que es ese ciclo tan importante encargado en detoxificar, de eliminar el exceso de estradiol, tenemos que pensar bien en cómo se metila. La función más importante en esta fase la realiza la COMT —catecol orto metiltransferasa—, porque es la encargada de añadir un grupo metilo a los estrógenos para convertilos en metoxiestrógenos —segunda fase hepática—, pero para poder realizar esto, la MTHFR —otra enzima importante— debe haber generado primero esos grupos metilo. Todo es un gran equilibrio que no puede fallar.

Cuando en un análisis de sangre vemos los niveles de homocisteína altos —aminoácido malo que aumenta el riesgo cardiovascular—, pensaremos que la metialción está fallando y se pueden prescribir suplementos que la apoyen como vitaminas B metiladas, betaína, colina y SAMe (S-adenosilmetionina), es uno de los principales donantes de grupos metilo. La suplementacion restaura los depósitos de glutatión hepático (GSH), uno de los más potentes antioxidantes que tenemos y una vía para detoxificar importantísima, y así se atenúa la lesión hepática. Debe evitarse el alcohol, ya que agota las reservas de ácido fólico, B6 y B12 e inhibe la metilación. El ejercicio físico mejora la metilación en individuos con polimorfismo en MTHFR.

La colina y la betaína son capaces de reducir los niveles de homocisteína, aminoácido proinflamatorio. Parece ser que las personas que ingieren más colina en su dieta presentan una concentración un 9 % inferior de homocisteína y un 9,2 % menor en el grupo de betaína. Dicho efecto se produce al donar uno de sus grupos metilo a la homocisteína y así poder pasar a metionina, perdiendo la capacidad inflamatoria.

Muchas veces pensamos que cuando nuestras hormonas se revolucionan, el problema suele estar en la formación de las mismas en el ovario, pero no nos damos cuenta de que realmente el director de orquesta que decidirá si se mantienen elevadas o no es el hígado, condicionando gran parte de los síntomas ginecológicos que presentamos en la actualidad.

Prevenir problemas mayores

Te preguntarás, ¿y qué puedo hacer yo para prevenir problemas en la menopausia? Lo primero, por supuesto, llevar siempre una alimentación saludable, potenciando el aceite de oliva virgen extra, las frutas, las proteínas vegetales, evitando las proteínas animales en exceso y enriquecidas en calcio —recuerda que el mineral importante es el magnesio y que un exceso de calcio puede inhibir la vitamina D activa, haciendo el proceso contrario que deseamos— y tomando legumbres varias veces a la semana. Sé que algunos profesionales de la salud ponen en duda los beneficios de su consumo, pero no a todo el mundo les inflama y les producen flatulencias. Solo diré que hay que tener un poco más de cuidado a la hora de cocinarlas en las personas con enfermedades autoinmunes. Esto es debido a las sustancias que se encuentran en la piel de las legumbres llamadas saponinas, que forman una capa protectora parecida a la cera y que son las responsables de generar la espuma en la cocción. Forman parte del sistema inmune de las plantas. Las saponinas cumplen funciones de defensa para que los insectos y otros animales no se las coman. Es un como un antibiotico natural para ellas. Pero a nosotros nos pueden sentar mal o, mal cocinadas y preparadas, nos pueden perjudicar, sobre todo a personas con enfermedades autoinmunes.

Consejo

Antes de cocinar las legumbres, déjalas en remojo con un poco de bicarbonato la noche anterior y depués acláralas bien. El bicarbonato ablanda la legumbre y reduce la formación de gases durante la digestión.

El ejercicio también es muy importante para mantener la masa muscular y evitar el síndrome metabólico. Y como te adelanté en el capítulo anterior, aquí va otro de mis suplementos preferidos: la berberina.

Berberina

Es conocida por su capacidad para regular la enzima AMPK, y a través de ella influir en cómo las celulas producen y utilizan su energía. Visto esto, ¿te imaginas el sinfín de efectos beneficiosos que puede tener? Porque la AMPK actúa como un interruptor metabólico, regulando procesos como la captación de glucosa, la quema de grasas y la inflamación.

La berberina ha de ingerirse antes de las comidas y, para mí, es de gran ayuda para esos días de cenas copiosas cuya energía ingerida luego no puedo eliminar. Para evitar ese depósito innecesario, me tomo entre quinientos y ochocientos miligramos. Así intento que esas cenas a altas horas no me hagan tanto daño y la energía no se acumule en el cuerpo en forma de grasa.

Consejo

Sobra decir que el mejor remedio para bajar la resistencia a la insulina es caminar quince minutos después de las comidas y las cenas, así que el movimiento siempre es preferible a la suplementación.

La berberina también tiene efectos antitumorales al inducir el ciclo celular y la apoptosis —muerte celular programada— en las células tumorales; reduce el colesterol malo (LDL), puede ayudar a reducir la presión arterial, cierra las uniones estrechas en el intestino cuando está permeable y fortalece la microbiota intestinal. Además, reduce el estrés oxidativo y mejora la longevidad; a una dosis de mil quinientos miligramos diarios, sumado al ejercicio, puede disminuir la absorción intestinal de grasas y aumentar la quema de grasas en el hígado, logrando así un efecto adelgazante.

Ubiquinol

La coenzima Q10, en su forma de ubiquinol, es otro suplemento que debemos tener muy en cuenta porque se encuentra en todas las células. Existen dos factores que van a disminuirla: uno es el envejecimiento y el otro, el aumento de la demanda del organismo porque necesita más energía, como en los deportitas de élite o en aquellas personas que tomen estatinas para bajar el colesterol y reducir el riesgo cardiovascular, ya que algunas pueden experimentar efectos adversos como dolores musculares o daño hepático.

Esta coenzima Q10 ayuda a mejorar la salud cardiaca, evita la oxidación del colesterol circulante —efecto aterogénico—, también ayuda a reducir el estrés y es un potente antioxidante para mejorar la fertilidad en las mujeres que deseen el embarazo al bajar el estrés oxidativo en los ovocitos.

Consejo

Así que, si eres deportista de alto rendimiento o tu médico te ha recetado estatinas para controlar el colesterol, te recomiendo suplementar con ubiquinol.

Probióticos

No puedo dejar de nombrarlos. Mientras las bacterias están en armonía, producen vitamina K y vitaminas del grupo B, ácido butírico y sustancias que bajan la inflamacíón, pero cuando los niveles de bacterias patógenas están altos, inducen a lo que conocemos como intestino permeable —ruptura en el revestimiento intestinal unicelular—, que es la única protección que tenemos frente a las infecciones que entran desde el exterior. Así se permite que los patógenos y sus subproductos tóxicos pasen con facilidad a la sangre, aumentando las enfermedades autoinmunes y la inflamación crónica de todos nuestros sistemas.

Lo fundamental no es solo administar diversidad de bacterias vivas lactobacilos y bifidobacterias, los tres pasos más importantes para tratar el intestino son:

— En primer lugar, limpiar con fibra insoluble. Ayuda a aumentar el volumen de las heces, aliviando el estreñimiento. Se puede complementar con magnesio o posbióticos, que son metabolitos inactivos de las bacterias para mejorar la inflamación instestinal.
— Depués abonar con prebióticos, fibras solubles en agua que alimenten las bacterias como el psyllium y la chía.
— Por último, sembrar con probióticos de diferentes cepas.

Creatina

Daré una última pincelada para hablar de la creatina, ya que últimamente está muy de moda. Es una molécula que producimos de manera natural y que también se puede ingerir con la carne y el pescado. Se almacena en el músculo y nos ayuda en la obtención de energía. Por ello, en el ámbito del deporte, es muy consumida, puesto que mejora la fuerza, la potencia y la recuperación del músculo después del ejercicio, y, además, promueve el crecimiento muscular.

Al mismo tiempo tiene un papel fundamental en la menopausia, puesto que evita la pérdida de masa muscular, previene el deterioro cognitivo y mejora los niveles de glucosa en sangre si se toma en dosis de tres a cinco gramos al día, preferiblemente depués de realizar ejercicio. Eso sí, es crucial mantenerse bien hidratada al tomarla para optimizar su función. La creatina monohidrato es la forma más estudiada y efectiva, búscala con un sello que garantice su pureza y calidad.

Consejo

No tiene efectos secundarios en personas sanas, pero si sufres una patología renal, su uso debe valorarlo antes un profesional.

Recuerda, un aporte en estos momentos de colágeno también puede ser fundamental para tus articulaciones, dar elasticidad a la piel y mantener tu salud ósea. Yo siempre recomiendo a mis pacientes un caldo de huesos bien cocinado por lo menos una vez por semana o congelar en cubitos la gelatina e ir tomando uno todos los días. Un buen colágeno hidrolizado de origen marino parece ser el más bioeficiente.

19

Terapia hormonal

El que solo sabe medicina, ni medicina sabe.

José de Letamendi

La menopausia es un proceso natural, el problema surge cuando se considera un negocio y se la trata como una enfermedad, pasando a ser la mujer una enferma que necesita tomar multitud de medicamentos o suplementos. Siempre insisto en que el estilo de vida va a condicionar mucha de la sintomatología que sufrimos las mujeres al llegar a este periodo y también la actitud social y cultural del país en el que se vive. Por ejemplo, en Japón, la menopausia *konenki* significa renovación y energía, y es tratada como una etapa de oportunidades y potencial. En aquellas sociedades en las que la menopausia no está bien valorada, y se relaciona con la vejez, la mujer tendrá más sintomatología ante la no aceptación, pero en aquellas otras en las que la edad significa sabiduría y respeto, a partir de los cincuenta años tendrá un sitio más destacado y menos síntomas.

La menopausia no es un fallo ni un fracaso de los ovarios. No hemos cometido nigún pecado para que a mitad de la vida se nos castigue de esta manera y existan personas que hagan negocio, acusándonos de pérdida de feminidad. La menopausia medicalizada se ha convertido en una buena fuente de ingresos para muchos y un trauma para otras. No puedo dar testimonio porque no estoy en ese proceso aún, pero sí en la perimenopausia, intentando adaptarme. Considero que deberíamos agudizar nuestro instinto femenino y mirar qué es lo que nos está pidiendo ese sexto sentido, que muchas veces es el orden correcto para mantener nuestro equilibrio.

En 1923, los químicos estadounidenses, Edgar Allen y Edward Doisy, aislaron por primera vez una hormona producida por el ovario, a la cual, más tarde, llamarían estrógeno —derivada *oîstros,* que significa 'instinto' o 'deseo' y gen, que significa 'generar' o 'engendrar', y en conjunto significa la capacidad de generar el celo en los mamíferos hembras—. Los primeros estrógenos como terapia se extrajeron de las placentas, de la orina de las mujeres embarazadas y, posteriormente, de la de las yeguas preñadas.

En 1942, la Administración de Alimentos y Medicamentos de Estados Unidos (FDA) empezó a comercializar el primer estrógeno, y solo tres décadas después, en 1975, ya era el quinto medicamento más vendido en ese país, y de los más vendidos en el resto del mundo. Pero pronto se pudo ver el lado más oscuro de esta terapia hormonal, pues más o menos a los diez años de salir al mercado entre doscientas mil y dos millones de mujeres padecieron cáncer de endometrio debido a que ese estrógeno hacía proliferar de manera descontrolada el endometrio al no estar compensado con la progesterona. Decidieron sacar luego al mercado el acetato de medroxiprogesterona, una progesterona sintética que después se relacionaría con el aumento del riesgo de cáncer de mama, y que luego comenzó a llamarse lo que todas conocemos como terapia hormonal sustitutiva.

En la década de los noventa, casi el 40 % de las mujeres tomaban esta terapia hormonal, pero pronto, en 1998, el Women's Health Initiative (WHI), el mayor estudio sobre salud femenina jamás realizado con veintisiete mil mujeres, puso en marcha un proyecto para valorar la relación entre la terapia hormonal y su efecto sobre las enfermedades cardiovasculares y el cáncer en mujeres posmenopaúsicas, un trabajo cuya duración se planteó para quince años. Pero que en julio de 2002, el grupo I —que recibía estrógenos y progesterona sintéticas—, tuvo que ser cancelado porque se observó un aumento del riesgo de cáncer de mama del 26 %, y dos años después, el seguimiento sobre el grupo II —que solo recibía estrógenos— también tuvo que ser cancelado por un aumento del riesgo de accidente cerebrovascular. Aunque es cierto que en ambos grupos se observaron menos fracturas osteoporóticas y menor incidencia de cáncer de colon.

El WHI se convirtió en la noticia médica más importante de 2002 y, tras la misma, el 75 % de las terapias que estaban en activo se abandonaron de repente ante los resultados del aumento de riesgo de cáncer de mama. Pero fue un estudio muy controvertido por la muestra analizada de mujeres y la manera en que se estudiaron los riesgos. Es verdad que se incrementó el cáncer de mama en el estudio, pero también era una población en Estados Unidos, más sedentaria, con tendencia a la obesidad y la media de edad no fue la adecuada. Quiero decir con ello que no solo son las hormonas lo que debemos tener en cuenta, también todo el conjunto de factores de riesgo.

Como ya he dicho, no estoy en contra de la terapia hormonal, siempre y cuando sea prescrita en aquellas mujeres en las que no se vayan a incrementar los riesgos de base que puedan tener y siempre y cuando las hormonas sean bioidénticas; es decir, con la misma estructura bioquímica que las que producimos. Creo que esta debe ser la moraleja de este estudio tan controvertido, criticado y a veces mitificado.

Para quién y cuándo utilizarla

Pero ¿a todas las mujeres en menopausia se les debe administrar terapia hormonal (TH)? Respondiendo a esta pregunta, te diré que no, que no está recomendada, por ejemplo, para la prevención primaria ni secundaria de enfermedades cardiovasculares ni para la prevención de la demencia o la pérdida de cognición en mujeres menopáusicas. Aunque algunos estudios sugieren que podría ser beneficiosa en casos específicos, siendo la forma más rápida de tratar los síntomas vasomotores y genitourinarios, previniendo también la pérdida ósea y las fracturas. Lo que sí es importante es decidir el momento en el que se inicia para maximizar los beneficios y minimizar los riesgos. Este momento se basa en la idea de que existe un periodo crítico en el cual la terapia puede ser efectiva y segura y se llama hipótesis de tiempo, y se produce durante los primeros diez años tras la última menstruación, ya que los estrógenos retardarían la formación de la placa de ateroma en los vasos, mientras que la administración tardía de los mismos podría dar inestabilidad a una placa ya formada, erosionarla y aumentar el riesgo de eventos coronarios agudos.

Cuando evalúo a una paciente para ver si es candidata o no a este tipo de tratamiento, lo primero que hago, desde luego, es considerar los riesgos y los beneficios de manera personalizada. Hay varias subcategorías dentro de las mismas publicadas por la Asociación Española para el Estudio de la Menopausia (AEEM).

Existen cuatro áreas en las que la terapia hormonal tiene claros beneficios, y son:

— En los síntomas vasomotores, sudores nocturnos e insomnio.
— En los síntomas genitourinarios, ya sean dolor con las relaciones, sequedad vaginal o las infecciones urinarias recurrentes. En este caso, le recomiendo también incluso los óvulos de prasterona, primer producto aprobado por la FDA que contiene este ingrediente activo, también conocido como deshidroepiandrosterona (DHEA).
— En la prevención de la pérdida ósea.
— En la insuficiencia ovárica primaria o menopausia precoz o si tiene una menopausia brusca por una causa quirúrgica, valorando bien el motivo de la cirugía.

Una buena herramienta para evaluar la idoneidad de la terapia hormonal en el contexto de la menopausia es el sistema del semáforo —rojo, amarillo y verde—.

El color rojo corresponde aproximadamente a un 10 % de la población. Son aquellas mujeres con riesgos y contraindicaciones para la terapia hormonal, como son sangrado genital anómalo no diagnosticado —en menopausia, cualquier sangrado debe ser evaluado con una biopsia para descartar un adenocarcinoma de endometrio—, antecedentes o presencia de cáncer de mama hormonodependiente, antecedentes o presencia de enfermedad tromboembólica, accidente cerebrovascular o infarto de miocardio activo, insuficiencia hepática y trombofilia conocida o sospechada —personas con riesgo de trombosis más elevado—. Este grupo tendrá que recurrir a otras terapias naturales, ya que la hormonal no se les recomienda debido a sus potenciales complicaciones.

El color amarillo indica precaución. Se incluyen aquí a mujeres con problemas subyacentes con condiciones o factores que aumentan su probabilidad de desarrollar cáncer de mama. Corresponde a un 20 % de la población, por ejemplo:

— Aquellas que tienen un índice de masa corporal elevado.
— Las que tienen un metabolismo estrogénico anormal. Ya expliqué cómo se metabolizan los estrógenos en el hígado y cuáles eran los metabolitos más predisponentes a patologías ginecológicas 4-OH y 16-OH estrógenos.
— Las que tienen problemas en la metilación o son metiladoras deficientes (COMT y MTHFR).
— Las que en la mamografía tienen las mamas densas.

PÍLDORA INFORMATIVA

La densidad de la mama se refiere a la relación entre la proporción de tejido glandular frente al tejido graso, y aquellas mujeres con mamas extremadamente densas —10 % de la población femenina— tienen mayor riesgo de padecer cáncer de mama por dos motivos: el primero, que es más difícil de valorar las pruebas de imagen —a mayor densidad, mayor dificultad porque los tejidos fibrosos y glandulares se ven blancos en una mamografía y dificulta la detección precoz de lesiones en la mama—; y el segundo, que el riesgo de cáncer aumenta y se iguala al de las mujeres con un antecedente familiar de primer grado —madre o hermana—.

No existe una respuesta científica confirmada del motivo de este incremento, pero si fuera por la mayor cantidad de tejido glandular, podríamos pensar que las mujeres con pechos más grandes deberían tener también más riesgo, y no es así. Desde mi punto de vista, se debe a que estas mujeres tienen un estado más hiperestrogénico o mayor cantidad de hormonas que van a estimular ese tejido, ya que las mamas más densas —tejido glandular más compacto— son más habituales en mujeres jóvenes o cuando tomamos algún tipo de tratamiento hormonal, anticonceptivos o la terapia hormonal de la menopausia. Por ello, ese tejido, al tener mayor cantidad de estímulo hormonal, puede aumentar ese riesgo a edades donde la mama debe ser más grasa. Lo que sí está claro es que en estos casos no aumenta la mortalidad por cáncer.

— Las que tienen niveles elevados de leptina. El tejido adiposo es un órgano endocrino que produce numerosas hormonas llamadas adipoquinas, entre las que destaca la leptina.

Píldora informativa

La leptina aumenta la actividad de la aromatasa, enzima encargada de convertir la testosterona en estradiol, lo que conlleva a un incremento de los niveles de este tipo de estrógeno. También puede influir directamente en el crecimiento tumoral. Cuando aumenta la leptina, suele asociarse con una subida de insulina y cortisol. Si queremos reducirla, debemos realizar cambios en el estilo de vida para normalizar sus niveles, como reducir la grasa total y visceral. Se puede valorar la suplementación con berberina y cúrcuma, sin olvidar tampoco los ácidos grasos omega 3.

— Aquellas con riesgo genético de cáncer de mama solo en el 5-10 % de los casos (portadoras de mutaciones hereditarias como el BRCA1 o BRCA2).

Las mujeres en esta categoría amarilla podrán recibir terapia hormonal siempre y cuando se evalúen los factores de riesgo modificables de cáncer de mama y se realicen las modificaciones en el estilo de vida necesarias para disminuir los efectos secundarios. Existen suplementos naturales que pueden bloquear parcialmente la acción de las enzimas P450 si vemos que determinadas vías están aumentando la producción de metabolitos cancerígenos y así devolverlos a una vía más segura, para que esa paciente pueda recibir la terapia hormonal.

El color verde, por último, se corresponde con el 70 % de la población cuyo tratamiento con hormonas en la menopausia no implica en principio riesgos. Sin embargo, siempre hay que recordar que debe ser administrado los primeros diez años después de la menopausia porque si no, se incrementan los problemas cardiovasculares según la hipótesis del tiempo vista ya en líneas anteriores.

Cómo administrarla

La terapia hormonal puede administrarse por diversas vías:

— La TH sistémica con estrógeno, que se libera al torrente sanguíneo y llega así a los órganos y tejidos que la necesiten. Existen diferentes formas como son los parches para la piel, las píldoras, las cremas, los geles, los aerosoles o los anillos vaginales.

— La TH local con estrógeno, que contiene una cantidad menor de estrógeno y que va liberando pequeñas dosis en la vagina. Esta forma es particularmente adecuada para aliviar los síntomas de la menopausia localizados en esa zona, como la sequedad o irritación. Se presentan en cremas, anillos aplicados o insertados en el área vaginal o en comprimidos. Estos medicamentos no se absorben con tanta facilidad en el torrente sanguíneo y en su mayoría permanecen en el tejido.

En mujeres con útero es obligatoria la administración también de progesterona, ya sea natural o en forma de progestina —una molécula sintética que estimula los receptores de progesterona— para prevenir el crecimiento del endometrio o mucosa interna del útero, y así evitar un problema mayor.

Como ya he comentado, siempre es preferible optar por hormonas bioidénticas o iguales a las nuestras, estradiol y progesterona. La mayoría de los estudios se han realizado con hormonas sintéticas y ya conocemos los riesgos derivados de las mismas con respecto al aumento del cáncer de mama, el incremento del riesgo cardiovascular —sobre todo pasados los diez años desde la menopausia— y el de trombosis venosa profunda —menor en las hormonas en parche o aerosoles frente a la vía oral—.

HORMONAS BIOIDÉNTICAS (FÓRMULAS MAGISTRALES)

Existe la terapia hormonal bioidéntica regulada por la FDA que cumple los requisitos establecidos, pero en este apartado me refiero a las hormonas formuladas en farmacias como cremas o comprimidos, siguiendo las indicaciones del especialista, con más o menos dosis, calculadas según la analítica sanguínea. Podríamos decir más personalizada y calculando la dosis que necesita el paciente.

Las hormonas bioidénticas que se usan en la terapia hormonal provienen de fuentes vegetales como la soja o la raíz de ñame. Son producidas en farmacias especializadas o laboratorios y están diseñadas para ser biológicamente idénticas a las del propio organismo. Aunque presenten menos efectos secundarios que las sintéticas —ya que su estructura molecular es igual a las del cuerpo humano y pueden ser una buena opción—, no hay que olvidar que al fin y al cabo las hormonas son sustancias muy potentes y deben utilizarse con prudencia y siempre administrar la dosis más baja que consiga controlar los síntomas que deseemos tratar.

La Administración de Alimentos y Medicamentos en Estados Unidos tiene aprobada la terapia hormonal solo para cuatro síntomas de la menopausia: los síntomas vasomotores, la pérdida de masa ósea, el síndrome genitourinario y la insuficiencia ovárica primaria. Como ya comenté, cuando el cese menstrual acontece antes de los cuarenta años, creo necesario el tratamiento hormonal, y aquí sí que lo llamamos sustitutivo porque se intenta reemplazar las hormonas que no se generan. Los beneficios en estos casos superan los riesgos.

En la menopausia natural depende de la intensidad de los síntomas en cada mujer, por lo que el tratamiento debe ser individualizado. También se menciona que ayuda a la sarcopenia, a la pérdida cognitiva, al dolor articular, pero no se recomienda para el síndrome metabólico —diabetes tipo 2— y la depresión.

La investigación en terapia hormonal para la menopausia nos ha enseñado que la elección del tipo de hormona va a depender de factores como la edad, el tiempo que transcurre desde la última regla y el historial médico y, sobre todo, que debe ser una ayuda transitoria.

Consejo

Si adoptas un estilo de vida saludable, realizas ejercicio y tomas las medidas preventivas necesarias como te he explicado en este capítulo, estoy segura de que no necesitarás hormonas para sentirte más segura, más guapa o mejor contigo misma.

CÁNCER DE MAMA

20

Nuestro ángel caído

Aceptar significa integrar conscientemente lo que la vida te da en cada momento, y en ningún caso, puedes negarte a lo que te dé porque cuando no lo recibes, la vida seguirá insistiendo una y otra vez y con tu rechazo se irá formando una frustración y un sufrimiento que conducirá a la enfermedad.

José Lozano

Un buen diagnóstico salva una vida, una palabra de aliento consuela el alma

Penélope, en la mitología griega, fue la reina de Ítaca, cuyos valores han perdurado a lo largo de los siglos como símbolo de fortaleza y lealtad en un mundo de hombres. Durante la ausencia de su marido, el rey Ulises, cuando todos lo daban por muerto tras veinte años en la guerra de Troya, ella lo esperó, y antes de doblegarse ante los nuevos deseos de los hombres que la pretendían, prometió casarse con uno de ellos, pero solo cuando acabara de tejer un sudario. Pero, claro, su astucia iba mucho más allá, y mientras ella tejía de día, deshacía el trabajo de noche.

Mi Penélope llevó con orgullo este nombre a pesar de que un cáncer de mama le pasó por encima, le desgarró el pecho y destruyó todo su mundo. Pero ella, valiente, no perdió la esperanza. Sus ansias de conseguir ganar la batalla contra la enfermedad siempre fueron más fuertes.

Penélope me dejó una huella muy indeleble, igual que muchas mujeres en mi consulta, pero quizás a una edad tan tierna, con apenas treinta y cinco años, el golpe fue un poco más duro.

Cuando llegó a mí, ya era tarde. Con una mama casi completamente invadida por un tumor, que luego desató toda su furia, demostrando lo agresivo que podía llegar a ser, destructivo y sin piedad, se llevó por delante a una mujer que le plantó cara en una batalla intensa, pero por desgracia muy corta.

Hay momentos que la vida te pone a prueba, y este fue uno de ellos. Cogimos fuerza, tesón y la acompañamos, a pesar de que todos sabíamos lo que se avecinaba. Pero siempre hay que mantener la esperanza de una curación, un milagro o como quieras llamarlo. Jamás pierdo la fe, eso nunca, siempre tengo el convencimiento de que igual que aparece podría también desaparecer, porque he leído relatos, estudios o personas que han escrito sobre este tema. Y no me refiero a experiencias cercanas a la muerte, me refiero a mujeres y hombres que han logrado salir de una grave enfermedad que parecía indómita e imposible. ¿Por qué no debemos aceptar una curación, aunque parezca médicamente imposible? Es algo que mi padre siempre me decía: existe algo que no podemos explicar con la lógica ni la ciencia, pero que hace que algunas personas con patologías muy agresivas sobrevivan y otras con patologías menos agresivas sucumban frente a la enfermedad.

Recuerdo la valentía de Penélope y su manera de vivir la vida. De manera indómita. Desde la primera vez que la vi, trascurrieron apenas seis meses hasta que nos dejó. Su enfermedad no respondía a nada. Apareció bruscamente, venció y se la llevó de la noche a la mañana. Ni nosotros ni la ciencia pudimos hacer mucho, solo ser espectadores de una batalla que estaba perdida por ese cáncer al que no llegamos a tiempo.

Como Penélope, muchas mujeres se ven asoladas por esta enfermedad, el ángel caído, como he querido llamarle, aquel ángel que quiso ocupar el lugar de Dios, el más cercano y en quien más confiaba, quien a sus espaldas, intentó reclutar más fuerzas para invadir el cielo, pero que fue finalmente expulsado del paraíso y desterrado a la tierra convertido en Satanás —el adversario—. Es un relato místico, pero muy simbólico de esta enfermedad, reclutar fuerzas para ser invencible e invadir y extenderse, pero alguien debe pararle los pies, y por eso, con ayuda de la ciencia y la experiencia, los senólogos o mastólogos, que somos los especialistas en patología de mama, estamos aquí para apoyar y ayudar a las mujeres que padezcan esta enfermedad y plantarle cara al adversario, en sentido metafórico.

En la consulta atiendo a muchas mujeres con este problema. Me he dedicado en cuerpo y alma a guiarlas en este proceso que termina siendo a veces como un velero en medio de una tormenta a punto de naufragar. Porque ¿cuántas pierden las fuerzas y las ganas de seguir en mitad de los tratamientos? ¿Cuántas hubieran preferido vivir otra vida, ser otras personas, acabar cuanto antes ese clavario, con tratamientos intravenosos que les destrozan por dentro, con radioterapias que les queman, con cirugías mutilantes que deforman sus cuerpos? Este sentir lo he visto en los ojos de esas mujeres que no encuentran consuelo durante este tiempo.

Es cierto que la ciencia avanza y que cada vez tenemos tratamientos más selectivos frente a las células tumorales, menos radiaciones ionizantes para tratar los lechos tumorales, más cirugías conservadoras que preservan el seno de manera más estética y que cada vez se diagnostican más tumores en etapas iniciales con mejores pronósticos gracias a las pruebas radiológicas, pero empecemos por el principio porque a veces he escuchado que he tenido mala suerte o que a mí me pasó por pura lotería. Quiero que entendamos, por fin, el porqué una célula normal puede convertirse en un adversario que desmonta todos los sistemas de defensa y revoluciona mente, cuerpo y muchas veces las ganas de continuar.

Historia y evolución de una enfermedad

El cáncer se remonta a los albores de la humanidad. Ya en el papiro Edwin Smith, el médico egipcio Imhotep, alrededor del 2625 a.C., nos describía una masa dura y fría en el seno de una mujer. Y en el 440 a.C., Herodoto describió a la reina de Persia, Atosa, con un posible carcinoma de mama inflamatorio, que se caracteriza por presentar una mama roja, indurada, con piel de naranja por la infiltración del tumor de los vasos linfáticos superficiales. Por eso la imagen de edema y piel de naranja, que corresponde con un estado avanzado del cáncer.

A diferencia de otras enfermedades que asolaron momentos de la historia, generando pandemias —como la peste negra, la viruela, la gripe española u otras como la transmitida por el virus del VIH— y que causaron millones de muertes, el cáncer aún continúa en nuestros días. Quizás es más complicado de erradicar y controlar debido a su diversidad de tipos de tumores y comportamientos. Parece tener un origen multifactorial, además de ser considerada una enfermedad del envejecimiento, con la edad como principal factor de riesgo, lo que añade complejidad a la lucha.

Hipócrates (460-370 a.C.), padre de la medicina, le llamó *karkinos,* que significa «cangrejo». Más tarde Galeno (129-200 d.C.), médico y filósofo griego, comenzó a utilizar el término *oncos,* que significa «hinchazón», para referirse a la zona abultada que generaban estos tumores. En el siglo XVIII se pensó que su origen era el sistema linfático estancando —nuestro sistema de recogida de toxinas del cuerpo—. Ya en el siglo XIX, Johannes Müller, anatomista y fisiólogo alemán, explicó que el cáncer procedía de las células normales del organismo y que no era un invasor externo.

Pero no fue hasta 1928 —antes no se le prestaba mucha atención, puesto que no era algo tan frecuente, ya que en esos momentos las grandes amenazas que asolaban la salud humana eran las enfermedades infecciosas como la tuberculosis, las enfermedades pulmonares y las digestivas— cuando el británico Alexander Fleming, profesor de bacteriología en el Hospital St. Mary's de Londres, marcó un hito en la historia al descubrir de manera accidental el primer antibiótico del mundo: la penicilina. Un descuido al irse de vacaciones culminó con uno de los mayores descubrimientos en la historia de la medicina, porque a veces uno encuentra lo que no está buscando. Y así, en unas placas de cultivo de bacterias que no metió en la incubadora y que dejó a temperatura ambiente durante dos semanas, creció el *Penicillium notatum,* un hongo asesino de bacterias. Fue de esta forma cómo las enfermedades infecciosas pasaron a un segundo plano y cómo se empezó a prestar más atención a las cardiovasculares y al cáncer.

El 23 de diciembre de 1971, el por aquel entonces presidente de los Estados Unidos, Richard Nixon, declaró la «guerra al cáncer» en su discurso del estado de la Unión —discurso sobre las propuestas legislativas para ese año— y firmó la Ley Nacional del Cáncer y la promesa de invertir miles de millones de dólares para la investigación contra esta enfermedad. Era un regalo de Navidad para los estadounidenses. El por aquel entonces senador, Edward Kennedy —que treinta y ocho años después fallecería por un tumor cerebral imposible de parar— fue uno de los grandes impulsores de esa fracasada campaña, que empezó con gran ilusión porque el mundo entero pensaba que la batalla estaba ganada. Con ahínco y dinero todo se podría conseguir, pero las muertes por cáncer seguían subiendo de manera despiadada. Ese enemigo invisible continuaba ganando la batalla.

En 1976, la teoría de la mutación somática (TMS) proponía que el cáncer era una enfermedad causada por la acumulación de mutaciones genéticas. A pesar de que esta teoría fue ampliamente aceptada, se necesitaba una nueva perspectiva, pues no todas las formas de cáncer tenían una base puramente genética. ¿Y si fuera una enfermedad debida a un metabolismo defectuoso y solo se estaba estudiando la semilla —los genes mutados— y no mirando el «terreno», que podía ser clave para que esas células con mutaciones proliferaran, se desplazaran y diseminaran? Quiero decir con esto que si nosotros plantamos una semilla en un terreno inhóspito, seco y sin abono, probablemente no nos crezca nada, pero si le añadimos un buen abono y la regamos, es posible que crezca una planta. Siempre que el terreno sea el adecuado, florecerá.

De igual manera, cada día se producen en el organismo errores que generan mutaciones celulares, las cuales deben ser eliminadas por los sistemas de defensa —nuestra armada invencible—, que siempre está alerta para luchar y sacrificarse si hiciera falta y matar a esas células mutadas o erróneas, también a invasores externos, pero a veces —y la historia así lo ha demostrado a lo largo de los años—, por mucha artillería pesada que tengamos, si el enemigo busca estrategias para evadirnos o distraernos, o el ambiente es desfavorable, poco podremos hacer.

La pregunta que debemos hacernos es: ¿y si esas células solo pudieran proliferar en un terreno favorable, bien abonado, y los científicos hasta ahora estuvieran distraídos mirando los genes? El cáncer no se debe a la mala suerte, parece que los factores ambientales pueden explicar la mayor parte del riesgo, y así lo han demostrado muchos estudios, entre ellos, uno realizado en Dinamarca, Finlandia y Suecia en gemelos idénticos, en el cual se concluyó que los principales factores de riesgo para padecerlo no eran genéticos, sino que en un 73 % era de tipo ambiental —afirmación avalada también en España por la SESPM, nuestra Sociedad de Senología y Patología Mamaria—. Por ello, abordar un problema desde un ángulo equivocado puede hacernos más miopes y no darnos la clave para resolverlo.

Para comprender estas mutaciones, tenemos que conocer dos tipos de genes importantes: los oncogenes —los que promueven el crecimiento celular— y los supresores —que son los que lo inhiben—. Te hablaré de los genes supresores de tumores.

Seguro que te suenan los genes BRCA1 y BRCA2. Están implicados en la reparación del ADN cuando existe un problema que debe ser subsanado o eliminado. Forman parte del equipo de inspección y reparación del ADN, pero ¿qué pasaría si heredáramos una mutación en cualquiera de ellos de nuestro padre o nuestra madre? ¿Si heredáramos unos genes que son más lentos en reparar el ADN dañado, más torpes en solucionar el problema? El trabajo entonces se les acumularía, pudiendo saltarse ocasionalmente alguna célula alterada, que tendría mutaciones, y es cuando se haría autónoma, ya fuera del control de vigilancia, y empezaría a acumular más errores, pudiendo sobrevenir el cáncer. A esto le llamamos cáncer hereditario y ocurre en un 5-10 % de todos los tumores —el BRCA1 y 2 aumentan el riesgo de cáncer de mama y de ovario—.

Estos genes empezaron a popularizarse gracias a Angelina Jolie y su artículo publicado en 2013 en *The New York Times,* en el que explicaba su decisión de someterse a una doble mastectomía preventiva —quitarse los dos senos— porque había heredado de su madre el gen defectuoso BRCA1. Tenía un 87 % de probabilidades de desarrollar cáncer de mama a lo largo de su vida, pero esta cifra se reducía al 5 % si se sometía a la cirugía, según le dijo su equipo médico. La noticia dio la vuelta al mundo y, como es lógico, teniendo el antecedente de una madre fallecida a los cincuenta y seis años por esta mutación, decidió actuar y reducir el riesgo al mínimo, y lo hizo público para que otras mujeres pudieran tomar medidas activas. Para que su destino no quedara sentenciado solo por una herencia genética.

Pero seguimos en la batalla contra el cáncer, y en 1986, el doctor John Bailar, del Instituto Nacional del Cáncer, publicó un editorial en el *New England Journal of Medicine* en el que se cuestionaba la investigación del cáncer en su totalidad preguntándose por qué era la única causa importante de muerte cuyas tasas ajustadas por edad seguían aumentando. Esto cayó como una jarra de agua fría en el mundo científico, pero generó muchas dudas y más vías de investigación.

En 1984, el oncólogo, Robert Allan Weinberg, descubrió el receptor 2 del factor de crecimiento epidérmico humano (HER2), también conocido como oncogén —gen que aumenta el crecimiento celular; recuerda, de los malos—, que se sobreexpresa en el 30 % de los cánceres de mama. Siempre habían sido tumores más agresivos, con peor pronóstico. Este descubrimiento fue una victoria sin igual, el Santo Grial de la terapia génica. El trastuzumab realmente salvó y sigue salvando vidas al bloquear ese oncogén, pero todavía había muchas cosas a las que debíamos prestar atención.

Entonces ¿qué estaba pasando? ¿Seguíamos una pista falsa? Desde mi punto de vista, el problema en esos años de investigación —en la década de los setenta-ochenta— es que intentábamos luchar contra un adversario muy preparado y escurridizo. El cáncer no se prepara solo en unos días para la batalla, le lleva mucho tiempo reunir todo su arsenal y buscar el momento perfecto para aparecer por sorpresa. De esta manera, cuando realmente está preparado, tras años de adaptación, nosotros estamos en baja forma y nos pilla por sorpresa, sin defensas con las que hacerle frente porque ha ido agotando nuestras reservas. ¿Por qué no se ha encontrado aún una vía clara en el tratamiento del cáncer? ¿Por qué no existe todavía la píldora milagrosa? Parece ser que cada vez que intentamos neutralizarlo, nos despista. Con cada investigación exitosa, aparece una solución para un tumor o un bloqueo para un receptor específico. Sin embargo, por cada victoria que nos sabe a gloria, luego siempre nos demuestra que es el rey del camuflaje. Si algo le caracteriza, es su capacidad para adaptarse a tratamientos y a situaciones adversas, como la hambruna o la falta de oxígeno.

Eliminarlo de una vez por todas de la faz de la Tierra es el deseo de cualquier médico o investigador implicado en la parte oncológica, y desde luego no es por falta de ganas ni de dinero, es cuestión más bien del prisma con el que miramos el cáncer. Al ser una enfermedad multifactorial, no tenemos que buscar solo una causa o un origen. Son múltiples factores los que condicionan que aparezca. Debemos verlo en su conjunto, como un todo, porque aunque sabemos que el tabaco incrementa el riesgo de cáncer de pulmón, no todos los fumadores padecen esta enfermedad. Entonces la pregunta sería: ¿por qué no todos los fumadores tienen cáncer de pulmón, si los estudios lo relacionan con el aumento de este cáncer? La respuesta la tenemos que ver desde el terreno de esa persona. No todos los que se expongan a un carcinógeno padecerán cáncer, solo aquellos que reúnan las condiciones favorables para que crezca, profiere y se vuelva inmortal.

En 2006, el doctor Bert Vogelstein, de la Universidad Johns Hopkins, identificó ciento ochenta y nueve genes mutados relacionados con los dos cánceres más comunes: el de mama y el de colon. No podemos entender el cáncer solo catalogando los miles de mutaciones en los genes, ya que este puede inducir mutaciones para intentar evitar lo que se ponga en su camino, la adaptación al medio y hacerlo suyo es su principal especialidad. Luego la teoría de que el cáncer tiene un origen genético por mutaciones en el ADN tiene parte de razón, porque sus células lógicamente están mutadas, pero ¿qué originó que mutarán? Ese es el camino que debemos seguir, buscar la causa raíz.

Pasamos posteriormente hacia otra vía de investigación en la que se cuestionaba si el cáncer podía tener un origen en una infección inicial, ya fuera viral o bacteriana, y comenzó en 1957 con el cirujano, Denis Parsons Burkitt, cuando vio en África ecuatorial niños con múltiples tumores en mandíbula y abdomen, tumor que luego se bautizó como linfoma de Burkitt, muy raro, y que aparece fundamentalmente en determinadas poblaciones africanas porque, aunque el mecanismo aún hoy en día no está claro, se piensa que la coinfección de la malaria con el virus de Epstein-Barr —que se transmite por la saliva y es responsable de la enfermedad del beso— es el binomio perfecto para esta enfermedad. No se relaciona solo con uno de estos patógenos, se piensa que primero debe ser picado por el mosquito transmisor de la malaria y más tarde ser infectado por el virus de Epstein-Barr, y esto se comprobó porque las medidas del tratamiento de la malaria consiguieron reducir casi a mínimos este linfoma tan agresivo.

Siguiendo la misma línea, otro virus relevante que aumentaba el riesgo de cáncer era el del papiloma humano (VPH), que en la década de 1970 el doctor Harald zur Hausen relacionó con el cáncer de cuello de útero, hoy prácticamente en cifras muy bajas por el cribado de la citología que se realiza a las mujeres en consulta y por la vacuna.

Así también se relacionó la infección por *Helicobacter pylori* con el cáncer de estómago, con un riesgo significativamente mayor —hasta diecisiete veces más— que en personas no infectadas —hoy Corea del Sur es el país con más casos en el mundo, ya que el 90 % de los adultos mayores de veinte años son portadores de esta bacteria—. En 1981, el doctor Barry Marshall fue tachado de mentiroso y charlatán al relacionar una bacteria que bloqueaba el ácido del estómago y aumentaba el riesgo de úlcera con este tipo de cáncer. Fue juzgado maliciosamente, pero cuando pudo aislar la bacteria en un medio líquido y se la bebió, probó que sus afirmaciones eran ciertas al desarrollar una úlcera. Fue galardonado con el Premio Nobel de Medicina después de demostrar a toda la comunidad científica que su úlcera tenía un origen bacteriano.

Otros virus como el de la hepatitis B y C se han relacionado con el cáncer de hígado. Además, el virus de la inmunodeficiencia humana (VIH) también puede aumentar el riesgo de ciertos tipos de tumores en personas infectadas debido a que debilita el sistema inmunológico.

He hablado de cómo se ha tratado de explicar el cáncer como una enfermedad genética, cómo se la relacionó más tarde con determinados carcinógenos como el tabaco y cómo, en ciertos casos, se la vinculó con un origen infeccioso, pero al final y la más reciente afirmación es la de un origen ambiental, porque la ciencia también ha demostrado cómo nuestro estilo de vida influye. Mujeres más obesas, con niveles de insulina alta y sedentarias tienen mayor riesgo de desarrollar esta enfermedad que aquellas que llevan una vida más ordenada, cuidan la alimentación y no tienen sobrepeso.

El factor del estilo de vida más relacionado con el cáncer es el aumento de insulina —más adelante explicaré las diversas razones—. Sabemos que una mujer japonesa tiene más probabilidades de sufrir un cáncer de mama si se muda a Estados Unidos que si se queda en Japón porque su entorno cambia, adoptando las costumbres del lugar, luego el ambiente claramente influye y las exposiciones a determinados tóxicos también. El medio es el principal protagonista en el desarrollo de un cáncer.

Entre 1990 y 2002, fueron aprobados cuarenta y cinco medicamentos nuevos en Estados Unidos. De estos, se demostró que en realidad solo doce salvaban vidas y que el resto solo las prolongaban unos meses o semanas. Entre 2006 y 2018, salieron al mercado treinta y un medicamentos para el cáncer metastásico. A pesar de todos estos esfuerzos, en 2018 se llegó a la conclusión de que tan solo en un pequeño 4,9 % el tratamiento de base genómica tuvo éxito. Incluso después de más de cincuenta años de investigación, algo se nos estaba pasando por alto.

Entonces alguien rescató una teoría de 1924 —un hito en la historia del cáncer—, la cual sostenía que las células tumorales tenían un modo erróneo de generar energía. Fue Otto Warburg quién la describió. Aquel trabajo no tuvo valor en ese momento y fue ignorado, pero luego demostró tener una base sólida porque hablaba del efecto Warburg, el mecanismo que explica cómo las células tumorales generan energía de una forma errónea. Su teoría se basaba en que el cáncer se producía cuando las mitocondrias estaban dañadas y debían utilizar otra vía menos eficaz para generar energía. No le faltaba razón, aunque según recientes investigaciones no era del todo cierta.

Normalmente, la célula puede generar energía (ATP) —la unidad energética del organismo— de dos maneras principales: mediante la fosforilación oxidativa y mediante la glucólisis.

1. Fosforilación oxidativa (también llamada respiración)

Aquí la glucosa se quema gracias al oxígeno en la mitocondria y genera treinta y seis unidades de ATP por cada molécula de glucosa. Esto significa una forma muy eficiente de generar energía. Podríamos decir que las células trabajan con un motor Volvo, seguro, preciso y constante, mantienen una misma velocidad y de una sola molécula de glucosa obtienen mucha energía de golpe.

Pero el oxígeno también es un arma de doble filo. Cuando la célula adopta esta vía, se generan radicales de oxígeno, que el organismo está bien preparado para bloquear en situaciones normales con sus mecanismos antioxidantes, pero que a medida que vamos envejeciendo, en momentos de estrés o con una alimentación deficitaria en antioxidantes, disminuyen los sistemas de ayuda y estamos más expuestos a daños por estos radicales libres de oxígeno. Por ello, es importante compensar con una buena alimentación y con antioxidantes en la dieta como la fruta o los frutos rojos.

2. Glucólisis (también llamada fermentación)

De esta manera la célula, cuando no tiene oxígeno, debe fermentar la glucosa, generando dos unidades energéticas de ATP y dos de ácido láctico por cada molécula de glucosa. Este mecanismo lo utilizan las células normales en una situación de emergencia, como cuando se realiza un ejercicio muy intenso y los músculos requieren energía con tanta rapidez que los vasos sanguíneos no pueden llegar a suministrar el suficiente oxígeno. Entonces las células recurren a un mecanismo más rápido de obtención de energía, que es la fermentación de la glucosa sin oxígeno. Sin embargo, con el tiempo, el exceso de ácido láctico va a generar fatiga muscular, puesto que las células normales no trabajan bien en ambientes ácidos. Es entonces cuando nos toca parar porque no podemos continuar por fatiga de los músculos. Los grandes corredores de cien metros lisos usan esta vía. Sería un motor Ferrari. Conseguimos velocidad en pocos segundos, pero la gasolina se gasta deprisa porque se acelera el consumo. Así sería muy rápido, pero poco eficiente; podríamos llamarlo energía explosiva.

De manera similar ocurre en las células cancerosas, y se le llamó efecto Warburg, ya que las células tumorales —incluso en presencia de suficiente oxígeno—, no quieren utilizarlo y optan por la vía de la fermentación para obtener energía rápida. Esto es una estrategia en toda regla porque uno de los grandes motivos es el exceso de ácido láctico que se genera, que actúa como un tóxico para las células normales al acidificar el ambiente. Empieza el *Juego de Tronos,* la lucha por dominar el terreno. Y en un ambiente ácido, las ganadoras absolutas son las células tumorales, ya que una normal sufrirá daños que le obligará a autoeliminarse ante esta acidez. En un ambiente ácido, las tumorales ganarán terreno y reinarán en un ambiente muy favorable para ellas, destronando a las normales, que pulsarán el botón de autodestrucción o suicidio porque tienen el mecanismo de defensa de autoeliminación para no continuar con una prole defectuosa. Son mortales a diferencia de la inmortalidad que tienen las tumorales al saltarse los controles de los genes supresores o control.

Otro motivo fundamental por el cual los tumores eligen esta vía de fermentación es que van a evitar los famosos radicales libres que siempre se generan en la combustión con el oxígeno, y a diferencia de una célula normal, que tiene defensas frente a estos radicales libres, las tumorales tienen defensas antioxidantes muy deficientes.

Y, por último, el doctor Thomas N. Seyfried, en 2012, publicó un libro que exploraba la base metabólica del cáncer. Cuando las mitocondrias —recuerda, las centrales energéticas en la célula— se dañan, mandan una llamada de emergencia al núcleo celular, donde está nuestra información genética (ADN). Esta señal activa mecanismos de supervivencia. Es en este estado de alarma cuando se producen mutaciones en el ADN, que alteran el estado de la célula hasta el punto de priorizar la proliferación y la supervivencia.

Decía que el talón de Aquiles de las células tumorales eran las mitocondrias estropeadas, que las dejaban metabólicamente indefensas, y que dado que su inflexibilidad metabólica era su gran característica —siempre ansiosa por consumir glucosa primero antes que cualquier otra molécula—, deberíamos atacarlas con todo nuestro arsenal, dejándolas sin glucosa cerca. Así es como se empezó a investigar sobre los beneficios de la dieta cetogénica, Son unas afirmaciones diferentes, pero también sabemos que si queremos hacer frente a un adversario preparado, primero necesitamos conocerlo, porque siempre es mejor tener varias líneas de estrategia que una sola que nos deje en un camino sin salida.

21

¿Qué es el cáncer?

Es mucho más importante conocer qué paciente tiene la enfermedad que qué clase de enfermedad tiene el paciente.

William Osler

El cáncer es un término que no se refiere solo a una enfermedad, también hace referencia a un conjunto de enfermedades diferentes que se caracterizan por el desarrollo de células anormales, que se dividen, crecen y se diseminan sin control en cualquier parte del cuerpo, según la Sociedad Española de Oncología Médica (SEOM).

Mientras que las células normales se dividen y mueren de manera programada —proceso llamado apoptosis—, las tumorales pierden la capacidad de morir y se dividen sin control, formando masas o neoplasias que se expanden, destruyen y sustituyen al tejido normal.

Sabemos que las células tumorales derivan de las humanas normales y, como resultado, comparten algunas características similares a las de origen, por ejemplo, en la mama, pueden mantener los receptores de estrógeno y progesterona. Podríamos decir que cualquier tipo de célula es potencialmente cancerosa. ¡Cómo

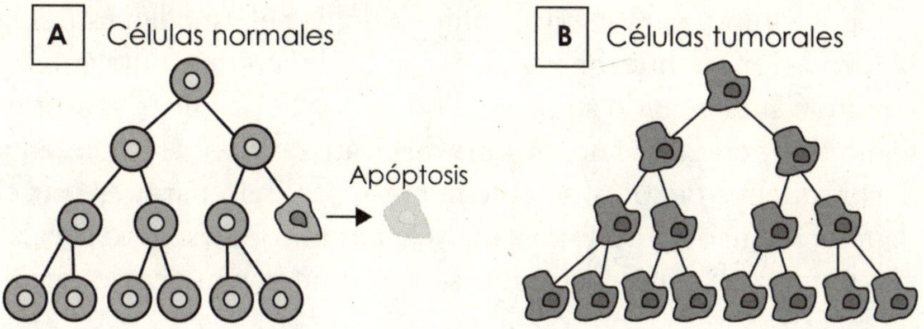

Fig. 11. El comportamiento de células normales frente al de células tumorales.

asusta esto, la verdad! Lo podía haber expresado de otra manera, pero me caracterizo por ser veraz y no dar muchos rodeos a algo que claramente está demostrado. Por ello, en cualquier tipo de tejido puede aparecer un tumor, ya sea sólido, como la mama o el colon, o en la sangre, como la leucemia o los linfomas.

Características de las células tumorales

Los comportamientos de los tumores son diferentes, dependiendo del tejido en el que aparezcan, pero esta enfermedad tiene rasgos comunes sin importar el origen:

Prolifera sin control

La proliferación celular está controlada por determinados genes, unos que estimulan el crecimiento y otros que lo suprimen —genes supresores—. Ambos deben cooperan entre sí, puesto que mientras unos se activan, los otros están en reposo y viceversa.

Las células tumorales muestran una notable capacidad de adaptación a situaciones adversas debido a sus mutaciones genéticas que les permite crecer de manera descontrolada y evadir la muerte celular programada, a pesar de estar dañadas. Este mecanismo de formación y destrucción es un equilibrio dinámico que funciona a todas horas para que las normales se rejuvenezcan y reparen —p. ej., los glóbulos rojos solo viven tres meses y se renuevan—.

Por último, para seguir proliferando, la enfermedad estimula la formación de nuevos vasos, así se obtienen más nutrientes y continúa aumentando su prole. Podríamos decir que el cáncer es como una herida que no termina de cicatrizar nunca, empiezan a llegar muchos factores de crecimiento, prolifera para reparar el daño ocasionado y necesita cada vez más nutrientes. Pero si estas vías siempre se mantienen activas, no terminarán nunca de cerrar.

Es inmortal

Normalmente, las células tienen un número finito de divisiones, a partir del cual dejan de hacerlo. Cuando ya no pueden replicarse más, activan la muerte celular programada, y es precisamente este mecanismo el que se saltan las células tumorales para ser inmortales.

El gen que aparece más mutado en el cáncer —aproximadamente en el 50 % de los tumores— es el p53, descubierto en 1979 y llamado el guardián del genoma. Cuando el ADN sufre un daño, si es pequeño, el p53 lo repara, pero si es demasiado grande, activa la muerte celular programada y las células se suicidan, protegiendo el genoma. ¿Y por qué todavía no hemos encontrado ningún tratamiento para la mutación del p53? Eso es debido a que existen más de dieciocho mil mutaciones diferentes de este gen. El cáncer está jugando al ajedrez con nosotros. Los tratamientos de base genética, exceptuando algunos muy específicos como el trastuzumab para la mama y el imatinib para la leucemia mieloide crónica no han funcionado por la heterogeneidad genética de las células —el 50 % de los tumores tienen un clon genético dominante del que han surgido, pero el otro 50 % contiene múltiples subclones diversos—. Por eso, es muy difícil encontrar un único objetivo genético al que atacar, porque hay demasiadas dianas contra las que luchar. Son de las pocas terapias génicas demostradas actualmente.

Se desplaza

Eso es lo que da la letalidad al cáncer, el motivo de la mayoría de los fallecimientos. Las células tumorales, en su tejido de origen, están unidas a unas moléculas llamadas de adhesión, que están firmemente pegadas, pero consiguen desanclarse y viajar por el torrente sanguíneo. No es una misión fácil, pues tienen que lograr sobrevivir en su viaje por la sangre evitando nuestras células de defensa. La mayoría sucumbirá por el camino, y si llegan a colonizar otro tejido, luego tendrán que adaptarse a este nuevo ambiente para establecerse y crecer. A este proceso se le llama metástasis. No es algo rápido, aunque comienzan enviando emisarios desde el principio. Pueden pasar muchos años en alcanzar su objetivo; sin embargo, cuando la masa tumoral es grande y más fuerte, o tienen cerca vasos linfáticos o sanguíneos, suelen conseguirlo más rápido.

Si tenemos a una persona inmunodeprimida —como es el caso de un paciente trasplantado, porque toma inmunosupresores que debilitan su sistema inmune con el objetivo de evitar el rechazo del órgano—, es más fácil que un tumor maligno aparezca, puesto que el sistema inmune que patrulla el cuerpo en busca de alguna célula cancerosa está más inhibido, escapando las células cancerosas a esta vigilancia y existiendo así más probabilidades de sufrir treinta y dos tipos diferentes de cáncer.

Se beneficia del efecto Warburg

Las células tumorales se sirven del efecto Warburg, puesto que este proceso les permite obtener energía de manera más rápida. Esta elección no es casual. Aunque sus mitocondrias no están dañadas, prefieren la fermentación de la glucosa y generar solo dos moléculas energéticas de ATP y dos de ácido láctico por estos motivos:

— Acidificar el ambiente. El exceso de ácido láctico destruye la estructura de soporte o matriz extracelular de las células normales, abriéndose camino poco a poco y extendiéndose e invadiendo el tejido. Encima este ácido lo puede transformar en ATP o unidad energética.
— Conseguir energía rápida. Al tener muchos receptores de glucosa, capta rápidamente este nutriente, y por cada molécula de glucosa que consume una célula normal, una tumoral consume once moléculas más de glucosa. Si echa-

mos cálculos, por cada treinta y seis unidades de energía de manera normal, la célula alterada genera cuarenta y cuatro moléculas de ATP, si añadimos los veintidós adicionales que le puede dar a través de la producción de ácido láctico.

— Evitar los radicales libres de oxígeno que le pueden hacer daño.

¿Aún seguimos pensando que detrás de todo esto la célula cancerosa elige la peor vía para cumplir su objetivo? No es un mecanismo al azar, es un método perfectamente seleccionado para obtener más energía, crecer más rápido, aumentar la inflamación y ganar terreno.

Cualquier célula tumoral debe tener estas cuatro características diferenciales, y para ello necesita decenas o centenas de mutaciones genéticas. Por fin vamos conociendo mejor a nuestro adversario, ahora solo tenemos que intentar mermar sus fuerzas, atacando estos mecanismos.

Desencadenantes involucrados

Las civilizaciones han evolucionado y aprendido que, en un mundo ideal, las personas deben cooperar y recibir beneficios mutuos, pero cuando el gobierno fracasa y reina la anarquía, el caos prevalece y cada uno mira por su propio beneficio. Es entonces cuando aparece alguien que empieza a dirigir a la fuerza, un señor de la guerra como el cáncer, sin orden ni reglas, solo actuando en su provecho, expandiéndose sin control sin que nadie se atreva a pararlo. Cuando no hay ley, el cáncer prolifera sin parar.

Se dice que una célula cancerosa tiene comportamientos básicos —o más ancestrales—, similares a los primeros organismos unicelulares que aparecieron cuando surgió la vida en la Tierra. Actualmente, estamos en la era de la pluricelularidad, de las células más especializadas y elaboradas. Sin embargo, cuando una célula muta, vuelve a comportarse como lo hicieron los microorganismos unicelulares que tenían que vivir sin oxígeno, sin gobierno; vuelve a una vida más caótica y que poco a poco tuvo que evolucionar y perfeccionarse para sobrevivir.

Ha quedado claro que la transformación celular comienza cuando el ADN sufre un daño y esas mutaciones consiguen eludir al guardián del genoma. Pero este daño tiene que reunir dos condiciones para que pueda generarse un cáncer, porque todos los días tenemos mutaciones que solucionar y no todas lo generan.

— La primera condición es que debe ser un daño subletal, ni demasiado grande que pueda matar la célula originaria ni tan pequeño que nuestros guardianes del genoma lo puedan reparar. Es decir, esta línea intermedia, o gris, entre la vida y la muerte de esa célula que ha sufrido ese daño (ya sea por radiaciones, virus, sustancias químicas, etc.), debe sobrevivir a duras penas, pero debe sobrevivir.
— La segunda condición es que debe ser un daño crónico mantenido en el tiempo. La constancia de ese daño es el que determinará que se genere una célula tumoral. Si es de manera aguda no será tan efectivo. Como no es lo mismo una gran ingesta de alcohol una noche frente a una persona que bebe todos los días de forma crónica alcohol, el daño es diferente. Es la exposición constante la que puede generar mayor daño. Esto se vio por desgracia con el daño ocasionado por las bombas atómicas sobre Hiroshima y Nagasaki, lanzadas por Estados Unidos en la Segunda Guerra Mundial. Un daño tan agudo mató a muchísimas personas, pero al no persistir una dosis crónica tan alta de radiación mantenida mucho en el tiempo, se esperaban más complicaciones futuras, que las hubo, pero menos de las esperadas.

Este daño subletal crónico activa los sistemas de reparación celular, así aumenta el recambio y la división celular. Podríamos hacer un símil con una herida, se activan los protocolos para comenzar la cicatrización de ese daño agudo, pero si persiste la causa o ese estímulo constante, la herida no cerrará nunca; ese es el cáncer, mantiene activos los sistemas de crecimiento y proliferación celular de manera constante, pero, además, toma el control y elude los sistemas de alerta.

Se ha tratado al cáncer como un error genético aleatorio, pero dista mucho de ser un error, no es aleatorio, ni surge por casualidad. Tiene siempre una razón, un motivo, o estímulo, y de ahí que sea uno de los mejores supervivientes que existe, porque tiene la capacidad de adaptarse y destruir lo que le rodea. Se podría considerar una especie invasora que ha tomado el control porque redirige la energía y los recursos para él. Se propaga, se protege y se adapta para sobrevivir en un entorno hostil. La célula mamaria original permanece genéticamente igual, mientras que la tumoral presentará múltiples subpoblaciones de variantes genéticas.

Sin embargo, no podemos olvidar que aunque tengamos una semilla o célula mutada, si el terreno no es favorable, no germinará. Por ello, el cáncer debe comenzar con una mutación genética, pero si nuestros sistemas de defensa se encuentran bien armados, no podrá sembrarse. El ambiente o terreno lo es todo. El cáncer depende más de los factores ambientales que de la parte genética.

Fíjate, en 2012, a partir de un análisis de más de treinta mil casos recogidos de personas con cáncer, se objetivó algo muy curioso: que tenían unas mutaciones que estaban presentes la mayoría de ellas en el grupo control sin cáncer. Sí, has leído bien, las personas sin cáncer tenían más mutaciones que las personas con cáncer. ¡Qué raro!, ¿no? ¿Qué quiero decir con esto? Pues que aunque tengamos la semilla del cáncer —célula con mutaciones—, debemos tener unas condiciones favorables para que la semilla germine. Si el terreno no es favorable, no crecerá el cáncer. Es por eso que las mutaciones se consideran un hecho fundamental, son una causa próxima, pero no son la causa raíz, que es el origen o la etiología.

CAUSA RAÍZ	➡	CAUSA PRÓXIMA	➡	SÍNTOMA
ORIGEN	➡	CONSECUENCIA	➡	RESULTADO
VIRUS DEL PAPILOMA HUMANO	➡	CÁNCER DE CUELLO DE ÚTERO	➡	SANGRADO VAGINAL ANORMAL

Esto nos ayuda a comprender que los síntomas muchas veces no se originan en el lugar en el que aparecen. Por ejemplo, un exceso de sangrado con la menstruación sería el síntoma; la causa próxima sería que tendríamos un exceso de estrógenos, y la causa raíz podría ser un problema en la eliminación —el hígado o el intestino funcionan mal— o que se producen muchos por un tumor.

De igual manera una infección del virus del papiloma humano podría ser la causa raíz de un problema de sangrado vaginal anormal —síntoma— y la causa próxima sería el cáncer de cuello de útero producido por la persistencia de una infección no tratada durante años —consecuencia—.

Vemos entonces cómo la causa raíz en el cáncer no son las mutaciones genéticas; por el contrario, pueden existir otras causas raíces con un origen diferente, ya sea la exposición crónica a sustancias cancerígenas —amianto, tabaco—, las infecciones por virus —hepatitis C, B—, las bacterias —*Helicobacter pylori*—, las radiaciones ionizantes o los factores ambientales. Existe un sinfín de motivos. Incluso podríamos hablar de cómo, en estados depresivos o ansiosos de estrés emocional, no solo los problemas mentales se acumulan, también nos dejan indefensos porque se debilita nuestro sistema inmune, que nos estará defendiendo a medio gas, y los errores se pueden acumular. El problema es la bajada de las defensas, no en sí la emoción ni el problema depresivo, sino la indefensión a la que nos dejan expuestos.

Fases, desde el inicio hasta la metástasis

El factor clave que define el cáncer no es el conjunto de mutaciones que se producen, es la fuerza y el instinto más importante de la evolución, el instinto de supervivencia. Aquí se deben valorar tres etapas diferenciales en su progresión:

1. Transformación

Se traduce como el intento del organismo de tratar de bloquear o cicatrizar esa herida generada por un daño subletal crónico. El objetivo es sobrevivir como sea y a cualquier precio, y es un proceso que puede durar décadas. Aquí se producen las mutaciones que van a eludir nuestros mecanismos anticancerosos.

2. Proliferación

Es el resultado del equilibrio entre dos fuerzas: la tasa de reproducción celular y la de muerte celular o apoptosis. Cada día se generan unas diez mil células en el organismo, pero también deben morir —de manera regulada— otras diez mil.

En esta fase el cáncer solo podrá avanzar siempre que el terreno le proporcione los suficientes factores de crecimiento; es decir, que le dé de comer. Para ello existen varios detectores de nutrientes que nos van a avisar que existe alimento. Sin comida, no hay crecimiento.

Tenemos dos importantes factores que le ayudarán a crecer, beneficiando el crecimiento tumoral, que son la mTOR y la insulina —que se activan cuando hay nutrientes—, y otro que va a frenar el crecimiento —se llama AMPK—, y que solo aumenta cuando los nutrientes son escasos.

Sé que la terminología no ayuda, pero tienes que reconocer solo estos dos conceptos y entenderás por qué el cáncer continúa proliferando sin control y sobre todo por qué le damos de comer constantemente. La vía de la proteína mTOR y la insulina son dos detectores de nutrientes que se activan cuando el organismo detecta que hemos comido proteínas o glucosa, es decir, que tenemos muchos nutrientes disponibles. Esto activará el crecimiento y bloqueará la apoptosis.

Por el contrario, la vía del descanso, mantenimiento y reparación de las células dañadas es la de la AMPK, que se activará cuando la disponibilidad de energía es baja. Por eso, es tan importante el trabajo como el descanso, y esta vía se activa con el ayuno intermitente.

El doctor Yoshinori Ohsumi, ganador del Premio Nobel de Medicina en 2016, nos habló del término autofagia, o limpieza celular. Aquí es donde empieza la fase de reciclado celular, lo dañado se elimina, pues esta vía de reparación es activada por la AMPK e inhibida cuando hay muchos nutrientes por la mTOR.

Existen medicamentos y suplementos que activan la autolimpieza o el reciclaje celular como son la metformina y la berberina —ambas ayudan a reducir los niveles de insulina en sangre—, el resveratrol —de la uva—, el galato de epigalocatequina —presente en el té verde—, la cúrcuma, la capsaicina y el ajo. Por ello, las enfermedades que se relacionan con el crecimiento —la diabetes, por ejemplo— están estrechamente vinculadas a trastornos metabólicos. Así se entiende la función facilitadora del cáncer que ejerce la insulina y lo que significa comer demasiado, tener mucha energía no gastada. Los altos niveles de insulina pueden favorecer el desarrollo del cáncer.

PÍLDORA INFORMATIVA

La historia del detector de nutrientes mTOR —también conocido como diana de la rapamicina— cambió en 1964 en la isla de Pascua, cuando una expedición canadiense, cuyo principal objetivo era estudiar por qué sus nativos eran inmunes al tétanos, descubrió en uno de los cultivos de tierra recogidos una bacteria, la *Streptomyces hygroscopicus,* que producía un compuesto natural y al que llamaron rapamicina en honor a Rapa Nui —nombre que le dieron los indígenas a la isla—.

Este maravillo compuesto, que era un antifúngico —mataba hongos—, hipnotizó a los científicos, pero no fue hasta 1987 que pudieron estudiarlo, porque la investigación se canceló y quedó guardado en el congelador de los helados del doctor Sehgal. Resistió hasta que él mismo se dio cuenta de que no solo tenía un efecto con los hongos, también era inhibidor del sistema inmune, algo que fue un hallazgo sin igual. La rapamicina conseguía burlar a las células del cuerpo para que pensaran que tenían pocos nutrientes y así paralizar el crecimiento celular —engañaba a mTOR—. De esta forma entraban en fase de mantenimiento, limpiando y reparándose. En verdad, congelaba el tiempo, y comenzaron a hablar de sus propiedades antienvejecimiento y antitumorales.

En 1998, al doctor Sehgal le fue diagnosticado un cáncer de colon metastásico diseminado —al más avanzado le llamamos estadio IV—. Tras el primer año de quimioterapia decidió suspenderla porque no podía tolerarla y empezó a tomar la rapamicina. Los médicos le habían dado solo seis meses de vida, y como investigador, no tenía nada que perder. El deseo de demostrar que su descubrimiento funcionaba ahora era de vital importancia para él. Sabía que tenía efecto antitumoral y lo tomó durante cuatro años, llevando una buena vida sin dejar de trabajar. Pero, claro, quería ir más allá en su experimento personal, y debía demostrar que en realidad esos años adicionales se los estaba dando su compuesto de Rapa Nui, y así fue como dejó de tomar la rapamicina, y en seis meses el cáncer invadió todo su cuerpo y falleció, no sin afirmar antes lo estúpido que había sido al dejar de tomarlo.

En la actualidad, la rapamicina sigue ganando terreno, multiplicando sus usos, como inmunosupresor en pacientes con transplantes y en diferentes tipos de cáncer y otras enfermedades. Y en este momento existen decenas de estudios en curso explorando su potencial para aminorar las consecuencias negativas del envejecimiento. ¿Podría ser una píldora de la eterna juventud?

3. La capacidad de hacer metástasis

La capacidad de la célula tumoral de hacer metástasis es lo que la hace cada vez más imparable. Debe desplazarse por el torrente sanguíneo o por el sistema linfático e invadir nuevos tejidos, pero esto puede durar muchos años, porque es una tarea difícil, ya que primero debe liberarse del sitio de origen al que está pegada por moléculas de anclaje, atravesar la membrana basal del tejido normal e intravasarse a los vasos sanguíneos. Es un proceso muy ineficiente, pues la mayoría de las células enviadas a colonizar otros tejidos mueren en el intento. Según va aumentando el tumor —que tarda en duplicar su tamaño entre setenta y doscientos días—, van enviando más células, y a pesar de que se piensa que este proceso de salir de su zona de confort es tardío, el tumor podría enviar de manera temprana estas células, pero gracias a nuestros sistemas de defensa la mayoría serían eliminadas.

Existen focos llamados micrometástasis, son pequeños, porque el sistema inmune no les deja crecer y los mantiene a raya. Así las pacientes con cáncer de mama con micrometástasis tienen solo un 5 % de posibilidades de desarrollar metástasis en diez años.

También existe lo que se llama la metástasis latente. Pacientes que se habían curado del cáncer recaen al cabo de años o incluso décadas tras haber erradicado el cáncer original. Esto se debe a que nuestras defensas nos han mantenido protegidos de esos focos micrometastásicos, no dejándolos crecer, hasta que de alguna manera las células cancerosas comienzan a ganar terreno, ya sea por el proceso natural de envejecimiento o por algún motivo que ha mermado el sistema inmune.

22

UN ENFOQUE INTEGRAL DEL CÁNCER MAMARIO

La salud no lo es todo, pero sin ella,
todo lo demás es nada.

ARTHUR SCHOPENHAUER

El cáncer de mama es el tumor más frecuente que padece la mujer, así como la causa más habitual de mortalidad por cáncer, y a veces requiere un seguimiento a largo plazo por los efectos secundarios que acontecen tras el tratamiento. Merece una revisión exhaustiva dada su frecuencia y puesto que, por desgracia, hoy en día parece más una espada de Damocles porque una de cada ocho mujeres tendrá uno a lo largo de su vida. Después de entender el cáncer, en general, vamos a centrarnos en el de mama específicamente, una vez que sabemos cómo surge y cómo se comporta.

Quiero explicar el significado de espada de Damocles, porque simboliza vivir pensando siempre en una amenaza constante. En la antigua Grecia existía un rey llamado Dionisio II de Siracusa, muy extravagante en su estilo de vida y rodeado de lujos. Damocles, uno de sus cortesanos, quiso probar esa vida de placer, a lo cual el rey aceptó, pero colocó una espada bien afilada colgada sobre su cabeza por un pelo de crin de caballo durante el lujoso banquete. Al no poder disfrutar de la riqueza y los placeres, Damocles tuvo que rechazar esa vida porque constantemente se veía en un peligro del que no podía escapar. Pues esa espada es la que yo veo siempre en las pacientes que han sufrido un cáncer de mama y sufren cada vez que tienen una revisión o un control con su oncólogo. Esa espada es la que veo colgada sobre sus cabezas, ese sufrimiento constante a tener una recaída. Por ello, en las siguientes líneas trataré de hablar del proceso y cómo podemos intentar mantener las células tumorales aisladas sin hacernos daño.

El seno femenino, una mirada a su anatomía

La mama se localiza entre la segunda y la séptima costilla, y está formada por una zona glandular —conocido propiamente como tejido mamario— que contiene de quince a veinte lóbulos. Cada uno está dividido a su vez en secciones menores llamados lobulillos, que tienen unos saquitos —los alveolos— en los que se produce la leche materna, y unos conductos que van hacia el pezón, para llevar la leche desde esos alveolos.

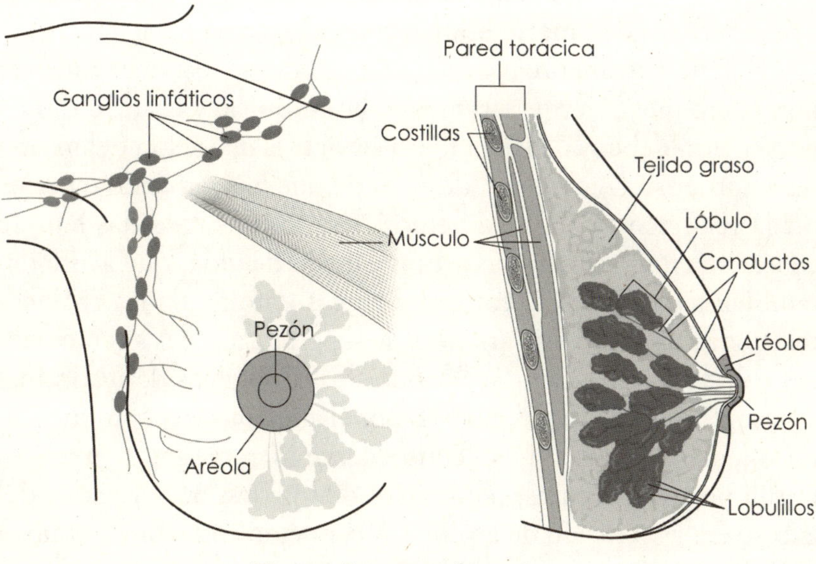

Fig. 12. La mama femenina.

Los lóbulos se encuentran rodeados por tejido conectivo o de sostén y grasa. Además, la mama tiene un sistema de vasos linfáticos, que llevan la linfa a unos órganos redondos que se localizan fundamentalmente en la axila, los ganglios linfáticos, cuya función es la protección y defensa, atrapan las bacterias, las células tumorales y demás sustancias nocivas.

El impacto del estadio en la supervivencia

La etapa del cáncer en el momento del diagnóstico es un factor importante que afecta la probabilidad de supervivencia de la paciente. Así, en estadios precoces, tiene una supervivencia libre de enfermedad a cinco años superior al 90 % en los países desarrollados, pero las estadísticas son peores en los menos desarrollados, como en India, con un 66 %, o en África, con un 40 % de supervivencia a cinco años.

Cuando el tumor se diagnostica en estadios avanzados, la supervivencia a cinco años se reduce un 24 % aproximadamente. A pesar de que la mortalidad por este tipo de cáncer ha descendido en los últimos años gracias a los programas de cribado y a la mejora de los tratamientos, esta enfermedad continúa siendo la primera causa de muerte por cáncer en España en las mujeres.

El cáncer mamario, como he comentado, se reconoce cada vez más como una enfermedad metabólica crónica, y las medidas de prevención deben ir encaminadas a evitar la aparición del mismo o a retardar su crecimiento después de que ha aparecido o prevenir la recurrencia, si ya lo hemos pasado. Las medidas han de centrarse en modificar factores del estilo de vida, que ayudarán también a optimizar el control de otras enfermedades crónicas relacionadas, como las cardiacas, la hipertensión, las alteraciones del colesterol y la obesidad, y todos los problemas derivados del exceso de grasa corporal, no solo por el aumento en la producción estrogénica en la grasa y el consecuente incremento de tumores hormonodependientes, también al de los riesgos derivados del exceso en la secreción de insulina —conocido como una hormona proinflamatoria—, que favorece la proliferación celular.

La medicina integrativa fomenta el bienestar y la salud general durante el tratamiento para minimizar sus efectos secundarios y promover resultados óptimos.

El cáncer de mama implica una interacción de factores genéticos y ambientales, y ya es considerada como una enfermedad crónica multifactorial en la que el 87 % de estos cánceres se relacionan con factores medioambientales. El daño celular causado por esta interacción de factores puede provocar mutaciones epigenéticas. Esto significa que sin modificar la cadena de ADN, sí que se puede modificar la expresión de esos genes, a favor o en contra, según sea el estilo de vida de la mujer. La epigenética nos permite entender cómo el ambiente afecta la forma en que nuestros genes se manifiestan sin cambiar la información genética fundamental.

En Inglaterra, se calcula que entre un 40 % y un 90 % de las mujeres que han pasado un cáncer utilizan intervenciones derivadas de especialistas en oncología integrativa. En concreto, un 75 % de ellas con cáncer de mama solicitan este tipo de terapias, que se centran en optimizar la salud y mejorar la calidad de vida, y los resultados del tratamiento antes, durante y después del mismo. Existen centros alrededor del mundo en países como en Estados Unidos, Israel, Italia, España, Francia, Bélgica, Alemania, Inglaterra, pero quizás los más reconocidos sean el Memorial Sloan Kettering Cancer Center, el Banner MD Anderson o la Care Oncology Clinic en Londres.

Factores de riesgo

La etiología del cáncer de mama se produce como el resultado de la desregulación de los procesos normales y se divide en factores endógenos, que proceden de nuestro interior, como las mutaciones genéticas hereditarias —5-10% de la población—, por factores hormonales o metabólicos y, en segundo lugar, por los factores exógenos o ambientales que proceden del entorno. El cáncer de mama es en gran medida un tumor impulsado por hormonas, la mayor exposición a los estrógenos determinará un mayor riesgo de padecerlo.

La prevención juega el papel más importante, pero para ello, debemos identificar dos tipos de factores de riesgo: unos modificables y otro no.

1. No modificables

Edad

Es el principal factor de riesgo no modificable. Su incidencia se incrementa según cumplimos años y la mayoría de los casos se diagnostican después de los cincuenta. Sin embargo, es importante notar que no solo están aumentando, sino que lo están haciendo también a edades cada vez más tempranas, y encontramos un 15-20 % de los casos antes de los cincuenta años.

Sexo

La mayoría se produce en mujeres, pero por cada cien mujeres con cáncer de mama tendremos un varón que padezca esta enfermedad.

Exposición prolongada a estrógenos endógenos

Las situaciones que incrementen la exposición de la mama durante más tiempo a la actividad estrogénica —los estrógenos son producidos en los ovarios—, elevará el riesgo de cáncer de mama. Es decir, que aquellas mujeres que hayan tenido un inicio de la regla más precoz —antes de los doce años— y una menopausia tardía —a partir de los cincuenta y cinco— o no hayan tenido embarazos —y si los han tenido han sido a partir de los treinta y cinco años—, aumentará el riesgo por el estímulo constante de esta hormona en el tejido mamario.

Te estarás preguntado entonces si no sería buena idea tomar anticonceptivos para que el ovario descanse, pero aunque esto sí puede reducir el riesgo de cáncer de ovario y de endometrio, no lo haría frente al de mama, ya que se ha comprobado que al ser hormonas sintéticas existe mayor probabilidad de cáncer mamario, sobre todo en mujeres que están más cerca de los cuarenta años que de los veinte.

Antecedentes familiares

Aproximadamente, el 20 % de los casos tienen antecedentes familiares de primer grado. Tener un familiar de primer grado duplica el riesgo y tener dos, lo triplica, en especial si el diagnóstico en el familiar ocurrió a una edad temprana, antes de los cuarenta años.

Antecedentes personales de cáncer de mama o de alteraciones benignas precursoras

Haber tenido un antecedente de cáncer de mama aumenta el riesgo de padecerlo en la otra mama o en otra zona de la operada. Algunas condiciones de las mamas benignas pueden ser precursoras e incrementar el riesgo en un futuro, como la hiperplasia ductal atípica o el carcinoma lobulillar *in situ.*

Factores genéticos

Alrededor de un 5-10 % de todos los casos de cáncer de mama se deben a factores hereditarios. Los genes portadores de estas mutaciones más frecuentes son el BRCA1 y el BRCA2, aunque existen más genes implicados también, y confieren un riesgo aproximado de desarrollar una neoplasia de un 70 % antes de los ochenta años. En estas mujeres no se recomienda el uso de antinconceptivos o terapias hormonales a no ser que se hayan sometido a cirugías previas reductoras del riesgo.

Densidad mamaria

Se suele valorar en las pruebas de imagen. Una composición extremadamente densa del tejido mamario —que afecta más o menos a un 10 % de la población— se asocia con un riesgo de cáncer elevado, entre dos y seis veces mayor.

2. Modificables

Administración de hormonas exógenas

En 2023, salió a la luz un estudio publicado en la revista *PLOS Medicine* que establecía el vínculo entre todas las formas de anticonceptivos hormonales con el cáncer de mama. Para su realización, los científicos analizaron los registros del Servicio Nacional de Salud de Reino Unido de diez mil mujeres menores de cincuenta años a las que se les diagnosticó esta enfermedad entre 1996 y 2017. Su historial de prescripciones de anticonceptivos se comparó con un grupo de control de dieciocho mil mujeres —de las mismas edades y que habían pasado por los mismos procedimientos médicos— a las que no se les había diagnosticado, y se descubrió que todas las formas de anticoncepción hormonal —incluida la píldora, el implante o el dispositivo intrauterino (DIU), píldora solo de progestágenos— aumentaba el riesgo entre un 2 % y un 32 %. Queda claro que el cáncer de mama aumenta con la edad, y se considera un método más seguro a edades más tempranas.

Un metanálisis muy reciente, publicado en *Lancet* en 2019, en el que se analizaba toda la evidencia epidemiológica mundial, resumía que los tipos de terapia hormonal —excepto los estrógenos vaginales—, se asociaban a un mayor riesgo de cáncer de mama. Este riesgo aumentaba con la duración del tratamiento y era más pronunciado en terapias combinadas de estrógeno-progestágeno en comparación con las que solo contenían estrógenos. Después de suspender las hormonas, persistió un elevado riesgo durante más de diez años, cuya magnitud estaba relacionada con la duración previa. Por tanto, si el tratamiento debe prescribirse, han de considerarse los beneficios y riesgos y el periodo tiene que ser limitado.

Resumiendo, porque sé que es un tema muy debatido en la actualidad. Esta evidencia es sobre las hormonas sintéticas. Las bioidénticas también estimulan los receptores hormonales, no podemos decir que no incrementen el riesgo, lo que claramente no lo hace es no usarlas, más aún en un tejido sensible que depende tanto de los estímulos hormonales. Sería un peligro no valorar la densidad de la mama, sobre todo en mujeres con mamas densas o lesiones precursoras, y valorar el metabolismo de estas hormonas en el hígado.

Como comentaba, las mujeres con mamas densas tienen un riesgo más elevado que las que no las tienen. Al administrar hormonas a las mujeres posmenopáusicas, aumenta la densidad mamaria, y se puede estimular la hiperplasia de las células epiteliales —es decir, un sobrecrecimiento—, incrementando así el riesgo de progresión a malignidad. Este aumento de densidad incrementa la frecuencia de mamografías anormales e indicaciones de biopsia mamaria, complicando el diagnóstico en estas pacientes.

No se han visto diferencias en el tipo de estrógenos usado ni en la vía de administración, con la excepción de los estrógenos vaginales tópicos, que no parecen condicionar un aumento del riesgo. Tampoco se han encontrado diferencias entre los distintos tipos de progestágenos, incluyendo la progesterona natural micronizada.

También se ha observado que una dieta alta en vitamina C y betacarotenos —pigmento natural de color naranja presente en muchas frutas y verduras, que el cuerpo convierte en vitamina A— disminuye el riesgo en mujeres posmenopáusicas que toman terapia hormonal.

Mención aparte es el caso de las mujeres sometidas a terapias de reproducción asistida. Aquí parece ser que el riesgo existe, aunque puede ser leve, y más en relación con la edad, mujeres mayores del cuarenta años, y al hecho de tener un embarazo por encima de los treinta y cinco.

Obesidad

En el caso de las mujeres posmenopáusicas, un aumento del peso se asocia a un riesgo mayor de cáncer de mama, sobre todo si esta grasa se encuentra localizada en el área abdominal —tejido adiposo visceral—. Esto se produce porque en la menopausia, cuando el ovario se agota, la producción hormonal se mantiene en las glándulas suprarrenales en menor cantidad, pero cuanto mayor sea la grasa, mayor será la actividad de la enzima aromatasa, que puede transformar la testosterona en estrógeno.

Se sabe que las mujeres obesas con cáncer tienen un 33 % más de mortalidad frente a las que presentan un peso más normal. Y en mujeres con cáncer de mama tienen más riesgo de recaída y peor respuesta a los tratamientos.

Sedentarismo

El riesgo disminuye según aumenta el gasto energético de la persona, y en el caso de la menopausia, la intensidad del ejercicio debe ser mayor y fomentar el de fuerza con el aeróbico. Las mujeres que llevan un estilo de vida sedentario tienen un 71 % más de riesgo de desarrollar cáncer de mama en comparación con aquellas que cumplen las recomendaciones internacionales de la práctica de actividad física específica para su edad.

Dieta occidental

La dieta mediterránea, rica en frutas, hortalizas, verduras y aceite de oliva y pobre en alimentos ultraprocesados y grasas saturadas —como el ácido araquidónico, cuyo consumo puede aumentar las LDL—, protege frente al cáncer de mama. También se ha visto que la ingesta de fibra, proteínas y grasas vegetales y nueces se asocia a un menor riesgo. La adherencia de esta dieta en las mujeres españolas puede reducir en un 30 % desarrollar un tumor en la mama; por el contrario, la dieta occidental, rica en ultraprocesados, incrementa el riesgo.

La ingesta de más de cinco veces por semana de carne roja, aumenta el riesgo en comparación con la ingesta de aves de corral, pescados, legumbres y frutos secos.

Los ácidos grasos como el oleico —ácido graso omega 9—, que se encuentran en el aceite de oliva, el aguacate, las avellanas y los anacardos, también pueden ayudar a suprimir el crecimiento de células tumorales HER2 y a potenciar la acción del trastuzumab o medicamento anti-HER2.

Alcohol

Cada diez gramos adicionales de alcohol consumidos se asocian con un incremento del 7-10 % en el riesgo de cáncer. Su consumo regular es uno de los factores que más aumenta el peligro de desarrollarlo, sobre todo los tumores hormonodependientes.

Edad del primer embarazo

Tener un embarazo a partir de los treinta y cinco años, no dar lactancia materna o nunca haber tenido uno que llegue a término puede aumentarlo.

En España, en 1975, la edad media del primer embarazo era a los 24,8 años, pasando en 2021 a los 32,6 años. Por ello, es previsible que la incidencia del cáncer siga aumentando conforme vaya retrasándose la maternidad.

El embarazo no solo reduce el riesgo de padecer cáncer de mama, también confiere un mejor pronóstico cuando el tumor aparece al cabo de más de cinco años del parto.

El embarazo y la lactancia materna prolongada —más de siete meses en total a todos sus hijos— disminuye el riesgo.

Tabaco

Un cigarrillo contiene más de cuatro mil compuestos químicos, y la mayoría de ellos son carcinógenos. Su consumo aumenta el riesgo en mujeres que empezaron a fumar en edades tempranas y lo hicieron durante muchos años. En exfumadoras persiste hasta veinte años después de haber dejado de fumar. También se incrementa el riesgo en las fumadoras pasivas en un 11-15 %.

En los países desarrollados, aproximadamente el 30 % de todas las muertes por cáncer son debidas al tabaco.

Trabajar de noche

La disminución de la producción de melatonina endógena, en especial en mujeres mayores de veinte años con trabajos nocturnos, se ha asociado con un mayor riesgo de cáncer de mama. El Instituto de Salud Global de Barcelona (ISGlobal) encontró en sus estudios una vinculación entre niveles elevados de exposición a luz azul nocturna y un mayor riesgo de padecer cáncer de mama y de próstata. Todos estos factores afectan al reloj biológico, ya que al realizar actividades fuera de las horas de sincronización del sol, produce una alteración del metabolismo interno.

Exposición temprana a radiaciones ionizantes

Sobre todo si ocurre en la infancia o edad joven durante su desarrollo mamario, no así a partir de los cuarenta y cinco años.

Disruptores endocrinos

Como hemos visto, son sustancias químicas que interfieren con el normal funcionamiento del sistema endocrino, imitando, bloqueando o alterando la acción hormonal y pudiendo provocar efectos adversos en la salud de la persona y de sus descendientes.

Son comercializadas en la Unión Europea y muchas se utilizan como subproductos en los ambientes de trabajo, llamadas xenoestrógenos, porque imitan el efecto de los estrógenos en el organismo. Se pueden acumular alterando el ciclo menstrual, estimulando las células mamarias o del endometrio y son sustancias como los plaguicidas, sustancias químicas industriales —ftalatos—, subproductos de procesos —dioxinas—, compuestos perfluorados —como los contenidos en el teflón— y los productos incluidos en los plásticos para flexibilizarlos como el bisfenol A o los ftalatos.

Los pesticidas, usados en la agricultura no ecológica, se identifican al menos veinticinco pesticidas con efectos dañinos sobre las células mamarias, de los cuales el 80 % inducen tumores de mama.

Un estudio de cohorte prospectivo realizado en Francia con más de sesenta y ocho mil adultos sanos entre 2009 y 2016 demostró que un mayor consumo de alimentos orgánicos se asociaba con un menor riesgo de desarrollar cáncer de mama en un 25 %.

Aunque como hemos visto el cáncer de mama es una enfermedad multifactorial con muchas causas, la exposición crónica a estas sustancias disruptoras ha demostrado una asociación positiva entre la carga total de xenoestrógenos en suero y el riesgo de salud, con mayor intensidad que si se consideraran los componentes por separado.

Cómo interpretar un informe de anatomía patológica

Un informe de anatomía patológica es un documento médico detallado que describe con detalle las características de una muestra de tejido o células, y que son analizadas por un patólogo. Este informe es esencial tanto para el diagnóstico como para el tratamiento, sobre todo del cáncer, y en él se contemplan:

Tamaño tumoral

Se refiere al tamaño del tumor de manera macroscópica. Cuanto mayor sea este, más riesgo tenemos que vuelva a aparecer una vez tratado.

Tipo histológico

Se refiere a las células de las que deriva el tumor. El carcinoma ductal representa alrededor del 80 % de los casos y se origina en los conductos por donde pasa la leche para llegar al pezón. El siguiente tipo más común es el carcinoma lobulillar, que se desarrolla en los lóbulos, las estructuras productoras de leche.

Grado histológico

Existen tres grados de diferenciación celular, donde el grado I corresponde a esas células que todavía se parecen más a una célula normal y en el grado III, tienen un aspecto más aberrante e indiferenciado.

Afectación ganglionar

La afectación de ganglios a los que ha llegado el tumor es un factor pronóstico clave. Por tanto, al operar un tumor, es esencial realizar el estudio de los ganglios axilares, ya que se considera el primer lugar al que intentará extenderse. Por ello, cuando el cáncer es infiltrante, se realiza la biopsia de ganglio centinela para identificar el primer ganglio linfático que recibe el drenaje del tumor, de modo que se pueda determinar la posible metástasis. Esto significa que si ese tumor hubiera enviado células alteradas a la axila, el primero en recibirlas sería el centinela, por lo que ha de ser extirpado y estudiado para decidir los siguientes pasos.

Receptores hormonales

Valoran si las células tumorales presentan receptores de estrógenos y progesterona. Esto confiere mejor pronóstico y ayuda al tratamiento posterior con hormonoterapia.

HER2

Es una proteína que regula el crecimiento celular y en el 15-20 % de los tumores estará más aumentada, acelerando su crecimiento y diseminación. Antes se consideraban tumores de alto riesgo, pero en la actualidad, con los tratamientos anti-HER2, el pronóstico ha cambiado a mejor en estas pacientes.

Ki67

Esta proteína se encuentra en el núcleo de las células cuando se dividen, y determina el índice de proliferación o la rapidez de crecimiento. Un alto índice de proliferación superior al 14 % se asocia en ocasiones con un peor pronóstico en tumores, ya que sugiere un crecimiento más agresivo.

Clasificación molecular para un tratamiento más selectivo

Hay que diferenciar los carcinomas intraductales —no han roto la membrana basal y no se han extendido por el tejido de alrededor de los infiltrantes—. Los primeros se consideran más bien lesiones precursoras de los segundos. Tienen un comportamiento menos agresivo, y si su tamaño es pequeño, no hace falta realizar la biopsia del ganglio centinela. Su tratamiento posterior sí requiere radioterapia en caso de cirugía conservadora y terapia hormonal a dosis más baja de la habitual —cinco miligramos—, siempre individualizando el caso.

Debemos diferenciar los carcinomas ductales *in situ,* que he comentado, de los carcinomas lobulillares *in situ,* porque a diferencia de los primeros, solo se considera un marcador de riesgo, no es un tumor maligno, tan solo requiere vigilancia o quitarlo para evitar su progresión, ya que el riesgo de evolucionar a un cáncer de mama es de un 1 % anual.

En el año 2000, el doctor Charles M. Perou estableció una clasificación molecular del cáncer de mama que se aplica fundamentalmente al carcinoma infiltrante, gracias a los avances de la biología molecular y la secuenciación del genoma, lo que nos permitió confirmar la gran heterogeneidad del cáncer.

Tipo luminal

Constituye el 75-80 % de los carcinomas de mama y engloba los tumores que expresan receptores de estrógeno. Se subdivide en luminal A y luminal B:

— Luminal A. Este subgrupo constituye un 50-60 % de los tumores luminales. Se caracteriza por tener un mejor pronóstico y una menor incidencia de recaídas. Responden bien a la hormonoterapia, pero poco o nada a la quimioterapia. Tienen receptores de estrógenos y progesterona positivos y Ki67 bajo.

— Luminal B. Representa un 10-20 % de los tumores luminales y se caracteriza por tener peor pronóstico que el anterior. Tiene receptores de estrógeno positivos, receptores de progesterona positivos o negativos y puede tener tanto HER2(+/-), con un alto índice de Ki67.

Tipo HER2+

Presentan receptores hormonales negativos y un alto porcentaje del receptor HER2. Tienen un tratamiento específico con anticuerpos monoclonales —trastuzumab— o también llamada terapia anti-HER2.

Triple negativo

Se caracteriza por la ausencia de receptores de estrógeno y progesterona y una cantidad insuficiente de la proteína HER2. Constituye el 10-15% de los tumores de mama y, si bien la quimioterapia es un tratamiento principal debido a su agresividad, es crucial que el tratamiento sea multifacético, incluyendo también cirugía, radioterapia y terapias dirigidas para una mejor respuesta y pronóstico, ya que el cáncer es más propenso a la recurrencia y metástasis.

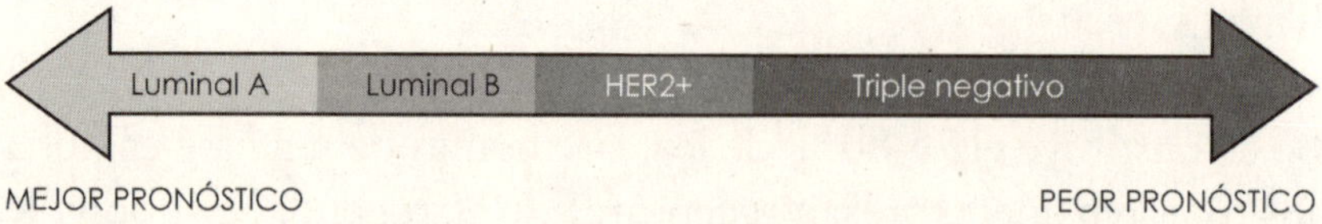

Fig. 13. Los subtipos tumorales.

Los mejores pronósticos son para los luminales A y B y los menos favorables para los subgrupos HER2+ y triple negativo, siendo estos últimos los que presentan una evolución más agresiva.

Píldora informativa

El 75 % de los tumores de mama expresan receptores de estrógeno y un 70 %, receptores de progesterona. Cuando exista un tumor que exprese progesterona positiva y estrógeno negativo —menos del 5 % de los casos— se puede deber a un problema técnico y se deberá repetir el estudio.

La positividad para receptores hormonales se asocia con un mejor pronóstico y un menor riesgo de recurrencia.

En cuanto al tipo de diseminación, los tumores hormonodependientes se relacionan con metástasis en hueso, pleura o pulmón, frente a los no hormonodependientes, que suelen ir al sistema nervioso central o hígado.

23

La prevención

Los mejores médicos del mundo son el doctor dieta,
el doctor reposo y el doctor alegría.

Jonathan Swift

En la actualidad, la enfermedad cardiovascular es la principal causa de muerte en el mundo; la segunda es el cáncer. Mientras que las enfermedades cardiacas muestran una mejora en las estadísticas de los fallecimientos gracias a las medidas preventivas, el cáncer, sobre todo el de mama y en especial en mujeres, sigue una carrera imparable, pues continúa aumentando en incidencia.

En 2024, en España se diagnosticaron treinta y seis mil trescientos noventa y cinco casos nuevos, seguido del de colon —once mil ochocientos cincuenta y cinco de cáncer en mujeres—.

Desde que me dedico a la patología de mama, veo como las cifras suben anualmente entre quinientos y mil casos. Con estos registros, me toca actualizar mis charlas todos los años.

Medidas para mejorar la calidad de vida

Las estrategias que se han utilizado hasta ahora en la terapia contra el cáncer consideran a las células tumorales como un peligro inminente que hay que aniquilar con la mayor celeridad posible. ¿Y si consideramos procedimientos que actúen frente a las células tumorales y sirvan también para reforzar las sanas, potenciando el sistema inmune? Una buena opción para mantener las células alteradas bajo control y potenciar nuestras defensas es desplegar un escudo protector con estas seis medidas enfocadas en mejorar la calidad de vida:

1. Evitar lo que pueda provocarnos mutaciones en el ADN

Dejar el tabaco, el alcohol, intentar llevar una alimentación más ecológica, sin pesticidas ni hormonas que contaminen la comida ni nuestra agua. El alcohol aumenta el riesgo de cáncer de mama con receptores hormonales positivos.

2. Fortalecer el sistema inmune

Todo lo que ayude a la reparación celular y el mantenimiento del organismo favorecerá el refuerzo de nuestras defensas. Un sueño reparador y las suficientes horas, evitar en lo posible el estrés —hay evidencias de la mejoría con las técnicas de relajación y el yoga—, realizar ejercicio al aire libre, llevar una alimentación equilibrada resulta fundamental, y cada vez se recomienda más la crioterapia y la sauna para fortalecer el sistema defensivo.

Píldora informativa

La crioterapia —o terapia de frío— es uno de los mejores activadores de las mitocondrias —nuestras baterías—. Activan el consumo de glucosa en lugar de almacenarla, y así disminuye el suministro de energía al tumor. Se ha investigado en ratones con tumores, a los que se les expuso a bajas temperaturas durante veinte días y se demostró una inhibición tumoral considerable con una mejor tasa de supervivencia. Actualmente, en el centro en el que trabajo, tenemos un sistema de crioterapia, muy estudiado, sobre todo en deportistas para mejorar su rendimiento.

La sauna —o la exposición al calor— también activa la formación de mitocondrias y mejoran su función.

También puede ayudar el *grounding,* que implica caminar descalzos sobre la tierra, o el control de la respiración más diafragmática para relajarnos.

3. Evitar lo que nos haga estar más inflamados

Las enfermedades inflamatorias son el eslabón previo al cáncer. Las células tumorales aprovechan los mecanismos de curación del organismo para su supervivencia. Recordemos la similitud con el cierre de una herida; el cáncer correspondería a esa cicatriz que no cierra nunca, pero que utiliza todo el arsenal —factores de crecimiento, nutrientes— para su provecho, crecer y expandirse.

Hay que intentar evitar focos crónicos de inflamación en el intestino. Esto se puede lograr mejorando la microbiota, optimizando la proporción de ácidos grasos omega 3 y omega 6 en la membrana de hematíes y previniendo enfermedades periodontales en la boca y las gastritis crónicas. Estos focos van a atraer muchos factores de reparación o crecimiento al lugar para intentar contener esa inflamación que poco a poco nos irá debilitando más y más. Nuestras defensas caerán por agotamiento y nos dejará más indefensos y débiles.

4. Practicar deporte

Su efecto se mantiene independientemente de la edad, así que esta no es ninguna excusa para poder realizarlo. Solo hay que adaptarlo a cada circunstancia por personal cualificado. El ejercicio físico ha demostrado ser una buena medicina anticáncer:

— Disminuye el riesgo de desarrollar cáncer de mama, al mantener un peso saludable. Podemos controlar la insulina y los estrógenos que se producen en la grasa, y así mejorar el sistema inmune.

— Reduce el riesgo de que vuelva a aparecer (recurrencia) y existen menos probabilidades de fallecer por este cáncer. En un estudio entre mujeres posmenopáusicas con antecedentes de cáncer, realizado en 2025, objetivó una reducción en el riesgo de muerte en un 40 % en las que llegaban a cinco mil-seis mil pasos al día. En resumen, reduce el riesgo de recaída, de la mortalidad por cáncer de mama y mejora la mortalidad total de las pacientes con cáncer de mama precoz.
— Alivia los efectos secundarios del tratamiento como el cansancio, el dolor y el linfedema (hinchazón del brazo después de quitar los ganglios de la axila quirúrgicamente).
— Disminuye la fatiga, la depresión y la ansiedad. Mejora el descanso nocturno y las endorfinas (hormonas de la felicidad).
— En la menopausia, ya sea natural o inducida por tratamientos quimioterápicos u hormonoterápicos, disminuye el depósito de grasa y aumenta la masa muscular mejorando la sarcopenia. Los ejercicios de fuerza ayudan, incrementando la masa muscular y reduciendo la grasa corporal.
— Mantiene los huesos fuertes. Esto en muy importante en mujeres bajo tratamiento con hormonoterapia, sobre todo con inhibidores de aromatasa, que puede aumentar el riesgo de osteoporosis (debilidad de la calidad y la densidad ósea). Para ello, es recomendable los ejercicios con peso (entrenamiento de fuerza), para dar fortaleza y ayudar a retrasar la pérdida ósea.
— Mejora la movilidad articular en aquellas mujeres que están recibiendo tratamientos de hormonoterapia y experimentan dolor articular, como en las intervenidas y reconstruidas, o con tratamientos de radioterapia que pueden aumentar la fibrosis, sobre todo del hombro. Se recomiendan ejercicios de estiramiento para mejorar la movilidad del brazo operado.

Además de los beneficios para el bienestar físico y emocional y la calidad de vida, numerosos estudios epidemiológicos han observado consistentemente que el ejercicio físico se asocia con una menor probabilidad de recaída y un aumento de la supervivencia en pacientes con cáncer de mama. Tiene tantos beneficios que en 2022 la Sociedad Estadounidense de Oncología Clínica recomendó a los médicos que aconsejaran la práctica regular de ejercicios aeróbicos y de resistencia a todas aquellas personas que tuvieran cáncer.

5. Alimentación antiinflamatoria

El cáncer de mama, al igual que otras enfermedades crónicas, puede desarrollar un estado inflamatorio. Esta inflamación no es más que la llamada de auxilio del organismo para reclutar cada vez más defensas que le ayuden a combatir esas células mutadas y reparar el tejido dañado. La mejor manera de contrarrestar este estado inflamatorio es mejorar la respuesta de defensa del organismo y reducir la inflamación con determinados alimentos.

La dieta mediterránea es uno de los mejores ejemplos de alimentación antiinflamatoria, y se caracteriza como hemos visto por incluir una amplia variedad de alimentos como frutas, verduras, legumbres, pescado, aceite de oliva, nueces, semillas y granos enteros, y se limita la ingesta de grasas saturadas como la mantequilla, el queso, la leche entera, el helado, la crema y la carne. Esta dieta, tan nuestra, favorece el consumo de alimentos de origen vegetal sobre los de origen animal, y evita los productos procesados con exceso de sal, azúcar y grasa.

Después de conocer mejor a la doctora Odile Fernández —médica que con treinta y dos años fue diagnosticada con cáncer de ovario extendido—, compartir charlas con ella y entrevistarla para mi pódcast, *Hoy tengo gine,* he aprendido mucho sobre el orden de los alimentos que describe en su último libro, dando prioridad a comenzar la comida por la fibra —vegetales—, continuar con la grasa y proteínas y, finalmente, terminarla con los hidratos de carbono o azúcares, para que esto último tenga una absorción más lenta.

Píldora informativa

Se han investigado cómo influyen las diferentes dietas en el cáncer, pero ni el exceso de grasa, ni añadir más fibra ni el déficit de vitaminas son los factores más implicados; sin embargo, la insulina sí que juega un papel significativo.

Ya lo dijo el doctor Burkitt en 1973. Él estudió a la población africana y comprobó que el cáncer aparecía primero en las clases socioeconómicas altas. Afirmó que esto era debido a que tenían más acceso a los alimentos procesados importados y, sobre todo, a que el consumo de azúcar se estaba duplicando.

Pero no fue hasta que el doctor Lewis Cantley, en 1985, aisló una molécula lipídica llamada PI3K —fosfoinositida-3-quinasa—. Resultó ser uno de los oncogenes —genes formadores de tumores— más importantes en el cáncer humano, ya que con niveles altos se incrementaba el crecimiento celular y se promovía el cáncer. Pero la pregunta era: ¿qué estimulaba este PI3K? Bueno, pues la respuesta creo que la has acertado: la insulina.

Ya sabemos que cuando comemos se eleva la insulina y se activa el PI3K, y que el organismo impulsa el crecimiento celular, pero el problema del cáncer va más allá. Las células cancerosas tienen muchos receptores de insulina en su membrana y así podemos explicar el crecimiento desmesurado del cáncer al elevarse la insulina. En concreto, las células mamarias cancerosas tienen seis veces más receptores insulínicos que las células mamarias normales. Esto explica por qué, a pesar de que los receptores de insulina se encuentran principalmente en tres tejidos en el organismo —hígado, músculo y tejido graso—, pueden estimular el crecimiento tumoral, incluyendo el cáncer de mama.

6. El estado de ánimo influye

Si bien nunca diré que las emociones bloqueadas o mal digeridas provocan cáncer, sí afirmo que una mala gestión de las emociones —que genere estrés celular o exceso de radicales libres por falta de suficientes mecanismos de defensa— puede debilitar el sistema inmune y aumentar las probabilidades de desarrollar esta enfermedad.

Siempre investigo una causa emocional detrás del cáncer de mama de mis pacientes, y te sorprendería ver la gran relación que hay con los problemas que me cuentan, desde el fallecimiento de un familiar muy querido hasta los cuernos de su pareja con su mejor amiga, un cambio traumático de hogar, un hijo con problemas, un estrés laboral… Constantemente queremos más de lo que podemos dar. Por eso, el tratamiento físico del cáncer para mí es solo el primer paso. El control de la enfermedad física con cirugía, radioterapia o el tratamiento específico de esa mujer, pero el segundo eslabón más importante es la gestión emocional. El cáncer genera rabia, depresión, ansiedad, desilusión, pocas ganas de vivir, incomprensión, miedo a que la pareja no te vuelva a ver igual.

La enfermad no solo puede comenzar con una emoción mal llevada que nos debilite, también nos puede generar emociones difíciles de digerir. El 15-25 % de las mujeres con cáncer de mama sufrirá depresión.

Debemos buscar el problema emocional original. Si hace falta con personal cualificado que sepa tratar esas emociones que no hemos podido aceptar y desbloquearlas para que no nos sigan haciendo daño. No vale solo con pensar que ya estoy bien, como me dijo una vez un buen amigo, el doctor Diego Jacques, cuando yo pasaba en 2012 por un embarazo ectópico que me llevó de manera urgente a la mesa de quirófano. Lloraba por perder a un hijo y, además, por tener que enfrentarme a una cirugía.

—De toda experiencia negativa tienes que sacar un aprendizaje, aunque ahora te parezca imposible. Si no lo haces, no sabrás el motivo por el que te pasó y no aprenderás a aceptarlo —me dijo—. Siempre quedará una emoción negativa y no te habrá servido de nada pasar ese mal trago.

En la sociedad actual vivimos entre el pensamiento pasado que nos genera depresión —pensamos que antes estábamos mejor, menos gordas, más guapas, más jóvenes, teníamos mejores trabajos— y la ansiedad que nos genera el pensar en el futuro, en el qué haremos, qué seremos, dónde estaremos, lo haremos bien... Pero lo que tenemos que hacer es vivir el ahora, nuestro presente, dejar que sea el momento actual el que vaya sucediendo sin anticiparnos a nada, simplemente vivir el regalo que es la vida.

Pruebas de detección precoz

La prevención más importante que deberíamos conocer es la primaria, que consiste en evitar que aparezca el cáncer. Para ello, tenemos que actuar frente a los principales factores de riesgo que, como hemos visto, son la dieta, la obesidad, el alcohol, el sedentarismo y las toxinas ambientales o tratamientos hormonales.

La prevención secundaria —o lo que todos conocemos como el *screening* o cribado del cáncer de mama—, es el siguiente mejor paso. La detección precoz y el tratamiento temprano de la enfermedad, con más de un 90 % de supervivencia a los cinco años. Podríamos decir que la clave es reducir el número de pacientes que se diagnostican en estadios más avanzados.

La detección del cáncer de mama en estadio precoz se ha centrado básicamente en el cribado con mamografía, ya que la autoexploración mamaria es poco fiable y presenta mucha variabilidad. Pero sí es cierto que es muy recomendable, sobre todo en mujeres de alto riesgo con antecedentes familiares o personales de cáncer o en aquellas que ya han pasado de los cincuenta años.

La edad de inicio y frecuencia de las mamografías todavía no se ha estandarizado en todo el mundo. Mientras que en Estados Unidos comienza a los cuarenta años con exámenes anuales, en Inglaterra el cribado empieza diez años después y se realiza cada tres. En España depende de las autonomías, suele ser a los cuarenta y cinco en algunas y en otras a los cincuenta, y es bienal.

No se ha demostrado que iniciar la detención temprana con mamografías anuales a los cuarenta años reduzca la mortalidad o la incidencia del cáncer en estadio avanzado debido a que la prueba es menos sensible en mujeres más jóvenes porque el tejido es más denso. Por el contrario, a edades tempranas parece que hay un 20-30 % más de sobrediagnósticos y no existe reducción de la mortalidad global por detectar el cáncer en un estadio precoz. Multitud de estudios han generado dudas sobre su efectividad y han llegado a la misma conclusión: puede que la mayor esperanza de vida sea consecuencia de los mejores tratamientos, pero no de la realización del cribado de manera más temprana.

En el año 2013, la Biblioteca Cochrane, experta en medicina basada en la evidencia, revisó los datos disponibles hasta entonces sobre mamografías y concluyó que no existía un beneficio en la mortalidad por cáncer de mama. En 2014, la Federación Médica Suiza estimó que el cribado solo evitaba una muerte por cáncer de mama por cada mil mujeres de cincuenta años que se sometían a él. En el año 2000, el Instituto Nacional del Cáncer concluyó que las mujeres con mayor beneficio del cribado en cuestión de mortalidad eran aquellas con edades entre los cincuenta a los setenta y cuatro años y con exámenes de detección con mamografía cada dos años para las de bajo riesgo, que corresponde con la mayoría de la población —el 70 %—.

Según la última actualización de la Sociedad Española de Senología y Patología Mamaria (SESPM), en 2023, el cribado se realiza en mujeres entre los cuarenta y cinco y los sesenta y nueve años mediante mamografías bienales. En los grupos que están fuera de este rango se recomienda la toma de decisiones compartida con la paciente, valorando los riesgos y los beneficios de cada opción. Y en aquellas mayores de setenta y cinco años, la mamografía de cribado solo se recomienda si la esperanza de vida es superior a diez años

Diferente debe ser el seguimiento de mujeres con alto riesgo portadoras de una mutación hereditaria como BRCA1 o BRCA2. Un control cada seis meses desde los veinticinco años y a partir de los treinta alternar mamografías con resonancias de mama y ecografías vaginales para valorar los ovarios, ya que no existe cribado para el cáncer de ovario, pues la ecografía vaginal normalmente ya llega tarde —el 70 % de los tumores de ovario se suelen diagnosticar en estadios avanzados—.

En las mujeres con un riesgo intermedio —el 10-30 % de la población—, la Sociedad Americana contra el Cáncer recomienda una mamografía anual entre los cuarenta y cinco y los cincuenta y cuatro años, y a partir de los cincuenta y cinco sugiere considerar la opción de realizarla cada año o cada dos, dependiendo del riesgo individual. En este se incluyen las mujeres con mamas extremadamente densas —tipo D—, que según consejos recientes precisan también intercalar un estudio de resonancia magnética entre dos y cuatro años.

El cribado del cáncer de mama presenta tres problemas principales:

1. El sesgo en el tiempo de espera

Pongamos un ejemplo: dos mujeres que tengan un tumor en la mama a los sesenta años y fallezcan de esta enfermedad a los setenta. Una se somete al cribado y se detecta la enfermedad a los sesenta y un años, mientras que la otra que no ha realizado el cribado se lo detecta por palpación a los sesenta y cinco años. La primera sobrevivió al cáncer nueve años mientras que la segunda solo cinco años, pero esto realmente es una verdad a medias.

2. En el cribado, solo se cuenta la reducción de las muertes por cáncer

En lugar de contar las muertes en general, no se tienen en cuenta las que pueden derivar por otros motivos como podría ser la toxicidad a los tratamientos, como infecciones, enfermedades cardiacas o toxicidades varias.

3. El cáncer de mama no tiene una progresión lineal

Es decir, un evento no sucede al siguiente siguiendo un orden, si no es una cadena ramificada. Aunque cortes una rama, no quiere decir que el cáncer se detenga.

Actualmente, se sabe que las temidas metástasis no son un evento tardío de la enfermedad, más bien podríamos encontrar en sangre células con potencial de generar metástasis aun cuando el tumor primario sea indetectable. Por tanto, se habla de una enfermedad sistémica y no local como se pensaba el siglo pasado, donde la cirugía radical —quitar todo sin piedad— era lo primordial. Por ello, el hecho de detectar cánceres en un estadio temprano no significa que estemos reduciendo la cantidad de tumores que llegan a un estado avanzado, por lo que es importante como comentaba antes ir a la causa raíz y tratar el terreno de esa mujer para cortar el origen de la enfermedad.

También se estima que el 31 % de los tumores malignos diagnosticados por mamografías son sobrediagnósticos, lo que quiere decir que no todos los cánceres detectados en una etapa temprana deben se extirpados, ya que el sistema inmune detiene la progresión de muchos de ellos, los cuales no representan una amenaza clara para la salud, y deben individualizarse cada caso y tratarlos en unidades especializadas en patología de mama.

Consejo

Después de toda la información dada, te recomiendo que te realices mamografías desde los cuarenta y cinco años hasta los sesenta y nueve cada dos años e ir valorando según el riesgo.

Desde mi punto de vista, puede ser una ventaja para la supervivencia del cáncer de mama si conseguimos anticipar el diagnóstico, a pesar de los debates actualmente abiertos sobre el cribado con mamografía.

Por último, la prevención terciaria, una vez que la mujer ha sido tratada de un cáncer de mama, se refiere a las intervenciones sobre el estilo de vida para evitar la recurrencia del mismo. En las mujeres que han tenido un cáncer de mama se recomienda realizar mamografías anuales —en ocasiones acompañadas de ecografías y resonancias magnéticas mamarias— al menos hasta diez años después del diagnóstico del cáncer o hasta los setenta y cinco años.

24

Los tratamientos, cada vez más selectivos

Los atributos requeridos para ser un buen cirujano son ojos de águila, manos de mujer y corazón de león.

Astley P. Cooper

El tratamiento para el cáncer de mama ha ido mejorando con el paso del tiempo hasta llegar a nuestros días, donde intentamos ser cada vez menos agresivos y seguir el dicho «lo mejor es enemigo de lo bueno». Esto significa ser más conservadores, igual de eficaces y tener los mismos resultados.

Cirugía

A lo largo de la historia, el cáncer mamario ha aparecido como una masa que deformaba el seno, habitualmente ya extendida a la axila y es probable que incluso a otros órganos, pero no fue hasta finales del siglo XIX cuando el cirujano William Halsted defendió una de las cirugías más radicales que se conocen hasta hoy: la mastectomía radical de Halsted, que incluía la extirpación completa de la mama, de ambos músculos pectorales y del tejido axilar.

Las complicaciones con esta cirugía eran horribles, pero en aquella época se pensaba que ese sufrimiento compensaba en salud. Por desgracia, esto no era del todo cierto. Dicha operación era un gran éxito si el tumor estaba localizado solo en la mama, pero cuando ya había metastatizado, era completamente irrelevante porque solo el tratamiento local con la cirugía no era útil para tratar una enfermedad sistémica que volvería a aparecer.

No fue hasta la década de los setenta, con los trabajos de Veronesi y Fisher, cuando se empezó a hablar de la posibilidad de realizar cirugías menos agresivas, conservadoras de la mama en el tratamiento del cáncer en estadios iniciales.

El ganglio centinela ha sido otro de los grandes avances en esta cirugía. Poder extirpar solo un ganglio de la axila, llamado centinela, porque es el primero en recibir el drenaje de ese tumor y estudiarlo, dejando el resto de ganglios siempre que fuera negativo, fue un gran avance para disminuir los efectos colaterales de la cirugía de la axila más radical.

Otra mejora importante en el manejo de la axila vino tras el estudio que todos conocemos como Z0011, liderado por Anthony Giuliano. Se demostró que aunque el ganglio centinela fuera positivo, en determinados casos no hacía falta realizar una linfadenectomía axilar radical, solo con radioterapia posterior en esa axila y en la mama junto con el tratamiento sistémico podía ofrecer la misma supervivencia y con menos efectos secundarios posoperatorios. Como digo, cada vez intentamos hacer cirugías menos agresivas, pero oncológicamente más correctas.

La estadificación del cáncer es crucial para determinar el tipo de cirugía más adecuada. La decisión se basa en factores como la dimensión del tumor, su relación con el tamaño de la mama y si la lesión es única o se extiende a varios cuadrantes. En estadios iniciales en los que habitualmente el quirúrgico es el primer tratamiento, la mastectomía frente a la cirugía conservadora seguida de radioterapia posterior tiene resultados similares en términos de supervivencia. Por ello, es importante la toma de decisiones consensuadas en un comité de mama y transmitir después a la paciente de forma clara y comprensible para que decida con entero conocimiento de los riesgos y beneficios con la tranquilidad de saber que ha tomado la decisión más adecuada para su caso. Esto le reducirá el estrés y nos ayudará a mejorar su autoestima.

Una cirugía conservadora siempre debe tener dos objetivos primordiales: que oncológicamente sea segura y que tenga un resultado estético óptimo. Se ha comprobado que el impacto de una cirugía es mayor cuanto más radical sea la misma y más problema tenga en la cicatrización, cuanto mayor sea la cicatriz, si existe algún tipo de retracción en la piel cuando se sienta insegura o cuando el médico no ha explicado tranquilamente la operación y la paciente tenía otras expectativas. Es por eso que, tras mi formación específica en patología mamaria, ser miembro de la SESPM y llevar ya dieciocho años operando a mujeres, tengo una responsabilidad mayor y otra visión completamente diferente de lo que es una cirugía de mama. De ahí la importancia de mantener el plano adecuado en las cirugías de mastectomías —de una manera armónica para que posteriormente los cirujanos plásticos puedan reconstruir y la estética sea excelente— e intentar realizar cicatrices cada vez más pequeñas y desde la areola en cirugías conservadoras.

La cirugía de mama es muy exigente, el seno es un símbolo de feminidad, de sexualidad, de placer. Mi intención es siempre que esa mujer, a pesar de haber pasado por un quirófano, se sienta satisfecha con el resultado final, y nadie nunca pueda decir que está operada de un cáncer. Una cirugía bien hecha no se realiza solo pensando en quitar el tumor, sino que mientras se está extirpando el tejido tumoral, el médico debe ir valorando las posibilidades que te va mostrando el tejido de alrededor para reconstruir. Si la intención solo es quitar desde el principio, y luego reconstruir como se pueda, el resultado no será el adecuado. Las manos del cirujano han de ser como la batuta de un director de orquesta: se debe mantener la armonía con cada movimiento, la mente tiene que ser concisa y sin dubitación y el corazón, bondadoso, en el que los egos no encuentren un lugar donde asentarse.

Radioterapia

Emil Grubbe, un estudiante de Medicina estadounidense, fue el pionero en la especialidad de Oncología radioterápica al irradiar una paciente con cáncer de mama avanzado en 1896. Expuso la mama durante una hora a una fuente de rayos X. Mientras, en Francia, el matrimonio, Marie y Pierre Curie, y el físico, Henri Beccquerel, descubrieron la emisión espontánea de la radiación. Las quemaduras con dosis únicas afectaban mucho la piel y poco al tumor subyacente, a diferencia de dosis pequeñas administradas durante varios días. A esto se llamó radioterapia fraccionada, con pocos efectos colaterales. Ello es debido a que las células tumorales son más sensibles a la radiación que el tejido de alrededor; por eso, esta diferencia en la sensibilidad es la que ayuda a este tipo de fraccionamiento a acabar con las células cancerosas, mientras que las sanas se dañan, pero tendrán más opción de recuperarse al ser menos radiosensibles.

En la actualidad, el mayor porcentaje de irradiaciones por cáncer de mama se realiza después de la tumorectomía como parte de un tratamiento conjunto. Así se consiguen unas tasas de éxito superiores al 90 %, con excelentes resultados estéticos y sin toxicidad considerable. Además, ofrece mejores tasas de supervivencia con tratamiento conservador en comparación con la mastectomía —según varios estudios recientes—.

Siempre se ha hablado de las tres toxicidades más importantes que presenta: la cutánea, la cardiaca —sobre todo el lado izquierdo por la localización del corazón— y la pulmonar, en forma de neumonitis y fibrosis. Sin embargo, prácticamente han desaparecido los efectos tóxicos por los mejores aparatos que han ido surgiendo a lo largo de los años y la dosificación cada vez más cuidadosa del lecho a irradiar. También los avances han permitido pasar de treinta sesiones diarias a quince y se está trabajando para reducirlo a solo cinco. En una semana puede estar finalizado el tratamiento. No obstante, tanto la cirugía como la radioterapia eran tratamientos locales. Se necesitaban otros para matar al cáncer de forma sistémica, en especial en los casos más avanzados, y se pensó en comenzar a utilizar determinadas mezclas de fármacos quimioterápicos para luchar de manera más eficaz contra esta enfermedad.

Quimioterapia

No fue hasta los inicios de los años cuarenta cuando se publicaron los primeros estudios sobre el gas mostaza —utilizado en

1917 por Alemania en la Primera Guerra Mundial— como tratamiento contra el cáncer. Fue administrado a un paciente con linfoma no Hodgkin muy avanzado con resultados increíbles de remisión de la enfermedad. Hasta entonces el tratamiento se basaba en la cirugía y las radiaciones.

En 1947, Sidney Farber —conocido como el padre de la quimioterapia—, en pleno auge de los antibióticos, pues cada año aparecía uno nuevo con el que atacar a los microorganismos patógenos, pensó: ¿y si se pudiera hacer lo mismo con unos fármacos similares contra el cáncer de manera estratégica y romper ese punto muerto en el que había quedado la enfermedad? Farber comenzó a estudiar la relación que tenía el ácido fólico —vitamina B9— para el tratamiento de la anemia —pocos glóbulos rojos—, aumentando la formación. ¿Podría encontrar una molécula antagonista del ácido fólico para tratar la leucemia en los niños? La leucemia era un crecimiento sin control de las células sanguíneas, sobre todo de los glóbulos blancos, y así fue como se empezó a utilizar por primera vez una molécula nueva llamada metotrexato, que engañaba a las células tumorales, actuando como un falso ácido fólico. Era como una llave rota en una cerradura. Detenía la replicación celular a base de ser un señuelo erróneo de ácido fólico.

Hoy existen dos modalidades de quimioterapia, que dependen del momento en que sean administradas:

— Quimioterapia neoadyuvante. Significa que se administra antes de la cirugía. Normalmente, en tumores triples negativos y tumores que sobreexpresen el receptor HER2, aunque dependerá de la decisión que se tome en los comités multidisciplinares de tumores, individualizando los casos. Por eso, algunos luminales también podrán recibirla si así existe un beneficio para la paciente. El objetivo es:

- Comenzar con el tratamiento sistémico de manera precoz y tratar las eventuales células tumorales circulantes en sangre u otras localizaciones.

- Ver la quimiosensibilidad de ese tumor *in vivo*. Observar el comportamiento tumoral en tiempo real del tumor y su repuesta al tratamiento.
- Aumentar las cirugías conservadoras al final del tratamiento con la reducción del lecho tumoral.

— Quimioterapia adyuvante. La mujer lo recibe después de la cirugía y el principal objetivo es disminuir el riesgo de recaída de la enfermedad de manera local o a distancia, y aumentar la supervivencia. Los regímenes más utilizados son los basados en antraciclinas y taxanos.

En los tumores triple negativos, la quimioterapia sigue siendo el pilar fundamental del tratamiento. En los tumores HER2+, existen algunos específicos que han cambiado completamente el pronóstico a mejor de estas pacientes.

Los efectos secundarios que aparecen durante el tratamiento suelen ser temporales y la mayoría se solucionan en el plazo de un año de finalizado el tratamiento.

— Pérdida del cabello.
— Fatiga.
— Pérdida de apetito.
— Náuseas y vómitos.
— Estreñimiento o diarrea.
— Llagas en la boca.
— Cambios en la piel y las uñas.
— Mayor riesgo de infecciones.
— Daño a los nervios (neuropatía).
— Problemas con la función cognitiva que afectan la memoria y la concentración.

Hormonoterapia

La mayoría de los cánceres de mama son hormonodependientes, y para estos tipos de cáncer el tamoxifeno ha sido el tratamiento habitual tras la cirugía, y a veces, radioterapia —aunque no siempre la cirugía va seguida de radioterapia—; sin embargo, puede aumentar el riesgo de cáncer de endometrio y causar sofocos y dolores articulares debido a sus efectos antiestrogénicos.

Hace unos quince años surgieron los inhibidores de aromatasa, que al bloquear la acción de la enzima aromatasa impedían el paso de andrógenos —vía precursora— a estrógenos completamente. Pero al inhibir la formación aparecerían todos los efectos secundarios propios de una menopausia como el dolor articular, la osteoporosis, las alteraciones en el perfil lipídico, los sofocos, la sequedad vaginal, la ausencia de libido, etc. Antes, el tratamiento se extendía por un período de cinco años tras la cirugía, y más tarde surgieron varios estudios que recomendaban mantenerlos durante diez en mujeres con riesgo más alto, prolongando también así todos los efectos secundarios y su estado anímico más deprimido.

La supresión química de la función ovárica de forma brusca mediante fármacos conlleva a una sintomatología más intensa que durante la menopausia natural. Por ello, por favor, dejemos de pensar tanto en las terapias hormonales en la menopausia y empecemos a darle más importancia a todos los efectos secundarios de estos bloqueos hormonales en las mujeres con cáncer que, a edades más tempranas, las someten a menopausias terribles y de manera brusca, casi sin previo aviso y sin ninguna preparación, para poder transicionar ese momento, sometiéndolas a los más temibles efectos de la menopausia para los cuales no están preparadas.

Píldora informativa

Los inhibidores de la aromatasa se usan siempre en posmenopausia, y si la mujer es premenopausica, se debe bloquear la función ovárica primero antes de administrarlos.

El tamoxifeno es un modulador selectivo del receptor del estrógeno que actúa como un bloqueador de estrógeno en el cáncer de mama. Tiene un problema bien conocido, que es que puede estimular las células del endometrio —dentro del útero—. Actúa como si fuera un estrógeno en útero y en el hueso, por eso lo protege de la osteoporosis. Fue utilizado al principio como una píldora del día después hasta que comenzó a usarse en la década de los setenta en pacientes con cáncer de mama.

El tamoxifeno se usa para tratar todos los estadios del cáncer de mama en pre y posmenopausia durante cinco o diez años, dependiendo del caso a dosis de veinte miligramos:

— Tras la cirugía, para reducir la recurrencia en estadios tempranos, en mujeres y también en hombres.
— A fin de tratar el cáncer en estadio avanzado.
— Después de la cirugía, para reducir el riesgo de cáncer invasivo en mujeres diagnosticadas con carcinoma ductal *in situ*.
— O para reducir el riesgo en mujeres con lesiones precursoras o con riesgo mayor de tener un cáncer de mama.

Para el carcinoma ductal *in situ* después de la cirugía y radioterapia, desde 2004 el Instituto Europeo de Oncología comenzó a utilizar el tamoxifeno en dosis de cinco miligramos al día con el fin de mantener la eficacia, reducir los efectos secundarios y mejorar la adherencia a la terapia. Actualmente, las nuevas publicaciones respaldan este tipo de tratamiento apodado babytam, administrando durante tres años en dosis de cinco miligramos diarios.

Efectos secundarios de la hormonoterapia

Para paliar los efectos secundarios más frecuentes de la hormonoterapia en el cáncer de mama, como son los sofocos, los productos más utilizados son los elaborados con extractos ricos en isoflavonas de soja —uso limitado—, en extractos de *Cimicifuga racemosa* o en extractos citoplasmáticos de polen.

— Isoflavonas de soja. No son suficientes el número de estudios clínicos, por lo que no se pueden establecer conclusiones firmes. Hay que tener prudencia en su uso en supervivientes de cáncer de mama. La soja en alimentación, sin embargo, es diferente.
— *Cimicifuga racemosa.* Los estudios publicados hasta el momento descartan una acción estrogénica y avalan la seguridad de su uso en pacientes con cáncer de mama tratadas o no con tamoxifeno. En cuanto a su posible interacción con los tratamientos de quimioterapia, se han encontrado *(in vitro)* diversas interacciones positivas con la doxorubicina y el docetaxel, parece que puede interaccionar negativamente en el caso del cisplatino.
— Extracto de polen. Parece seguro y su eficacia se ha mostrado en estudios, donde un seguimiento de tres meses tuvo una disminución de los sofocos en el 65 % de las mujeres.

Para abordar los dolores articulares —el siguiente efecto secundario más importante en la hormonoterapia, tanto con tamoxifeno como con inhibidores de la aromatasa—, el 25-30 % de las pacientes van requerir apoyo para poder lidiar con este problema. Podrían ayudar algunos tratamientos:

— Omega 3. Los estudios hablan de una mejora considerable y sostenible.
— Glucosamina y condroitina. En dosis de mil quinientos miligramos de glucosamina sulfato cada veinticuatro horas más mil doscientos miligramos de condroitina sulfato al día.
— Harpagofito. La Agencia Europea del Medicamento (EMA) lo recoge para aliviar los dolores articulares.
— Uña de gato. Hemos visto que tiene efectos antiinflamatorios y es inmunoestimulante. Se utiliza para procesos inflamatorios articulares.
— Cúrcuma. Solo para las mujeres en tratamiento con inhibidores de aromatasa, no con tamoxifeno.

Suplementación que no se debe utilizar con tamoxifeno según la farmacogenética

Tras trece años de trabajo, en 2003 se descodificó el genoma humano —Proyecto del Genoma Humano (PGH)—, tenemos en cuenta la genética del tumor, y estamos ya en el siglo XXI, hay que valorar también la genética de la paciente, si esa mujer tiene un polimorfismo —es una variante genética en la secuencia del ADN entre individuos de la misma especie y que debe encontrarse por lo menos con una frecuencia superior al 1 %—, lo que quiere decir que puede modificar la función de una proteína o enzima, alterar el metabolismo de los fármacos que justo utilicen esa vía o condicionar que los estrógenos, por ejemplo, se eliminen de manera más lenta o más rápida condicionando estímulos de tejidos más sensibles como es la mama.

La farmacogenética es la ciencia que estudia las acciones e interacciones entre los fármacos en cada persona en función de sus polimorfismos genéticos. Un paciente puede responder mal al tratamiento o tener problemas de toxicidad o, por el contrario, no tener ningún efecto secundario. Esta variabilidad se debe a las diferencias individuales en la manera en que el organismo procesa los fármacos, influenciados por la genética de cada persona.

Tenemos que recordar que los fármacos deben metabolizarse en el hígado, donde primero pasan por la fase I de detoxificación hepática y sufren una óxido-reducción gracias a las familias de enzimas del citocromo P450 (CYP1, CYP2, CYP3). Esta molécula, en este momento tóxica e inestable, ha de entrar en la fase II para bajar esa toxicidad y evitar continuar con un efecto terapéutico —p. ej., que los estrógenos sigan realizando su acción en la mama aumentado la proliferación o en el endometrio, incrementando el sangrado—, para hacerlas hidrosolubles y eliminarlas por la orina o las heces.

De cada gen tenemos dos alelos, uno paterno y otro materno. Si una mujer con cáncer de mama tratada con tamoxifeno tiene un alelo normal y otro que no funciona, la actividad enzimática se verá reducida al 50 % —se llama metabolizador intermedio—, y entonces podrá tener más efectos secundarios derivados de este tratamiento puesto que le costará más metabolizar el fármaco —que permanecerá más tiempo en sangre del deseado—. Por tanto, requerirá bajar la dosis un 30-40 % para tener el efecto normal. Por el contrario, si tuviera los dos alelos no funcionales —funcionan muy por debajo de lo normal, con una actividad del 5-10 % residual únicamente, le llamamos metabolizador pobre—, podríamos tener una sobredosis porque le costaría mucho más conseguir eliminar el fármaco y el efecto podría ser mucho mayor, y se tendría que buscar un fármaco alternativo. También podría ser un metabolizador normal, donde no tenemos problemas, o un metabolizador ultrarrápido, donde puede existir un fallo terapéutico puesto que el fármaco se elimina antes de realizar su función.

El tamoxifeno, cuando se ingiere, no está en su forma activa, sino que tiene que ser metabolizado por el hígado a través de las enzimas CYP3A4 y CYP2D6, para convertirse en sus metabolitos activos como el endoxifeno, y así ejercer sus acción farmacológica. Pero si a la vez se administran sustancias que van a competir por estas enzimas, sus efectos serán menores porque tendrá competidores.

Hay una lista de más de ciento cincuenta sustancias que pueden tener interacción, pero entre las más importantes destacan el zumo de pomelo, determinados antidepresivos y ansiolíticos, el indol-3-carbinol, la hierba de san Juan, el *ginseng,* la cúrcuma y la warfarina —anticoagulante—. Tampoco se debe utilizar resveratrol, ashwagandha y el *Cordyceps* —género de hongos— en mujeres con hormonodepencia, ya que tienen la capacidad de interactuar con los receptores de estrógenos.

Inmunoterapia

El sistema inmune contiene muchos tipos de células, y entre ellas, las T, asesinas profesionales en busca de invasores o células enfermas que eliminar, dejando tranquilas a las normales, pero antes deben diferenciar con precisión los tejidos propios de los ajenos.

En 1978, el doctor James Allison comenzó una investigación sobre cómo las células T podían atacar los tumores, marcando el inicio de la inmunología contra el cáncer. Las células tumorales engañan a nuestras células T. Se ponen la piel de cordero en su superficie y así consiguen evadirlas, desactivando señales de activación.

La inmunoterapia está revolucionando el tratamiento del cáncer de mama, consiste en reforzar el sistema inmune para atacar las células tumorales, bloqueando unos puestos de control o proteínas que utilizan las células tumorales para esconderse de las células T. Las células del cuerpo tienen proteínas en la superficie o en el interior que ayudan al sistema inmunitario a reconocerlas como «propias».

El dostarlimab-gxly y el pembrolizumab son inhibidores de puntos de control inmunitario utilizados para tratar el cáncer de mama. También existen otros medicamentos selectivos de inmunoterapia que se utilizan para este cáncer al actuar sobre receptores específicos —inmunoterapias dirigidas—, presentes en las células de cáncer de mama como en el caso del receptor HER2 —trastuzumab, pertuzumab, etc.—.

25

ALIADOS NUTRICIONALES, UNA PEQUEÑA GUÍA DE SUPLEMENTOS

El médico competente, antes de dar una medicina a su paciente, se familiariza no solo con la enfermedad que desea curar, sino también con los hábitos y la constitución del enfermo.

MARCO TULIO CICERÓN

Como has visto en el capítulo anterior, los tratamientos convencionales avanzan cada día más, pero para aumentar el bienestar de muchas pacientes los suplementos pueden ser una buena vía. En este caso, disminuir los efectos secundarios de las terapias convencionales y el impacto psicológico en la mujer son fundamentales para un buen acompañamiento durante el proceso. No obstante, una vez que hemos tenido un tumor maligno, no debemos bajar la guardia, cuidarnos ha de ser nuestra prioridad y aprender siempre del pasado para mejorar nuestro presente.

OMEGA 3

El exceso del ácido araquidónico —omega 6— en la dieta actual aumenta el riesgo de padecer cáncer de mama, mientras que los ácidos grasos omega 3 previenen o demoran su aparición. La evidencia científica así lo ha demostrado, apoyando el consumo de omega 3 —EPA y DHA— en forma de aceite de pescado —como salmón, sardinas y caballa—, aceite de krill, nueces, verduras de hoja verde y harina de linaza o con la suplementación diaria.

Se sabe que el consumo de omega 3 de origen marino disminuye la incidencia de este cáncer y que la reducción del riesgo es mayor en las mujeres posmenopáusicas.

En 2020, un artículo publicado en *Nutrition and Cancer* evidenció el efecto protector tanto de EPA como el DHA en el desarrollo, progresión y pronóstico en el cáncer de mama triple negativo. Estos ácidos grasos podrían ayudar a inducir la apoptosis inhibiendo la proteína mTOR. Los autores recomendaban utilizarlo durante el tratamiento de quimioterapia para mejorar su efectividad. Los datos hablaban de que administrado conjuntamente con la doxorrubicina —fármaco quimioterápico— mejoraba su eficacia.

De manera resumida, los omega 3 presentan los siguientes beneficios en pacientes con cáncer mamario:

- Mejoran la supervivencia.
- Mejoran la cicatrización y disminuyen las infecciones y la fatiga en las pacientes tras la cirugía.
- Disminuyen el dolor y la rigidez articular.
- Mejoran el sueño.
- Cuando los índices omega 6 y omega 3 mejoran, se reducen los marcadores de inflamación.

Es importante también recordar que el contenido de omega 3 en los productos lácteos y cárnicos orgánicos de animales alimentados con pasto es mayor que en los lácteos y la carne convencionales, ya que las carnes procesadas aumentan el riesgo de cáncer y enfermedades cardiovasculares.

Un incremento diario de 0,1 gramos en el consumo de ácidos grasos poliinsaturados omega 3 en la dieta puede reducir el riesgo de cáncer de mama en un 5 %. Las poblaciones con altos niveles de consumo de omega 3 y bajos niveles de omega 6 mostraron una disminución del riesgo.

CÚRCUMA

La evidencia clínica precisa más ensayos para establecer definitivamente la eficacia y seguridad de la curcumina en pacientes con cáncer, pero presenta una esperanza prometedora, ya que existen algunos estudios en pacientes con cáncer de mama en los que se encontraron que la curcumina reducía la proliferación de células de cáncer de mama y aumentaba la apoptosis, pero en animales.

En combinación con quimioterapia y radioterapia parece que puede mejorar los efectos secundarios de la mucositis —inflamación de las membranas mucosas que recubren el tracto digestivo, en especial la boca, la garganta y el esófago—, también reducir el estrés oxidativo en estos pacientes, lo que podría llevar a una menor gravedad de dermatitis por radiación y a una mejora en la calidad de vida. Aunque en principio no tiene efectos secundarios, sin embargo, se necesitan más estudios para valorar la dosis correcta y de mayor duración.

Para mejorar la absorción de la curcumina —el principio activo de la cúrcuma— es recomendable combinarla con pimienta negra para tener mejor biodisponibilidad

Existen datos contradictorios en la suplementación de cúrcuma en mujeres en tratamiento con quimioterapia, por ello, sí recomendaría su uso como complemento en una alimentación antiinflamatoria, pero no tanto como suplemento añadido durante el tratamiento.

Existe cierta evidencia que sugiere que la curcumina podría tener un papel complementario en el tratamiento del cáncer de mama triple negativo. Es segura y la dosis suele ser de tres a seis gramos diarios. Lo que sí está claro es que la suplementación con cúrcuma en mujeres con cáncer de mama que estén tomando tamoxifeno no está recomendada, ya que puede reducir las concentraciones del metabolito activo del tamoxifeno —endoxifeno— por debajo del umbral de eficacia, entre el 20 % y el 40 % de los pacientes, no así en aquellas con inhibidores de aromatasa.

Muérdago

El *Viscum album,* conocido popularmente como muérdago, es muy utilizado en Alemania como parte de los tratamientos antroposóficos por su eficacia contra el cáncer de mama. Parece que tiene un efecto antiproliferativo *in vitro* contra las células tumorales. Además, en pacientes con quimioterapia se constató que su uso mejora la tasa de supervivencia, la remisión y la calidad de vida, a la vez que reduce las reacciones adversas a la quimioterapia.

Té verde

Su efecto principal parece ser un inhibidor natural de la aromatasa —enzima que convierte la testosterona en estrógeno—, pero en animales se ha comprobado que reduce el crecimiento de las células del cáncer de mama y de otros tipos de tumores. En un estudio realizado en mujeres de origen asiático americano, se determinó que las que bebían más té verde tenían menos probabilidades de tener cáncer de mama. También parece proteger al organismo contra los efectos nocivos de la radioterapia y la quimioterapia.

Vitaminas y antioxidantes

No se recomiendan durante los tratamientos de quimioterapia. Los antioxidantes tienen efecto protector para evitar la formación de radicales libres de oxígeno que podrían producir daños en el ADN y se recomiendan para prevenir el desarrollo de tumores, pero no durante la quimioterapia porque sería contraproducente, ya que afectaría la eficacia del tratamiento.

La ingesta de vitaminas puede beneficiar más a las células tumorales —que crecen con rapidez— que a las normales —que crecen más despacio—. Por ello, las tumorales necesitan ser abastecidas de nutrientes de forma constante. Las vitaminas en sí mismas no causan que una célula se vuelva maligna, pero si el cáncer ya está presente, pueden ayudarle a desarrollarse y crecer más velozmente. Alimentar el cáncer con muchas vitaminas es como dar de comer a las malas hierbas.

El doctor Sidney Farber, del que ya he hablado unas páginas atrás, probó a dar ácido fólico —vitamina B9— a noventa pacientes con un cáncer muy avanzado y comprobó un empeoramiento que estimulaba el crecimiento tumoral.

También se ha observado que la administración de vitaminas A, E, y C durante la quimioterapia podrían interferir con la efectividad del tratamiento. Y que el uso de suplementos antioxidantes carotenoides y coenzima Q10 se ha asociado con una mayor tasa de recurrencia del cáncer, y el de la vitamina B12 en dosis altas con una menor supervivencia libre de enfermedad. Por tanto, es mejor ingerir nutrientes, especialmente antioxidantes, a través de los alimentos, en particular frutas y verduras, en lugar de en forma de suplementos, excepto la vitamina D.

Mención aparte merece la vitamina C intravenosa a altas dosis, que se administra durante los tratamientos de quimioterapia porque el efecto deseado es justamente el contrario, es prooxidante y mejora la eficacia de estos tratamientos.

Vitaminas D3 y K2

La vitamina D desempeña un papel importante en la salud ósea, afectando tanto en la formación como en la resorción del hueso. Sin embargo, por los efectos extraesqueléticos sobre el sistema inmunológico, cardiovascular, muscular, cutáneo y cáncer son más desconocidos, la podríamos considerar más una hormona que forma parte del sistema endocrino.

En zonas geográficas con mayor exposición a los rayos ultravioleta existe una menor incidencia y mortalidad de once tipos de cáncer, incluyendo los de mama, colon, ovario y también próstata.

Múltiples estudios sugieren una correlación entre la menor incidencia de cáncer de mama y niveles adecuados de vitamina D. Las mujeres que recibían suplementos de esta vitamina mostraron hasta un 82 % de reducción de la incidencia en los cuatro años de seguimiento prospectivo.

Otros estudios llevados a cabo en Noruega e Inglaterra concluyeron que las pacientes diagnosticadas en verano u otoño, con niveles más altos de vitamina D, tuvieron una supervivencia más prolongada y un curso clínico más leve que las diagnosticados en invierno o primavera, cuando los niveles eran más bajos.

Todas las investigaciones se basan en la vitamina D, pero se debería valorar añadir vitamina K2, sobre todo en aquellas mujeres sometidas a hormonoterapia con inhibidores de aromatasa, ya que los dos primeros años de uso aumenta mucho el riesgo de osteoporosis, y la vitamina K2 puede mejorar la fijación del calcio en los huesos en vez de las arterias.

Berberina

Se ha visto que tiene efectos antitumorales a través de múltiples rutas, por ejemplo, suprimiendo la proliferación celular, la metástasis y la angiogénesis en numerosos tipos de tumores, incluyendo el cáncer de mama. Puede corregir y eliminar las células cancerosas gracias a la enzima AMPK, que disminuye el crecimiento celular. La berberina presenta menos efectos secundarios y es más tolerable que la metformina.

Melatonina

La combinación de melatonina y tamoxifeno podría tener efectos beneficiosos, incluyendo la mejora de la relajación y la reducción de la ansiedad, así como la protección del sistema nervioso durante el tratamiento con quimioterapia. En laboratorio, la melatonina parece desacelerar el crecimiento de las células de cáncer de mama. Tiene propiedades antioxidantes, inmunoestimulantes, citotóxicas y reguladoras de estrógenos.

También es útil y una opción para tratar el insomnio. Se presenta en una preparación inmediata para quienes tienen dificultad para conciliar el sueño y en una preparación de liberación prolongada para quienes tienen dificultad para mantenerlo. Respetar los ciclos circadianos y evitar la supresión de melatonina puede ser más efectivo que la suplementación.

Probióticos

Los probióticos o simbióticos pueden tener un impacto importante en el manejo potencial de los efectos secundarios gastrointestinales de la quimioterapia y en la atenuación del deterioro cognitivo relacionado asociado.

Magnesio

Es un mineral esencial para más de trescientas funciones corporales. El 60 % se encuentra almacenado en el hueso. Se ha observado que un alto nivel de suplemento de magnesio inhibe la carcinogénesis.

Niveles adecuados podrían reducir el riesgo de desarrollar cáncer de mama gracias a su efecto antiinflamatorio, su rol en la reparación del ADN y su influencia en el equilibrio hormonal.

Zinc

Mujeres menopáusicas con cáncer de mama presentan una menor concentración de zinc en el compartimiento eritrocitario —conjunto de glóbulos rojos o eritrocitos en el cuerpo— en comparación con aquellas sin cáncer.

Micoterapia

El objetivo del estudio desarrollado por la Fundación Medina (Centro de Excelencia en Investigación de Medicamentos Innovadores en Andalucía) fue evaluar el potencial inhibitorio de los extractos sobre las principales isoformas del CYP450 (CYP3A4, CYP2D6, CYP2C9), es decir, estudiar si los extractos de micoterapia podían tener alguna interacción con el citocromo P450, que es el conjunto de enzimas hepáticas encargadas de metabolizar y eliminar la mayoría de los medicamentos como los utilizados en quimioterapia y en hormonoterapia del cáncer de mama. No se encontró evidencia de que estos extractos utilizaran esta vía y pudieran bloquear los efectos de la quimioterapia u otros medicamentos empleados de manera habitual en el cáncer. Eran necesarias dosis extremadamente altas para tener un impacto en los tratamientos administrados. Por ello, su utilización se considera segura incluso durante el tratamiento de quimioterapia de los pacientes. Las conclusiones de este estudio demostraron una baja posibilidad de interacciones medicamentosas *in vivo* por inhibición del CYP450.

Sus principios activos pueden actuar a distintos niveles del proceso canceroso: proliferación, capacidad invasiva y metastática, y angiogénesis. Administrados como tratamiento adyuvante o complementario a la quimioterapia se ha observado una disminución de sus efectos tóxicos, una mejoría de la calidad de vida y, en ocasiones, un aumento de la supervivencia

Existen varias investigaciones nacionales, pendientes de resultados, estudiando el efecto de determinados extractos fúngicos durante la quimioterapia. Dentro de sus principales funciones destaca porque son, como ya hemos dicho, inmunomoduladores —se encargan de restablecer el microambiente celular sano y van a reforzar el sistema inmune—, adaptógenos —apoyan la respuesta natural del cuerpo ante el estrés— y prebióticos —fibra que alimenta la microbiota intestinal—.

El maitake —*Grifola frondosa*— es la reina de las setas en el tratamiento del cáncer porque es la que tiene mayor potencial para estimular el sistema inmune. Durante el tratamiento con quimioterapia disminuye los efectos secundarios como náuseas y la pérdida de apetito o el dolor. En general, los hongos medicinales tienen un gran efecto antiinflamatorio y potencian el sistema inmune como el shiitake *(Lentinus edodes),* el reishi *(Ganoderma lucidum)* y el hongo cola de pavo *(Trametes versicolor).*

Al hablar de los efectos secundarios de la hormonoterapia ya hemos visto que el único extracto fúngico que no se recomienda utilizar en mujeres que han tenido cáncer de mama hormonodependiente es el *Cordyceps* —también llamado el viagra del Nepal—, por su potente efecto vigorizante y como potenciador de la libido y la fertilidad. Está contraindicado por su efecto de inductor hormonal, no así en las pacientes con receptores hormonales negativos.

Hexafosfato de inositol y mioinositol

El hexafosfato de inositol (IP6) —inositol unido a seis grupos fosfato— en combinación con inositol —fórmula patentada por el profesor A. Shamsuddin—. El IP6 se suele encontrar en los cereales y parece que es este el que confiere a una dieta rica en fibra todos sus beneficios.

Funcionan como coadyuvantes de los tratamientos anticancerígenos por su acción a distintos niveles. Tienen la capacidad de prevenir la aparición de tumores, reducir el tamaño de los existentes y disminuir la cantidad que pueden desarrollarse porque estimulan las células asesinas naturales (NK), apoyando el sistema inmune y actuando como un potente antioxidante.

En algunas investigaciones se ha demostrado cómo el IP6 es un tratamiento seguro tanto en mujeres con tamoxifeno como en quimioterapia, reduciendo los efectos secundarios, mejorando la calidad de vida y la supervivencia. También es utilizado para la prevención de la osteoporosis y de los cálculos renales.

En personas sanas, se pueden tomar uno o dos gramos diarios hasta tres veces al día o se podría llegar hasta los seis gramos, dependiendo del caso.

Reflexión final

Una pregunta que me hacen con frecuencia mis pacientes es por qué a mí, si me cuido, hago deporte y llevo una vida muy sana. No siempre tengo una respuesta, y menos cuando hablamos del cáncer de mama, que es una enfermedad multifactorial. Muchos son los motivos que pueden influir en su aparición, no hay uno solo, porque aunque tengamos un gen heredado que nos predisponga a ello, debe haber algo más que desencadene la enfermedad. Una causa raíz que encienda la chispa para que empiece el proceso. No todo es casual. Es cierto que las casualidades existen, pero en la salud, en una máquina tan perfecta como es el organismo humano, que siempre tiende al equilibrio, es muy raro que un solo factor tenga un impacto tan importante.

Cada vez existen más asociaciones para brindar apoyo a las mujeres afectadas con enfermedades ginecológicas y cánceres. Hay un día que todas vestimos de rosa, pero también hay otro que sufrimos terribles dolores por la endometriosis en soledad o nos abanicamos por los sofocos sin que nadie sea consciente. Creo que llamar a cada cosa por su nombre es lo correcto, porque cada vez que lo hagamos será un gran avance y una ayuda para todas las mujeres que sufren. Para mí, no hay un día solamente. Cada vez que ayudo a una mujer por el hecho de SER MUJER es un privilegio que no deja de sorprenderme.

Disfruta de la vida. Has venido a vivir y no a sufrir, a pesar de que a veces las injusticias te golpeen fuerte. La aceptación es importante, aunque para poder aceptar algo primero lo tengas que negar. Suena bíblico, lo sé. Pedro lo hizo tres veces. Una persona que acepta es una persona que va a entender su enfermedad. Hará las paces con ella misma y encontrará un equilibrio mental que le ayudará a transitar por ese momento. Una persona que no acepta seguirá insegura, con ansiedad y mirando al futuro pensando en el qué pasará.

Disfruta de la vida, no luches contra nada. En la lucha siempre hay un perdedor y al cáncer de mama no hay que vencerlo, hay que entenderlo, porque es más complejo de lo que parece. Intenta ser feliz todos los días que puedas, pero no olvides que la tristeza también forma parte de ti. No sabrás qué es la alegría si nunca antes has estado triste. Es un binomio que va junto, porque después de la tristeza llegará algo más alegre para compensar.

No trates de ver el final del túnel, disfruta del momento, del ahora, del presente. Es el único que tiene algo que decirte.

Agradecimientos

Este libro no hubiera sido posible sin mi editora, Virginia Galán. Cuando me propuso escribirlo, me pareció algo imposible por la carga de trabajo que tengo en mi día a día, pero poco a poco, con su paciencia y mi perseverancia, lo hemos hecho posible. Gracias por darme esta oportunidad y creer en mí.

Gracias también a Pepa Arévalo, por su ayuda constante para que el libro fuera una realidad.

Yo perdí el rumbo de mi navío un fatídico 24 de noviembre cuando mi padre, mi maestro, me dejó el alma quebrada y a la deriva en una tormenta perfecta asolada en la oscuridad. Mi marido, Rafael, el hombre en el que me apoyo, y mis dos hijos, Alejandro y Carlos, fueron los que me mostraron una salida, la brújula para poder escapar de un mundo al que se le había apagado la luz. Ellos son mi alegría. Ahora mi familia es mi todo, y mi rumbo, acertado o no, tiene un motivo por el que seguir adelante. Siempre con ellos y para ellos. Sois lo mejor que me ha dado la vida. Gracias a los tres.

Gracias a mi madre, Elena, fuente de perseverancia, tranquilidad y armonía, que me apoya y avisa de mis pasos en falso antes de darlos, a pesar de que en mi juventud no le hiciera caso. Pero los años me han demostrado que intenta anticiparme mis errores, aunque al final tenga que caerme siempre de bruces para poder aprender y levantarme en un nuevo amanecer. A José, su pareja, un hombre sabio a quien pedir un consejo. Sus palabras tranquilas, que hablan desde el corazón, desde la experiencia, me dan más sabiduría y, sobre todo, sosiego y paz.

Gracias a mi hermano, Carlos, y a mi cuñada, Carmen, que soportaron mis horas al ordenador durante mis vacaciones en su casa. A mi hermana, Marta, y a Nico, mi cuñado, que finalmente tuvieron que pasar solos las mañanas en la piscina del hotel en un viaje mientras yo me quedaba escribiendo. Mi hermano sigue siendo mi faro en la oscuridad cuando lo necesito y mi hermana es a quien confío mis alegrías y penurias. Siempre vuelvo a recuperar mi equilibro en su compañía. Os quiero y admiro todos los días porque fuisteis la felicidad en mi infancia.

Gracias a mis abuelos, aunque poco pude disfrutar de ellos, vivís en mis recuerdos. Mamaíta, siempre fuiste especial.

Gracias a mis tíos y a mis primos alrededor del mundo, aun en la distancia, os quiero.

Gracias a Eva, mi suegra, una mujer buena, que falleció hace unos años, pero que vive en mi corazón. Gracias a Rafael, mi suegro, un hombre íntegro, y a Yelena, que alegra siempre nuestros días con su visita y compañía.

Gracias a Ángel, que se perdió en el camino de la vida este año y me mira desde el cielo estrellado.

Gracias a Raquel, mi representante, mi amiga, que me protege y me guía en el mundo de la divulgación y la televisión, manteniendo la ética y la moral como lema.

Gracias a mis compañeros del Hospital Universitario Quirón de Pozuelo y del Hospital Quirón Olympia, sois mi segunda casa, mi familia.

A mi equipo del pódcast *Hoy Tengo Gine*; Sarai, amiga, gracias por tu confianza y por apoyarme en el comienzo de esta nueva etapa, y Laura, por tu buen hacer.

Gracias Sonsoles Ónega siempre por tu apoyo.

Gracias a Odile Fernández, mi amiga y compañera de charlas, por acompañarme en esta nueva aventura. Tus sabias palabras siempre son una lección de vida.

Gracias a mis amigas, las que he tenido, tengo y tendré eternamente, esas que nunca te sueltan por más que te alejes. A María, que quiero como a una hermana.

Gracias a mi mentora, María Helena García, que durante mi residencia en Salamanca me acogió bajo su protección.

Gracias a mi gente de Lanzarote, mi infancia en el paraíso marcó mi vida y esa isla en medio del océano es mi casa.

Gracias a mis pacientes y a las mujeres que me escriben a diario para darme ánimos.

Y gracias a ti, por estar leyendo estas últimas líneas y haberme acompañado en esta nueva aventura.

REFERENCIAS BIBLIOGRÁFICAS

En este QR encontrarás los principales libros y estudios científicos que me han ayudado a la hora de escribir este libro. No dudes en consultarlos si quieres ampliar conocimientos.